Rehabilitation, an introduction

リハビリテーション序説

安藤德彦　前 横浜市立大学教授・リハビリテーション科

医学書院

リハビリテーション序説

発　行	2009年4月1日　第1版第1刷Ⓒ
	2021年7月1日　第1版第5刷

監修者　安藤　徳彦

発行者　株式会社　医学書院
　　　　代表取締役　金原　俊
　　　　〒113-8719　東京都文京区本郷1-28-23
　　　　電話 03-3817-5600(社内案内)

印刷・製本　三美印刷

本書の複製権・翻訳権・上映権・譲渡権・貸与権・公衆送信権(送信可能化権を含む)は株式会社医学書院が保有します．

ISBN978-4-260-00754-2

本書を無断で複製する行為(複写，スキャン，デジタルデータ化など)は，「私的使用のための複製」など著作権法上の限られた例外を除き禁じられています．大学，病院，診療所，企業などにおいて，業務上使用する目的(診療，研究活動を含む)で上記の行為を行うことは，その使用範囲が内部的であっても，私的使用には該当せず，違法です．また私的使用に該当する場合であっても，代行業者等の第三者に依頼して上記の行為を行うことは違法となります．

JCOPY〈出版者著作権管理機構　委託出版物〉
本書の無断複製は著作権法上での例外を除き禁じられています．複製される場合は，そのつど事前に，出版者著作権管理機構(電話 03-5244-5088，FAX 03-5244-5089，info@jcopy.or.jp)の許諾を得てください．

序

　わが国にリハビリテーション科の医師をはじめ各専門職種が誕生し，それぞれの学術集会も開催されるようになって50年が経過した．この間にリハビリテーション諸分野の専門性と技術水準も非常に高くなり，今では多数の書籍，専門誌が発行されている．時代の推移とともにリハビリテーションの対象疾患は四肢の運動障害から知的機能・内臓器の障害へと拡大し，急性期の救命救急センター，ICU，NICU室から維持期の地域在宅リハビリテーションまで，さらにまた社会の高齢化とともにわれわれの支援内容は広範で多様かつ包括的なものが求められるようになった．それに伴って支援の方法もそれぞれの障害特有の治療技術，接遇方法が必要とされている．一方で，専門職固有の高い知識と技術が求められることから，関心と知識がそれぞれの狭い領域に偏重してしまう傾向も危惧される．また非常に多数の専門職養成校が新設されている状況で，リハビリテーションが本来もっている思想を広く深く身につけてもらう必要性も痛感される．

　そのような状況を見ていると，これまでとは異なる切り口のリハビリテーション概論が必要ではないかと思われた．この領域では，先駆的な思想で多くの読者に感動を与えた上田敏先生の『リハビリテーションを考える』[1]，砂原茂一先生の深く鋭い思索を基盤にして的確に将来を見通した『リハビリテーション概論』[2]と，リハビリテーションの理念を正しく見据えて概念を哲学的な視点から広範に論じた中村隆一先生の『入門リハビリテーション概論』[3]がすでに出版されている．それを今さら浅学非才，無知蒙昧をさらけ出すには暴勇が要る．その愚を敢えて犯す理由は，リハビリテーションを志そうとする多くの方たちにリハビリテーションの領域に踏み入って専門知識に触れる前に，理念を踏まえてリハビリテーションの広い範囲の概念を少しでも多く知ってほしいこと，基礎医学や社会学を学ぶ理由をそれに接する前にあらかじめ伝えたいと思うこと，疾患を障害の概念から把握してほしいと願う気持ちなどからである．この目的のために無駄を極力省いて，できるだけ平易な表現で解説を進めるように努力したのであるが，書き上げて読み返してみると硬く読みにくい

表現と言い足りていない箇所も随所にみられる。反省してできるだけ書き換え，書き加えはしたが，重大な欠陥をまだ修正しきれていないかもしれない。また，各論でも専門用語の羅列をできるだけ避けたのだが，まだ十分とは言い切れない。もし機会があれば，正したいと思っている。本書に対して，記述の誤りのご指摘やご批判をいただくことができれば望外の幸せである。

　本書の執筆にあたって医学書院の方々，特に入戸野洋一氏には惜しみないご協力を，また横浜市リハビリテーションセンター顧問伊藤利之氏には多くのご示唆を，特に記述が否定的，悲観的に片寄ることに対して肯定的，希望的内容に修正すべきことをご忠告いただいた。意に沿えない箇所が多いことを申し訳なく思いつつ，深甚の謝意を申し上げる。

2009 年 2 月

安藤　徳彦

■引用・参考文献

1) 上田敏：リハビリテーションを考える．青木書店，1983
2) 砂原茂一編：リハビリテーション医学全書 1；リハビリテーション概論．医歯薬出版，1984
3) 中村隆一編：入門リハビリテーション概論．第 6 版増補，医歯薬出版，2007

目次

序 ——————————————————————————— iii

I　リハビリテーション概論

1　障害（者）を取り巻く環境の歴史 ——————————— 3
2　障害を中心に据えた障害学 ——————————————— 8
　A　日本の障害者と障害者運動 ……………………………… 8
　B　米英の障害者運動 ………………………………………… 12
3　リハビリテーションの理念確立の歴史 ———————— 14
4　生活機能分類（ICF）の概念 —————————————— 16
　A　国際疾病分類（ICD）と国際障害分類（ICIDH） ……… 16
　B　国際生活機能分類（ICF） ……………………………… 18
　　a）心身機能・身体構造　19
　　b）活動と参加　21
　　c）環境因子　22
5　QOL（Quality of Life） ————————————————— 23
　A　QOLの構造と関連要因 ………………………………… 24
　B　健康関連QOL …………………………………………… 24
　C　障害者のQOL …………………………………………… 25
6　医学的リハビリテーションにおける倫理 ——————— 27
　A　職業倫理，臨床倫理，研究倫理 ………………………… 27
　B　医学的リハビリテーションにおける倫理的課題 ……… 30
　　a）診療体制　31
　　b）対応患者の決定　31
　　c）リハビリテーション計画　32
　　d）患者の人権　33
　　e）インフォームドコンセント　34
　　f）患者の自律性と自己決定権　35
　　g）リハビリテーションにかかわる情報　37
　　h）障害の予測と告知　38
　　i）知識・技術の充実・進歩・普及　39
　　j）研究倫理　40

C　臨床倫理を検討する方法 …………………………………………… 41
　　　　　a）検討の場　41
　　　　　b）検討の方法　43
7　安全の確保 ──────────────────────── 45
　　A　安全管理にかかわる内容 ………………………………………… 45
　　　　a）リスク管理　45
　　　　b）転倒　46
　　　　c）身体抑制　46
　　　　d）二次的合併症と医原性事故の防止　47
　　　　e）感染予防対策　47
　　　　f）患者対応　48
　　　　g）無断離院　48
　　　　h）自殺　49
　　B　安全を確保する対策 ……………………………………………… 49
　　C　安全管理を検討する方法 ………………………………………… 50
8　社会保障 ──────────────────────── 52
　　A　社会保障の内容 …………………………………………………… 52
　　　　a）公的扶助　52
　　　　b）社会福祉　52
　　　　c）社会保険　53
　　　　d）公衆衛生　54
　　B　介護保険と高齢者の生活・医療環境 …………………………… 55
　　C　障害者自立支援法 ………………………………………………… 60
　　D　社会保障の社会経済的背景 ……………………………………… 63
9　教育と職業 ─────────────────────── 64
　　A　障害児への教育保障 ……………………………………………… 64
　　B　障害者への職業保障 ……………………………………………… 65
　　C　職業リハビリテーション ………………………………………… 66
　　　　a）職業評価　67
　　　　b）職業指導　67
　　　　c）職業訓練　67
　　　　d）職業紹介　67
　　　　e）保護雇用　68
　　　　f）追跡指導　68
　　D　障害者の就労実態 ………………………………………………… 68
10　地域リハビリテーション ───────────────── 69
　　A　地域リハビリテーションの定義 ………………………………… 69
　　B　地域リハビリテーションの位置づけ …………………………… 70
　　C　地域リハビリテーションのあるべき活動内容 ………………… 70
　　D　わが国の諸地域で行われている地域リハビリテーション活動 … 71

II 医学的リハビリテーション総論

1 医学的リハビリテーションの意義 ―――――――――――― 77
2 評価総論 ―――――――――――――――――――――― 79
 A 診断と評価および評価の原則論 ……………………………… 79
 B 評価の目的 ……………………………………………………… 80
  a）障害程度の把握　80
  b）障害原因の究明　80
  c）リハビリテーション治療の目標設定　80
  d）リハビリテーション治療方針の検討と治療計画の立案　81
  e）リハビリテーションの有効性を確認　81
 C 評価の妥当性，信頼性，尺度 ………………………………… 81
  a）妥当性　82
  b）信頼性　82
  c）尺度　82
 D 評価と治療の根拠（EBM）…………………………………… 83
3 心身機能の評価 ―――――――――――――――――――― 85
 A 問診による評価 ………………………………………………… 85
  a）障害歴　85
  b）家庭環境　85
  c）社会的生活歴　86
  d）動作と反応の直接観察による評価　86
 B 直接診察による運動機能評価 ………………………………… 86
  a）関節可動域測定　86
  b）筋力測定　86
  c）痙縮と固縮　88
  d）脳卒中片麻痺の運動機能の評価　88
  e）その他の中枢神経系疾患の運動機能評価　89
 C 心理評価 ………………………………………………………… 90
  a）人格検査　90
  b）知能検査　94
  c）記憶　94
  d）注意　95
 D 言語評価 ………………………………………………………… 97
  a）失語症　97
  b）麻痺性構音障害　100
 E 失行，失認の評価 ……………………………………………… 101
  a）失行　101
  b）失認　102
 F 意識障害の評価 ………………………………………………… 102

4 ADLの評価 —————————————— 104
- A ADLの意義 …………………………………… 104
- B ADL評価法の発展小史 ………………………… 105
- C 治療を目的とする評価の留意点 ……………… 108
  - a）摂食動作 *108*
  - b）整容動作 *109*
  - c）更衣動作 *109*
  - d）トイレ動作 *109*
  - e）入浴動作 *109*
  - f）起居移動動作 *109*
- D 拡大ADL ……………………………………… 111

5 リハビリテーション治療総論 ——————————— 113

6 職種間連携（チームワーク）———————————— 116

III 医学的リハビリテーション各論

1 脳性麻痺 ————————————————————— 123
- A 脳性麻痺の定義 ……………………………… 123
- B 脳性麻痺の発生頻度, 危険因子, 麻痺型 …… 123
- C 診断と評価 …………………………………… 124
- D 脳性麻痺の治療的訓練 ……………………… 126
- E 身体障害者更生施設（現障害者自立支援施設）を利用して職業前指導と社会生活指導を意図した事業 …… 127
- F 成人脳性麻痺の二次障害 …………………… 128

2 脳卒中片麻痺 ——————————————————— 131
- A 脳卒中とは …………………………………… 131
- B 脳卒中片麻痺の機能障害と障害評価, 目標設定 … 133
- C 病院でのリハビリテーション ……………… 135
- D 脳卒中片麻痺のQOL ………………………… 139
- E 社会生活支援 ………………………………… 140

3 脳外傷 —————————————————————— 142
- A 脳外傷の発生機転, 分類 …………………… 142
- B 脳外傷の障害像と対応 ……………………… 143
- C 社会生活支援 ………………………………… 146

4 パーキンソン病 —————————————————— 147
- A パーキンソン病の発生機序 ………………… 147
- B 心身機能評価 ………………………………… 148
- C リハビリテーションの実際 ………………… 149
  - a）関節可動域維持 *150*
  - b）寝返り動作 *150*
  - c）起き上がり動作 *150*

d）起立動作　*151*

5　脊髄小脳変性症 ―――――――――――――― 154
- A　運動失調および脊髄小脳変性症 …………………………… 154
- B　症状 ……………………………………………………………… 154
    - a）小脳半球の症候　*154*
    - b）小脳虫部の症候　*155*
    - c）片葉障害　*155*
    - d）脊髄性運動失調　*155*
    - e）前庭失調　*155*
- C　医学的リハビリテーションからの介入 ……………………… 156

6　筋萎縮性側索硬化症（ALS）―――――――――― 157
- A　疾病の定義と特徴 ……………………………………………… 157
- B　リハビリテーション …………………………………………… 157
- C　インフォームドコンセント …………………………………… 158

7　進行性筋ジストロフィー ――――――――――― 160
- A　筋ジストロフィーとは ………………………………………… 160
- B　機能維持 ………………………………………………………… 161

8　脊髄損傷 ――――――――――――――――― 164
- A　脊髄損傷の受傷機転と発生機序 ……………………………… 164
- B　診断・評価 ……………………………………………………… 165
- C　急性期リハビリテーション治療 ……………………………… 167
- D　完全麻痺に対する基本動作訓練 ……………………………… 169
- E　その他 …………………………………………………………… 171

9　関節リウマチ ――――――――――――――― 174
- A　疾患の本態と薬物治療 ………………………………………… 174
- B　リウマチのリハビリテーション ……………………………… 175
    - a）炎症期の消炎・鎮痛治療　*176*
    - b）炎症期の関節可動域・筋力維持　*177*
    - c）生活指導と関節保護指導　*177*
- C　その他の事項 …………………………………………………… 179

10　切断 ―――――――――――――――――― 180
- A　切断原因 ………………………………………………………… 180
- B　切断術 …………………………………………………………… 180
- C　義肢とその部品 ………………………………………………… 181
- D　義肢処方 ………………………………………………………… 183
- E　装着練習 ………………………………………………………… 184

11　虚血性心疾患 ――――――――――――――― 187
- A　狭心症と心筋梗塞の病態と治療 ……………………………… 187
- B　リハビリテーション …………………………………………… 188

索引 ――――――――――――――――――――― 193

I

リハビリテーション「概論」

1　障害(者)を取り巻く環境の歴史

　今から約30万年前に始まり3万年前までの間にネアンデルタール（図1-1）と呼ばれる人々がいた．その最初の遺跡は1856年にドイツのネアンデル渓谷で発見されたのだが，キリスト教が教える天地創造以前に人類の祖先が存在したという仮説は，考えるだけでも身の毛がよだつ，神をも畏れぬ異端の思想と主張だとされて，それ以後も多数の発見が続いたが，いずれも無視され否定され続けた．しかしこれに先立つ1737年にリンネが『自然の体系』で生物の分類と命名法を発表し，1799年にスミスが地球の古さを示す地層の概念を示し，1859年にはダーウィンが進化論の概念を『種の起源』によって発表していた．これら新しい知識の集積があったことを背景にして，1886年ベルギーのスピー・ドルノー洞窟で発見された全身骨格の化石について科学的に否定しようのない報告が発表されるに及び，ネアンデルタールの存在が初めて世界に認知された．彼らはわれわれの直接の祖先ホモ・サピエンス・サピエンスとかなりの長期間共存したが，やがて滅亡した旧人種族である．その遺跡は中近東から

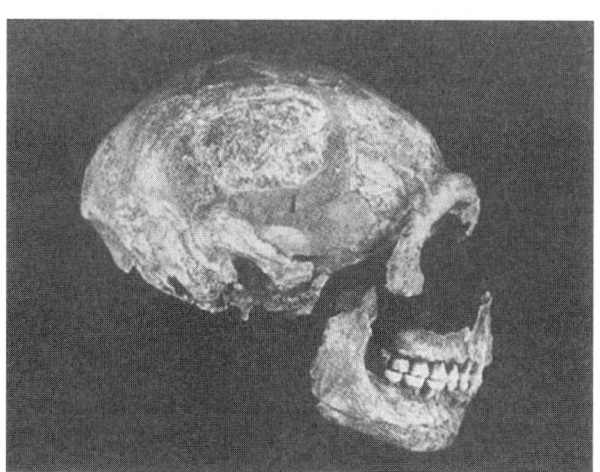

図1-1　ネアンデルタール人
ネアンデルタール人は約30万年前から約3万年前までヨーロッパ〜中近東に存在して，絶滅した旧人である．イラクのシャニダール遺跡から重度の障害痕のある人骨が発見されて，同族が彼を介護した証拠だと結論づけられた．
（エリック・トリンカウス，パット・シップマン（中島健訳）：ネアンデルタール人．青土社，1998より）

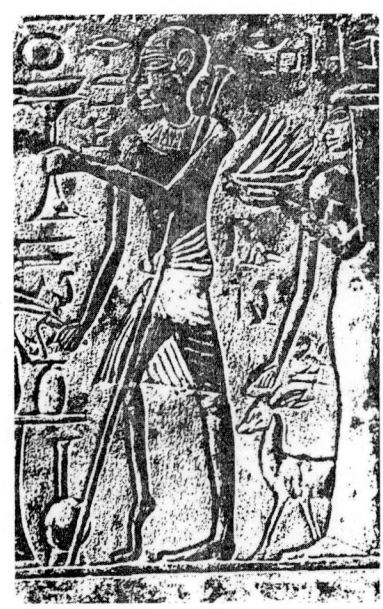

図1-2　エジプト第18王朝時代のポリオによる尖足を示す石碑
(武智秀夫：手足の不自由な人々はどう歩んできたか. 医歯薬出版, 1981より)

ヨーロッパに及ぶ広い範囲で非常に多数発見されているが，1950年代の後半にイラクのシャニダール洞窟で花に飾られて葬られた人々とともに，頭蓋側頭部と眼窩の骨折でおそらく左眼が失明したと想像され，右肩甲骨，鎖骨，上肢骨が萎縮し，右下肢に骨折，右膝に治癒傾向がある障害痕を認める男性人骨が発見された．この時代にこのような障害をもって生存することは不可能であったはずなので，同族のものが彼を保護し，介護した証拠だと結論づけられ[1]，ネアンデルタールには明らかな人間性があったと考えられている．生存するだけでも困難で，35歳を超えて生きたものは皆無であったとされる狩猟生活の時代の人々に，相互に助け合う精神があったことが注目されている．ところが，この貴重な資料がアメリカ占領下のバグダッド国立博物館から略奪者に運び去られる危機に直面したという．この現実は，ネアンデルタールの時代から何万年の時を経た現代でも，力ずくの暴力が世界を支配する悲しさを映し出している．

　イタリアのカプアで発掘された紀元前3, 4世紀のものと考えられる棒義足，脊髄性小児麻痺で杖を持つ紀元前1500年前後のエジプト人の石碑（図1-2）を武智[2]は紹介しているが，これもまた，この時代に障害者が誰かの助けを借りて生きていたことを示す証拠であろう．

　疾病に対する呪術的治療法から脱却し，これを理論的に観察して科学的に探求しようとする姿勢は古代ギリシャの時代に始まった．特にヒポクラテス学派は紀元前3世紀に数十冊の医学全集を編集しており，その中の倫理的記述はヒポクラテスの誓いとして世界に広く知られている．この誓いには患者に利益をもたらすこと，危害を与えないこと，誰に対しても差別なく正義を貫くこと，

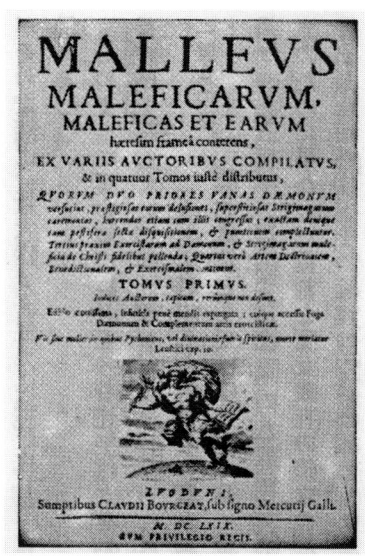

図 1-3 魔女の槌
15世紀後半の2人の神学者が執筆した「魔女の槌」は29版まで出版された．法皇の巻頭言はこの書物の実行を強く支持しているという．貴賤，貧富，老若，性別の区別なく，悪魔と結託したものが魔女と断じられた．犠牲者の中には当時の知識では理解が不可能であった精神疾患，身体障害者も多く含まれていたという．
（森島恒雄：魔女狩り．岩波新書，岩波書店，1970より）

患者の秘密を守ることなど今日でも通用する医療倫理の重大な根本原則が含まれている．しかし一方でこの時代はオリンピック発祥に代表される健康思想が支配し，逆に病弱者に対する優生思想が盛んでもあった．ヒポクラテスとほぼ同時代のプラトンは，生きることのできない人々に治療をせず，生来の病弱者には子供を産ませないとする思想を説いたといわれる[3]．医学技術が今日ほど発達していなかった時代では，健全な肉体を保つことを最優先し，疾病の発生予防と同時に病弱者の出生を防ぐことも重要視されたに違いないが，個人よりも国家を優先するプラトンの思想は，障害の有無にかかわらず個人の存在を優先する今日の思想とは相容れない．

神の恩寵と博愛を説くキリスト教にも魔女狩りという忌まわしい歴史[4,5]がある．中世からルネサンス時代のヨーロッパでは異端者を中心に魔女の汚名のもとに数百万の人々が焚刑（図1-3）に処せられたという．この魔女狩りではカソリックはもとより，プロテスタントの旗手マルチン・ルターも，ルネサンスの偉人たちも，当時の偉大な科学者フランシス・ベーコンやウィリアム・ハーヴェイも，コトン・メーザーと同様に魔女を裁く側の人であった．当時の社会では高い知識・技術をもつ専門職の助産師も，キリスト教会の権威を脅かす存在として魔女狩りの対象にされたといわれている．さらにまた，この時代の低い医学常識では理解が不可能であった多くの精神疾患，身体障害者も対象に含まれていた[6]という事実をほとんどすべての宗教書は記述していない．エジプト・ギリシャ・ローマと発展した優れた哲学思想がこの時代に先駆けて存在したにもかかわらず，社会的・経済的・宗教的な極限状態のもとでは権力者と民衆の暴走が恐ろしい社会現象を生んでしまうものであるらしい．

当時の障害者は極端な貧困と社会からの迫害，無視，蔑視の中で生きていた

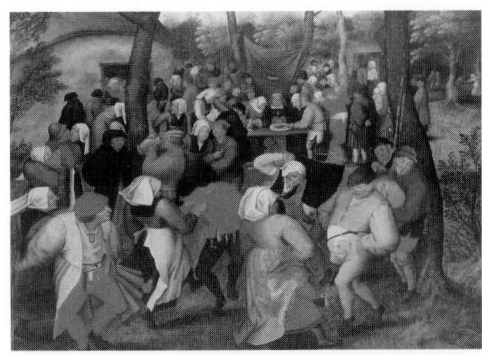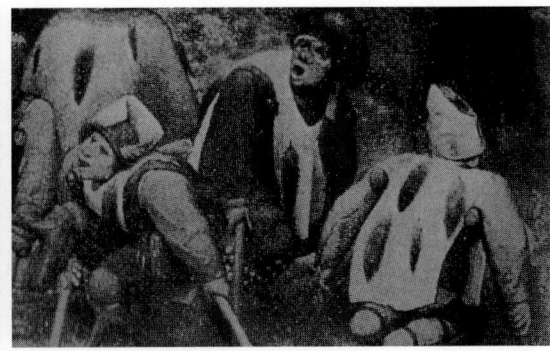

図1-4 ブリューゲルの図
P.Bruegel（1525-69）はフランドルの画家で左の図は底抜けに明るい農民の生活を描いている．右の図はスペインの圧政に対抗する目的で，傀儡政権の支配者の未来を暗く惨めな障害者として皮肉っている．障害者は暗く惨めな存在の象徴であったと想像される．

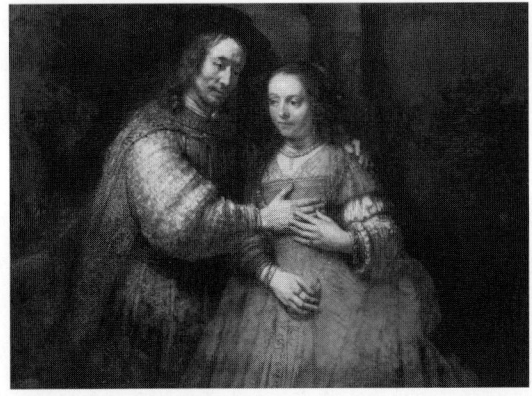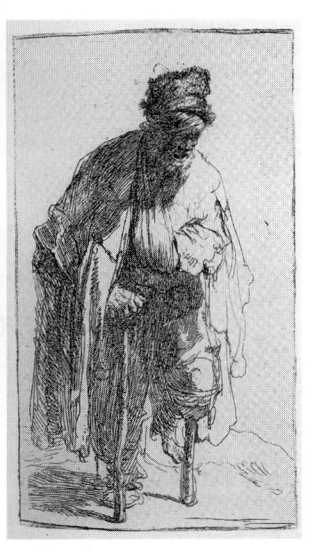

図1-5 レンブラントの図
H.R.Rembrandt（1606-69）．上の「ユダヤの花嫁」に表現される幸せな二人に対して，右の老人障害者の全身の苦悩は当時の障害者の置かれた境遇を雄弁に物語っている．

ことを画家の作品でも見ることができる（図1-4, 1-5）．その一方で，当時の外科医アンブロアーズ・パレは彼の著作の『外科学全集』の中で義肢の章を設けて義肢・装具を詳述し，貧しい切断者のために木材をくりぬいて革ひもで切断端に固定する義足を記述していること，また敵・味方，宗教の違いも区別せず丁寧に治療したことが武智[2]によって紹介されている（図1-6）．パレは外科学の父とも呼ばれた宮廷医師であるが，その立場にもかかわらず一般平民の障害克服にも心を砕いていたこと，異教徒にも公平に治療を行ったことは，この時代の出来事として特筆すべきであろう．

ダーウィンの進化論は生物学発展の基礎を築いたが，この進化論を背景にして優生学が欧米世界に広く浸透した．ドイツでは第一次大戦前後から社会ダーウィン主義が説かれていた．そこでは人種の繁栄には民族としての優秀さが必要で，価値の低い生殖細胞は子孫に残すべきでないとされ（図1-7），類い稀な民主国家として知られるワイマール共和国の時代から，極めて多数の医師た

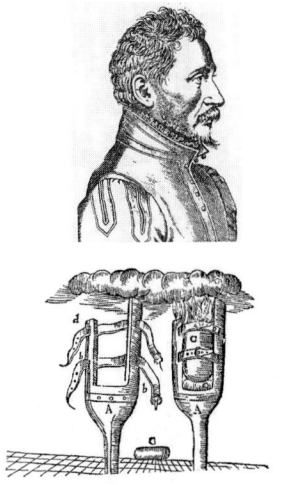
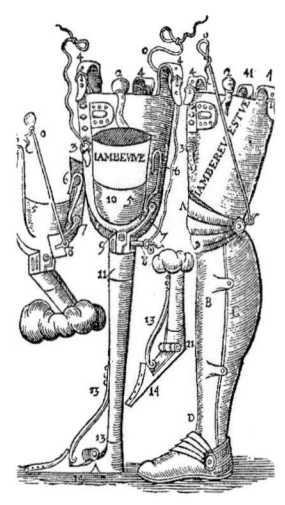

図1-6 Ambroise Paré（1510-90）
フランス外科医，外科学創設者といわれる．著書「外科学全集」に義肢装具等の人体補填具を記述した．左下は庶民のための木製義足，右は戦傷切断のための義足．
（武智秀夫：手足の不自由な人々はどう歩んできたか．医歯薬出版，1981 より）

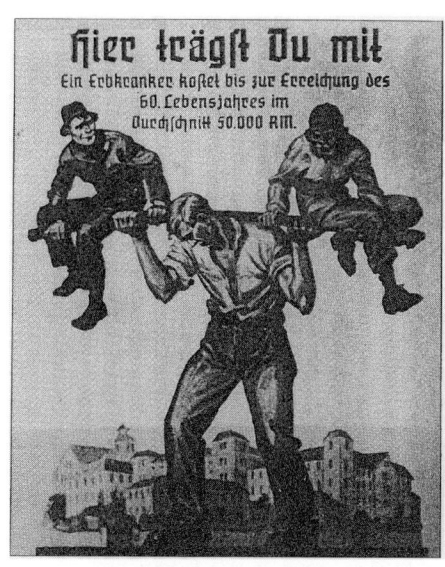
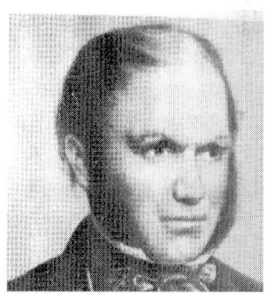

図1-7 優性保護宣伝の図（左）とダーウィン（右）
ナチス支配下のドイツでは障害者の社会的負担が大きいという宣伝が行われ，民族浄化の名のもとに不妊手術や安楽死までが行われたという．ダーウィンの進化論も社会ダーウィン主義として優生保護の根拠にされた．優生保護は先進諸外国でも積極的に行われ，日本でも優生保護法が昭和23年から平成8年まで存在した．
（ティル・バスティアン（山本啓一訳）：恐ろしい医師たち．かもがわ出版，2005 より）

ちが高名な精神科医を中心に，民族浄化の名のもとに優生保護に積極的にかかわっていたことが明らかにされている．そして遺伝性疾患には不妊手術を意思に反しても実施できる遺伝疾患子孫防止法を成立させ，ナチスの時代では安楽死と称する殺人行為にまで進み，犠牲者は数十万に及んだ[7]という．優生保護はナチスドイツのように極端ではないにせよ，イギリス，アメリカ，フラン

ス，北欧諸国，ソ連，日本でも行われていることを中村ら[8]が詳しく紹介しているが，日本でも優生保護法が昭和23年(1948年)に成立して平成8年(1996年)に母子保護法に改正されるまで存続した．優生思想もホロコーストも過去のナチスドイツにおける歴史的遺物ではなく，現在も世界各地で起きている現実であり，過ぎ去った遺物でも他国で起きたよそごとでも決してないということを知るべきである．医療職が犯した犯罪としては，日本でも第二次世界大戦下の中国大陸で，医師を中心とする部隊が生物・化学兵器の開発を目的に，非常に多数の中国人を犠牲にした[9]といわれている．弱者を対象にこのような恐ろしい殺戮を犯す危険性は，人の生命を守るべき医療従事者の心にも潜んでいること，そして現在も将来もその可能性があり得ることをわれわれは銘記すべきだと思われる．

　ここにリハビリテーションとはかかわりのない事柄を述べた目的は社会的弱者とされる障害者が社会からどのように処遇されてきたかを知ることを基礎にして障害および障害者をいかに理解するべきかを考えたいからである．以下の章では障害，障害者を中心に据えた障害学を検討し，そのことを通じて，われわれは障害にどのように対応すべきかを考察したい．

2　障害を中心に据えた障害学

A　日本の障害者と障害者運動

　仕込み杖をふるって無敵の強さを見せた座頭市は勝新太郎の名演で昭和時代に多数の映画ファンを大いに湧かせた．座頭とは検校（けんぎょう），別当（べっとう），勾当（こうとう）とともに鎌倉時代から存在する盲目の職業人の称号である．最澄が比叡山に起こした天台宗は独特のメロディーをもつ声明（しょうみょう）で読経されることで知られているが，僧円仁は唐に留学した後，大原の勝林院で唐風の声明を発達させた．これが多くの人々に親しまれ，一部は謡曲にも取り入れられた．琵琶法師（図1-8）と呼ばれる盲目の職業人は，声明の旋律の一部を平曲に取り入れて，琵琶の音に合わせて全国に平家物語を語り歩くことで，現代の日本語の基礎を築くことに功績があったともいわれている．また，彼らは平家物語の語り部や楽器を奏でる音楽家としても，さらに鍼灸・按摩の専門職としても江戸時代が終わるまでの非常

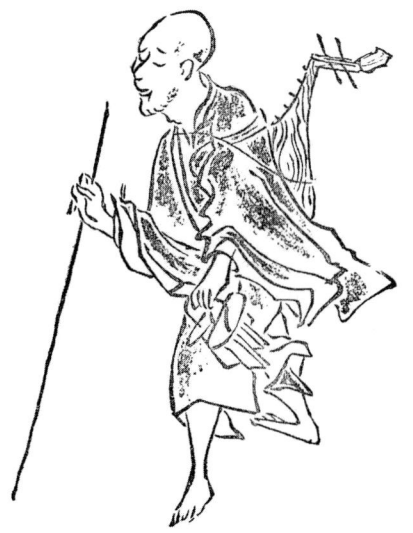

図 1-8 琵琶法師
琵琶法師は声明の旋律の一部を平曲に取り入れて，琵琶の音に合わせて全国に平家物語を語り歩くことで，現代の日本語の基礎を築くことに功績があったともいわれている．また，彼等は平家物語の語り部や楽器を奏でる音楽家としても，鍼灸・按摩の専門職としても江戸時代が終わるまでの非常に長い期間にわたって，社会的に身分と収入が保障されていた．
（中山太郎：日本盲人史. p153, バルトス社, 1985 より）

に長い期間にわたって，社会的にかなり高い身分と収入[10, 11]が保障されていたという．

話はさらに少し横道に逸れる．シェークスピアの文章を英国系の人々が諳んじる場面をわれわれは稀ならず目にすることがある．過去にわれわれの多くも「祇園精舎の鐘の声」に始まる平家物語の文章を多少は諳んじていたものである．俳人花田春兆は複数の書物の中で琵琶法師が琵琶の音に合わせて平家物語を日本各地を語り歩くことで，和漢混交体の文章とともに日本語の基礎を築いた功績を熱く語っている．それはシェークスピアの戯曲が現在の英語を英国本土に定着させた貢献に等しく，平家物語の成立と伝承と流布のすべてに琵琶法師がかかわっていたとすれば，その日本語を用いている私たちは遠い時代の障害者の恩恵を被っていることになると彼は述べる．春兆はその著作の中で，京都国際会議場からも歩いて行ける京都洛北の岩倉と呼ばれる地に，千年を超える平安の昔から知的・精神的障害者を受け入れてきた地域があることを紹介している．しかしそのことが，その土地に住む人々は障害とかかわりがあるという誤解を世間に生じさせ，人々を疎外させかねない被害が今日では生じているとも述べる．この周辺は落ち着いた住宅地だが，古くから住む人々はその誤解の危険性も顧みず暖かく障害者を受け入れてきた．しかしそこに新しく移り住んだ人々から拒否の姿勢が多く出る矛盾を，彼は地域における福祉文化の命題だと文章を結んでいる．

彼の句を紹介する．句中の「山」は東に見える比叡山であろう．

この道行けば癒しの泉冬の苔
辿り着きし者の安らぎ山眠る

上に紹介したように一部の人々は障害があっても日本の社会で比較的恵まれた生活を送ることが可能であった．しかしそれ以外の大多数の障害者は縁日の見せ物にされ，暗い納戸に閉じ込められ，ときに間引きや姥捨ての対象にされて迫害を受けることのほうが遙かに多かった．第二次世界大戦終了後に身体障害者福祉法が成立したが，その後も障害者は療護施設や老人病院に収容されたり，自宅に閉じ込められて生活する時代が長く続いた．この人々が自身の存在と権利を社会に主張し始めたのは極々最近のことである．これに対する日本の障害者運動の概略を田中[12]，石川ら[13]の執筆内容を引用しつつ紹介することにする．

　1970年に横浜で社会的にも不遇な母親が障害児を抱えた生活に耐えかねてわが子を殺害する事件が起きた．障害児父母の会は施設の不足，家族支援の貧困，追いつめられた母親の窮状を訴えて，行政に抗議文を，司法に減刑嘆願文を提出した．これに対して神奈川県青い芝の会の人々は殺人対象が障害者であることが許されるなら，障害者は存在してはならないという思想を認めることになる，障害者を収容する施設を増設することは障害者を社会から隔離することになる，として減刑に反対する意見書を提出した．この事件は障害者が自身の生存権を訴え，施設収容による隔離政策に反対し，優生保護を拒否する思想の主張と，さらにまた加害者とされた女性の社会的権利を守る運動との相克を反映するものとして社会に強い印象を残した．当時は全国に障害者収容施設が次々と建設されつつあったが，そこに暮らす人々はベッドと戸棚1つ，カーテン1枚を隔てて6人あまりが1室に収容され，外出も社会参加も制限される劣悪ともいえる施設環境での生活を余儀なくされていた．また障害児施設で熱心に行われた整形外科的矯正手術は稀ならず無益・有害な結果を生じていたことも否定できない．都立府中療育センターで起きた待遇改善運動は全国に波及し，一方で，施設を出て地域社会で介護者を付けて生活することを要望するという自立生活運動を生み，アメリカの自立生活運動（Independent Living Movement；ILM）の知識を吸収して，介護者を付けたケア付き住宅によるグループホームを地方自治体に設立させることに発展していった．ここでいう自立生活とは日常の生活動作を介助者の助けを借りずに1人で行うという意味ではない．公的機関，介助者の助けを借りることはあっても，自分自身の人生のあり方と日々の生活を自身で取捨選択して決定できる生活の確立をいう．青い芝の会の運動は，電動車椅子や階段昇降機の使用は障害を個人的に処理してしまい，社会変革の必要性を喪失させるものだと主張して，その使用に反対し，ときに激しい実力行使に訴えるものでもあった．彼らの言動はラディカルに過ぎて破壊的でもあるという批判を浴びる結果を招き，そのためにすべての障害者を糾合するには至らなかった．しかし運動の先頭に立って，障害者の社会的な隔離

も同化も拒否し，障害の存在自体を肯定することで障害者としての誇りを取り戻し，主体的人権を確立すべきという主張には賛同する人も少なくなかった．また公共交通機関・建築物を中心に社会の障壁を解消させようとする運動は交通機関，公共施設などの物理的環境に留まらず，情報の偏在と活用の困難性，障害者を対等に受け入れない市民意識がさらに大きな障壁（バリア）であることを多くの人々に認識させ，これを改善させる活動に繋がっていった．

　田中[12]は障害者の主張に理解を示しつつ，さらに高い視点に立って問題点を指摘し，解決の方法を提示している．第一は障害者に対する差別を社会化・政治化するために心身機能の障害への回路を閉鎖してはならないという指摘である．発病直後からの医学的リハビリテーションの開始が多くの障害の発生を予防し軽減させる事実は，医学的リハビリテーションが現状以上に普及し充実する必要性を示しており，その意味でこの指摘は正しい．しかしながら，われわれは障害者にとって何が益で何が害かを常に自戒しつつ日常の臨床活動を行うべきことを示唆する指摘でもあると理解すべきであろう．第二は公的・構造的問題を顕在化させる代償に他の人の人権を無視すべきでないという指摘である．これは優生保護を巡って出生するこどもの生存権と，出産する母親の生活権を社会はどこまで保障しているのかという課題に行き着く．社会が保障を削減して責任を放棄した結果として，障害児の人権が無視されたり，母親に責任が一方的に転嫁される矛盾を解消しない限り，優生保護法を母子保護法と改称しても問題を解決したことにはならない．第三は同化を拒否し差異化を希求する立場への理解と価値創成の必要性の指摘である．かつて生き甲斐としていたものの達成が疾病や障害の発生によって不可能と知ったとき，人は何に生き甲斐を求めるか．スーパーマンを演じたクリストファー・リーブは頸髄損傷四肢麻痺となって後は，神経を再生する医学研究を支援することに人生を賭けた．その行動を障害の否認だと批判する人もいるが，彼にとってはこの活動が新しい価値の創成であったかもしれない．求め続けたものの獲得が不可能と知ったとき，対象を変えて再び何かをやり遂げようとするか，世間に価値基準の変革を求めるか，そのようなものを求めはしないと宣言するか，あるいは価値観そのものを否定し去るか．真実は生きることそれ自体に価値があり，生き続けることそれ自体が尊いのだが，周囲を含めてすべての人にその理解を求め，心底からの共感を期待するのは極めて難しい．それならせめてわれわれリハビリテーションに従事する者は，周囲の人々にこの人の存在意義を尊重すべきことを伝え，この人が新しい価値観を創成するまでは，われわれの責任範囲であると自覚して支援を続けたい．

　これらの問題に加えて，われわれに直接・間接にかかわる問題が医療技術・医療体制の変化に伴ってさらに増加している．具体的には意識障害や知的・精

神的障害のある患者の自己決定をどのように保障すべきかという課題がある．また，延命治療・生体臓器移植とこれにかかわる諸問題・遺伝子治療などの問題は，第一線医療機関でもリハビリテーションが普及しつつある状況で，われわれにも直接かかわる課題になりつつある．さらにまた，「生命」を「障害」に置き換えて考えれば，すべての医学倫理学的問題がわれわれにとって非常に大きな課題である．これらは臨床倫理の章で改めて考察してみたい．

B 米英の障害者運動 (表1-1, 図1-9)

　米国では1964年に投票権，公共施設，公教育，雇用における人種差別を禁止する公民権法が成立したが，その頃の障害者は孤立分散して結集する機会がなく制度を改革する力も欠如していた．彼らはこの公民権運動に参加する中で方法論を学んでいったようである．各地に設立された自立生活センター，アメリカ障害者市民連合の活動などが多様な障害者を結束させる機会となり，活動的法律家の支援，障害者の人権を認める裁判所の判決なども障害者の環境整備に影響を与えたという．米国の自立生活運動は1972年にカリフォルニアで産声をあげ，短い期間で全米に波及し，諸外国の障害者運動にも大きな影響を及ぼした．これは障害者が自身の意思により官営・民営の施設を出て地域共同体で介護者を付けて社会に参加して，主体的な生活を確保しようとするものである．DeJong[14]は米国リハビリテーション医学会誌APMRの自立生活運動に関する特集号（1979年）の中で，この運動は公民権運動，消費者運動，自助運動，脱医療・脱施設運動が波及した効果であると述べ，自立生活運動の思想と医学的・職業的リハビリテーションとの相違を明示している．

　英国では第二次大戦直後から国際的にも広く知られる「揺りかごから墓場まで」のスローガンが提唱され，福祉国家としての施策が進められていた．しかし障害者の現実生活は貧困で，多くは制約の大きい施設生活を送っていたようである．障害者が施設に隔離収容されることは，障害者の存在そのものを社会から隠蔽してしまい，それは障害者にとっては社会的な死に等しいという主張が障害者から出てきた．そして施設収容者が自らの生活を自己管理し，自己を決定する権限の確立を求める運動が起き，UPIAS（Union of Physically Impaired Against Segregation）が結成された．彼らは国際障害分類の成立に先立つ1970年代後半に，障害は障害者を社会参加から排除している社会に原因があり，この障害を解消するためには，個人の障害ではなく障害者を差別なく受け入れるよう社会を変革すべきことを主張した．そして障害にかかわる認識を従来の医学モデルに対して社会モデルと命名し，環境因子の重要性を訴えた．この主張は1980年にWHOが発表した国際障害分類（International Clas-

表 1-1 リハビリテーション理念確立の歴史

1964 年	米国：公民権法，人種差別の禁止
1970 年代	米国：障害者自立生活運動 (Independent Living Movement) ①市民権運動　②消費者運動　③自助運動　④脱医療運動 ⑤脱施設収容運動
1970 年代	英国：UPIAS (Union of Physically Impaired Against Segregation) 社会モデルの提唱，差別禁止運動，脱施設運動
1973 年	米国：リハビリテーション法 差別禁止の明文化
1981 年	国際障害者年
1982 年	国連：障害者に関する世界行動計画を採択 ①障害予防　②リハビリテーション　③完全参加　④平等
1983〜1992 年	国連：障害者の 10 年を宣言
1990 年	米国：障害をもつアメリカ人法 (Americans with Disabilities Act) ①雇用上の差別撤廃　②不特定多数利用施設の利用差別撤廃 ③交通機関の利用差別撤廃
1995 年	英国：障害者差別禁止法
1996 年	英国：コミュニティーケア法

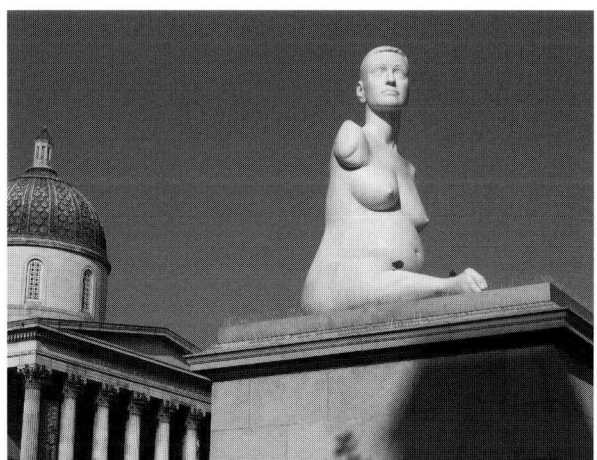

図 1-9　トラファルガー広場に面する国立美術館前の四肢欠損妊婦の像
碑文には人類の未来への可能性と逞しさが謳われている．

sification of Impairments, Disabilities, and Handicaps ; ICIDH）には反映されなかったが，のちに（2001 年）これを改訂した国際生活機能分類（International Classification of Functioning, Disability and Health ; ICF）に採用されて，disability の項目と参加（participation）の項目とが統合され，環境因子（environmental factors）が独立した大きな構成要素として取り上げられることになった．UPIAS で発足した英国の障害者運動は，30 万人の会員を有する英国障害者団体協議会（BCODP）にまとまっていく．

　これとほぼ一致する時期に米国でリハビリテーション法が成立し（1973 年），その施行規則が 1975 年に公表された．この法律は実質的に世界で最初の障害

者に対する差別を禁止する法律であった．第501,503条は雇用，502条は建築と交通機関，504条は差別禁止の条項で，特に第504条は障害のある市民のために制定された歴史的に最も重要な公民権条項だと評価されている．施行規則を伴わない法律は単なる理念提示にすぎないが，この施行規則を制定することに対して大統領の拒否権発動，行政職，政府基金受給団体の強い抵抗があり，これを克服して成立させた立法府，行政職，全米障害者市民連合に結集した障害者団体の活動の経緯がスコッチ[15]によって詳細に記述されている．日本でも障害者に対する差別禁止法の必要性が主張されている[16]が，スコッチの書は諸法成立に参考とすべき貴重な資料だと思われる．

　米国でリハビリテーション法をさらに発展させて障害者への差別を禁止した障害をもつアメリカ人法（Americans with Disabilities Act；ADA）が1990年に成立し，英国でも障害者の雇用，商品，施設，サービス，教育，交通機関について差別を禁止する障害者差別禁止法（Disability Discrimination Act）が1995年に成立した．英国の差別禁止法は対象とする事象も対象者も限定され，施行細則が不足で，異議申し立てを審査する委員会が機能していないことがバーンズら[17]によって厳しく指摘されているが，差別禁止法に引き続いて，行政予算の一部を障害者自身に支給することによって障害者自身が介助者を雇用し，介助内容と方法を決定できる直接支払（direct payment）制度を可能にするコミュニティケア法（Community Care Act）が1996年に成立している．この法律によって障害者の自己決定権に基づく自立生活がどこまで保障されるかが注目される．

　以上に紹介した歴史的経緯は，田中[12]，バーンズら[17]によって患者・障害者の視点から障害学を確立する方向で考察され，近年の障害者の活動の歴史と彼らの主張が詳しく紹介されている．その中では，これまでわれわれが善意で行ってきた障害者手帳診断書や福祉サービス受給意見書・判定書の作成など日常の診断・治療行為も障害者に対する差別を助長する結果を生む可能性が指摘されており，臨床活動を慎重に再考すべき理論的根拠が提示されている．

3　リハビリテーションの理念確立の歴史

　第二次世界大戦中の戦傷病者に対するリハビリテーションの目的は障害を克

服して戦線に復帰し，あるいは銃後を守る役割を再獲得することであった．終戦後も，障害者が職業に復帰することで税の受給者を納税者にして社会に貢献することがリハビリテーションの効果であると強く主張された．この主張はリハビリテーションという思想が全く存在しなかった当時の社会に，その必要性を理解させる効果はおおいにあり，リハビリテーションの普及にかなりの影響を与えた．しかし一方で，就労が困難な重度障害者に対する保障は施設に収容することだと考えられ，厳しい生活環境の施設に多くの障害者が生活する現実が存在した．これに対して障害者も人間の尊厳を保持しつつ地域社会で主体的に生活する権利があるとする自立生活運動が欧米で生まれ，70年代のアメリカで市民権運動，消費者運動とも連動して高まりをみせ，やがて全世界に広がっていった．この運動は北欧で生まれたノーマライゼーションの思想をさらに深化させ，①社会的自立生活と自己実現，②周囲の人々との対等な関係，③生活環境の物理的側面だけでなく市民意識，情報面も含む環境のバリアフリー化，④社会的自立支援（環境設定），⑤共生（個人と社会の統合），⑥機会均等（平等性の保障），という形に発展させていった．

国連は1975年，「障害者は人間としての尊厳が尊重される権利をもつ．すべての障害者は普通の・満たされた・相応の生活を送る基本的権利をもつ」という障害者権利宣言を決議した．ここには基本的人権に生活（生命・財産）権・市民権・参政権・労働権とリハビリテーションを受ける権利が含まれている．1981年の国際障害者年行動計画には，①障害者が社会と地域共同体の生活に完全参加し，生活条件の利益を平等に受けられるべきこと，②障害は個人と環境要因によって影響を受ける事実を理解し，③すべての人々のニーズを把握する方法を知る必要があり，④障害を締め出さない社会を構築すべきこと，⑤障害者は通常のニーズを満たすのが困難な通常の人であると認め，⑥障害者に対する施策を一般の施策から除外しないこと，⑦障害の概念を認識すべきこと，を基本理念に掲げ，各国に障害者対策の推進，法制の見直し，長期計画を勧告した．これに合わせて障害者にかかわる世界行動計画を国連総会は1982年に採択した．しかしこれが国際的に十分に普及しなかった現実を受けて，国連は1983年からの10年間を国際障害者年とし，完全参加と平等を基本思想として世界各国に障害者政策の整備と推進を促した．これを受ける形で各国の障害者対策が推進されているが，米国では1991年に「障害のあるアメリカ人法」，英国でも1995年に「差別禁止法」が制定された．

歴史は障害者と市民の権利意識が国家と国際機関を動かし，国際機関が各国の施策を社会化の方向に向けて強く働きかけ，それが奏効しつつあることを示している．障害をもつことを社会の中で正当な存在として位置づけること，障害のある人自身が既成の価値観・文化をもつ社会に積極的に参加していくこと，

それを実現するために障害者の社会参加を制度化することが重要である．ひるがえってわが国は，いまだに拘束力のある差別禁止法を制定していない．障害者基本法では差別を禁止する条項はあるが，罰則規定がないので実効性を伴わない．すでに国連は「こどもの権利条約」を採択し，日本も遅ればせながら1994年になってこれを批准した．また，2006年8月に国連特別委員会，続いて2006年12月の国連総会は障害者の差別を禁止する「障害者の権利条約」[*1]を採択し，日本政府も2007年9月28日にこの条約に署名し，2013年には「障害を理由とする差別の解消の推進に関する法律」が公布された．施行予定は2016年である．

4 生活機能分類（ICF）の概念

A 国際疾病分類（ICD）と国際障害分類（ICIDH）

WHOは保健・医療・福祉の場において，活動の必要性を把握し，投入すべき資源量と活動内容を決定し，成果を評価するための指標として国際障害分類（International Classification of Impairments Disabilities and Handicaps；ICIDH）を作成した．この分類は1980年に試案が完成し，その日本語仮訳版[18]が1984年に出版された．国際障害分類は国際疾病分類（ICD）と相互に補完する関係をもち，人の健康状態に関連する身体・個人・社会レベルでの生活機能に関する情報を，職種・地域・時間経過の相違の影響を受けずに提供できるものを目指して作成されたものである．障害分類は機能障害，能力低下，社会的不利の3概念を含み，3つの概念それぞれを複数の項目に分類し，さらにその項目を階層的に細分する方式を採用して，障害の内容を分類し，障害程度を測定することを企図していた．機能障害は心理的，生理的，解剖的な構造または機能の何らかの喪失または異常であり，生物・医学的状態における正常基準からの逸脱を示すと定義され，能力障害はある活動を人間にとって正常と考えられるやり方または範囲で行う能力の制限または欠如であり，個人の実際活動

[*1] 障害者の権利条約：http://www.normanet.ne.jp/~jdf/shiryo/convention/index.html で閲覧できる．検索語「障害者の権利条約」「日本障害フォーラム」の2語でも検索可能．

における正常からのずれを示すと定義され，さらに社会的不利は機能障害あるいは能力低下の結果として個人に生じた不利益であり，社会的および環境的な帰結であると定義された．

　これまでは疾病を分析的に追究し，病因を究明する技術・知識だけが医学の世界では重視され，疾病によって生ずる障害という概念はほとんど無視されてきた．その結果，医療の対象は病気ではなく病人であると反省的に指摘されていたにもかかわらず，実際には患者の生活や人生は軽視され無視される現実があった．この歴史的事実を考えると，障害という概念を世界に広め，障害を客観的に記述する方法を提示したICIDHの意義は極めて大きかったと言うべきである．その効果を列挙すると以下のようにまとめることができる．

1) これまでは疾病という概念しかもたなかった医療従事者に疾病によってもたらされる障害を無視すべきでないと理解させたこと．
2) このことがリハビリテーションの概念とその必要性を医療従事者ばかりでなく，一般社会にも広く認識させたこと．
3) 保健・医療・福祉領域の人々に障害を3つの概念すなわち，機能・形態障害，能力低下，社会的不利に分類して把握する考え方を普及させ定着させたこと．
4) 疾病とは別に，障害を概念別に区分して詳しく評価する必要性を認識させたこと．
5) 職域の異なる多数職種にそれぞれの立場から，リハビリテーションに関して役割を負うことを実感させたこと．
6) 複数職種に共通言語を提供することによって異職種間の会話を成立させ，学際的な研究が行われる素地を提供したこと．
7) 障害にかかわる評価をより科学的に行うべきことを多くの人々に認識させたこと．
8) 介入の成果を科学的な手段を用いて評価・集計・分析してさらに有効な解決方法を検討する手段を提供したこと，

などである．

　ICIDHはICDの延長線上で医学モデルに基づいて障害を規定したものである．この考え方に従うと，障害の解決は個人の責任で行うべきことになる．しかしながら障害は個人を取り巻く社会環境によって規制される．そのことを1970年代の障害者運動の主導者たちは強く主張してきたのであるが，この主張は取り上げられず，これを改訂したICFを採用することでようやく結実することになる．

B 国際生活機能分類（ICF）

　ICIDH（国際障害分類）は1993年に改訂作業が開始され，国際的な協力の下で α，β1，β2案を経て2001年に ICF（International Classification of Functioning, Disability and Health：国際生活機能分類）[19]*[2] として発表された．

　先のICIDHが医学モデルに基づいて作成された分類であるのに対して，ICFは医学モデルと障害モデルを統合したものであり，個人の生活機能は健康状態と背景因子との間の相互作用または複合関係にあり，各要素間には動的で双方向性の関係が存在すると説明（図1-10）され，ICIDHで採用されていた疾病が機能障害を招き，機能障害が能力低下を引き起こし，さらには社会的不利が生じるとする直線的で一方向性の考え方は，医学モデルに基づくものであるとしてここでは棄却された．ICFの最大の特徴は障害が環境因子に左右されるものであり，障害問題は社会全体の共同責任として環境を改善することで解決されるべきものだという考えを採用したことである．これはICIDHが障害を疾病によって生じる個人の問題であるとして，その解決を個人に委ねようとする医学モデルの立場を採るのとは根本的に相違する．考えてみればわれわれは日常の活動の中で，患者の障害を解決するためにその社会的環境を把握して改善することに努めてきた．この分類によって社会環境を的確に把握することが可能になったわけであり，これによって支援活動を組織的に行う基盤が整えられたと考えたい．

　また，ICIDHが障害の存在を前提として分類法を作成したのに対して，ICFでは生活機能として中立的に表現する方式を採用した．これは障害を否定的な個人の悲劇ではなくて，個性であり特性であるとする考え方に基づいている．そのためICIDHが機能障害（Impairment），能力低下（Disability），社会的不利（Hadicap）という名称によって全ての細分類に障害を表現する言葉をつけていたのに対して，ICFは心身機能（body functions）と身体構造（body structures），活動（activities），参加（participation）という中立的な表現に変更した．障害を特別視せず，個人の特性と考えれば，健康なものも時々の状況に応じて社会サービスと隣人の好意を受けることが可能になる．女性なら誰も，妊娠すれば通常の生活に障害を感じるし，肥満している人には夏が辛く，高齢者にはラッシュアワーの電車は厳しい．その延長線上に障害を考慮すれば，

---

*2　ICF：http://www.mhlw.go.jp/houdou/2002/08/h0805-1.html で閲覧できる．検索語「国際生活機能分類」「日本語版」の2語でも検索可能．

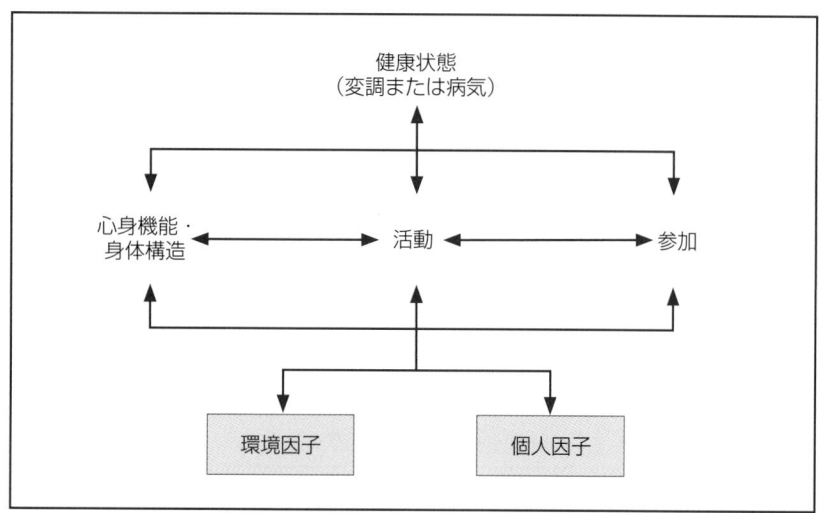

図1-10 ICFの構成要素間の相互作用
(障害者福祉研究会編集：ICF；国際生活機能分類-国際障害分類改訂版．p17, 中央法規出版, 2002より)

障害者を特別視する必然性はなくなろう．

ICIDHでは能力障害を身体機能障害の帰結であるとして社会的不利から独立した概念として分類したのに対して，ICFは活動と参加を1つの概念にまとめている．これは能力低下が障害者を区分して烙印を押す手段として使用されてきた歴史に対する批判的抵抗の表出でもあると思われる．ICFは実際の分類では，a) 心身機能と身体構造，b) 活動と参加，の2つの概念に加えて背景因子（contextual factors）として，c) 環境因子（environmental factors）という3つの概念で分類されることになった．

ICFを作成した目的は，①健康状況を研究する科学的基盤の提供，②健康状態を表現するための共通言語の提供，③国家・職種・時間の相違に影響されないデータの比較，④健康情報システムに用いるコード化のためのリストの提供，だとされている．

a) 心身機能・身体構造

心身機能について分類を具体的に見ると表1-2に示すとおり8項目で構成され，精神を含めて身体諸臓器の生理学的機能を示す概念を包括している．それぞれの詳細な紹介は省略して，神経筋骨格と運動系の機能についてのみ表1-3に示して説明する．項目は図の左欄に示す3桁コードの12項目に細分化される．その中の関節の可動性の機能は右上欄に示す4桁コードの5項目に細分化され，筋力の機能は右下欄に示す4桁コードの9項目に細分化されている．身体部位別の関節別，筋肉別の細分化はない．それぞれの障害の評価尺度は，0：機能障害なし，1：軽度の機能障害，2：中等度の機能障害，

表 1-2　心身機能

1. 精神機能
2. 感覚機能と痛み
3. 音声と発話の機能
4. 心血管系・血液系・免疫系・呼吸器系の機能
5. 消化器系・代謝系・内分泌系の機能
6. 尿路・性・生殖の機能
7. 神経筋骨格と運動に関連する機能
8. 皮膚および関連する構造の機能

表 1-3　神経筋骨格と運動に関連する機能

b710：関節の可動性の機能	b7100：1つの関節の可動性
b715：関節の安定性の機能	b7101：複数の関節の可動性
b720：骨の可動性の機能	b7102：全身の関節の可動性
b729：その他の特定の，および詳細不明の，関節と骨の機能	b7108：その他の特定の関節の可動性
	b7109：詳細不明の関節の可動性
b730：筋力の機能	
b735：筋緊張の機能	b7300：個々の筋や筋群の筋力
b740：筋の持久性機能	b7301：一肢の筋力
b749：その他の特定の，および詳細不明の，筋の機能	b7302：身体の片側の筋力
	b7303：下半身の筋力
b750：運動反射機能	b7304：四肢の筋力
b755：不随意運動反応機能	b7305：体幹の筋力
b760：随意運動の制御機能	b7306：全身の筋の筋力
b765：不随意運動の機能	b7308：その他の特定の筋力の機能
b770：歩行パターン機能	b7309：詳細不明の筋力の機能
b780：筋と運動に関連した感覚	
b789：その他の特定の，および詳細不明の，運動機能	

3：重度の機能障害，4：完全な機能障害，8：詳細不明，9：非該当である．

　ここで臨床医の立場からICFの心身機能と構造分類に対する問題点を指摘しておきたい．医学的リハビリテーションの領域では，各障害を個別に細分化して評価し，解決策を検討することが求められる．たとえば末梢神経麻痺では全身の筋力を個別に測定・評価して，各筋について筋力強化の方法を探る．そのために徒手筋力測定法が開発された．関節可動域測定法，脳卒中片麻痺の運動機能障害検査法，その他の測定法もこの目的のために開発されて使用されている．それに対してICFでは一肢の筋力の中等度の低下という表現しかできない．これでは治療計画立案には役立たず，したがって治療の現場ではICFの項目をさらに細分化しない限り，使用は不可能なのだが，個別に細分化すれば共通言語を提供するという本来の目的は崩れてしまう．この問題に対する回答は与えられていない．ICFの本来の目的は障害分類であり，臨床応用ではな

表1-4 活動と参加

1. 学習と知識の応用（感覚的経験，基礎的学習，知識の応用）
2. 一般的な課題と要求（単一・複数・日課の遂行，心理的対処）
3. コミュニケーション（理解，表出，会話と用具使用）
4. 運動・移動（姿勢，運搬，移動，交通機関）
5. セルフケア（入浴，整容，排泄，更衣，摂食）
6. 家庭生活（生活必需品の入手，家事，管理）
7. 対人活動（成立要素的分類，対象による分類）
8. 生活領域（教育，就労，経済生活）
9. 社会生活（レクリエーション，宗教，人権，政治）

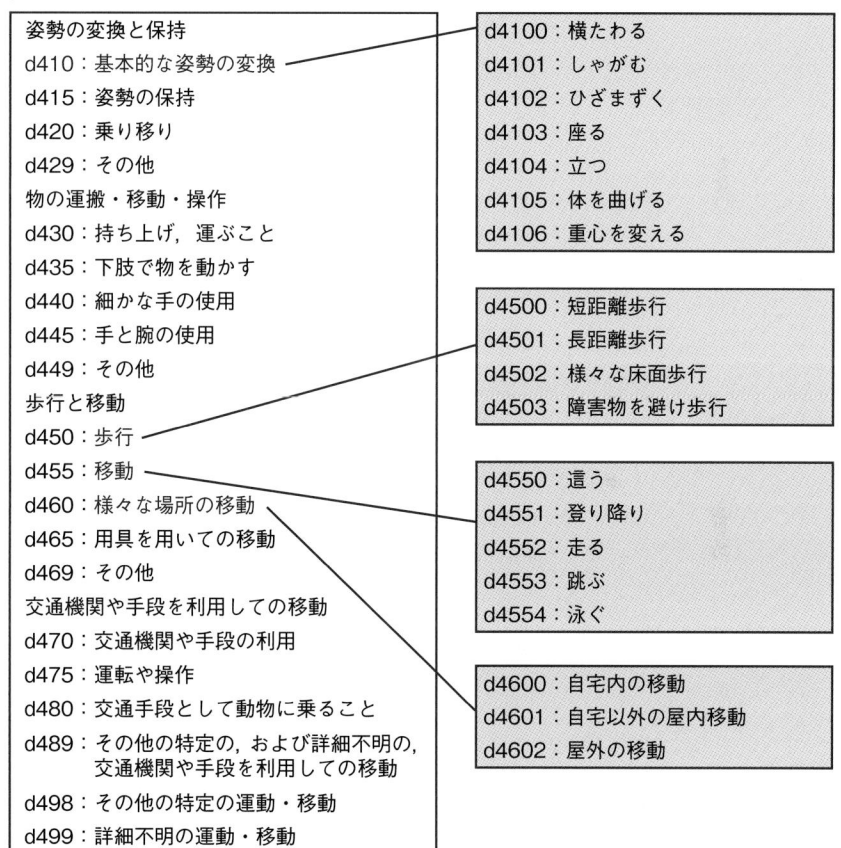

表1-5 運動・移動

いと理解すべきなのかもしれない．

b) 活動と参加

活動と参加は**表1-4**に示すとおり9項目で構成されている．3桁項目の内容を示すために代表的小項目をカッコ内に例示した．これらはさらに4桁小項目に分類されている．運動・移動について**表1-5**に一部を紹介する．4桁の小項

目は基本動作分類で構成されている．それぞれの障害の評価尺度は，0：困難なし，1：軽度の困難，2：中等度の困難，3：重度の困難，4：完全な困難，8：詳細不明，9：非該当である．

ICIDHでは能力低下を社会的不利とは独立した概念として分類していたが，ICFでは活動と参加は1つの概念に統括された．その理由として，能力低下という評価概念が障害者に対して単に烙印を押す手段になっているという主張に由来すると想像される．実際に，国際的にも汎用されているADL評価法が施設や個人の治療成績や障害の程度を判定し，援助内容を決定する目的に利用されており，治療方法を探索することに有効な評価法が開発されていない現実をわれわれは認識する必要があろう．このことについては章を改めてADLの項で詳しく述べる．

c）環境因子

環境因子は表1-6の5項目が提示されている．各項目の評価は阻害因子と促進因子の2項目に分かれ，それぞれが，なし，軽度，中度，重度，完全の0〜4の5段階に評価され，これに詳細不明と非該当の評価点を加えて13段階に評価される仕組みになっている．

1. の「生産品と用具」は日常の食品・薬品，衣服・家具・器具・福祉機器，移動・交通手段，コミュニケーション機器，教育・職業・レクリエーション機器，公的・私的建築物とその内部用具，農地・郊外・都市の構造，資産を含む．

2. は自然環境と人工的環境で，地理・人口・動植物相・気候・災害・光・時間・音・振動・空気があげられている．なぜか水は含まれていない．

3. の「支援と関係」とは本人を支援し得るすべての家族・親族・友人・知人・上司・部下・サービス提供者・専門職による身体的・心情的支援の分量をいい，身体的・情緒的・心理的支えとなる動物も含まれる．

4. の「態度」とは家族・親族・友人・知人・上司・部下・サービス提供者・専門職・社会に加えて社会的規範・慣行も含む肯定的・否定的態度をいう．

5. の「サービス・制度・政策」は多数の項目を含み，消費財生産，建築関連，土地計画，住宅供給，公共事業，情報伝達，交通，市民保護，司法，団体，メディア，経済関連，社会保障，社会的支援，保健，教育，労働・雇用，政治を含む．

われわれは日常の臨床活動を単に個別の患者の心身機能だけを対象にして行っているのではなく，ここに述べた環境因子も調査対象にして，これを改善し活用することを支援の活動範囲としている．環境因子という評価概念が新しく加わったことで，われわれは患者の生活環境を客観的に評価し，社会資源として積極的に働きかける根拠が明示された．これからは広範な支援活動を積極

表1-6 環境因子

1. 生産品と用具	
	採集・創作・生産・製造された自然または人工的な生産物・装置・器具.
2. 自然環境と人間がもたらした環境変化	
	自然環境での要素と，人工的な構成要素．地理，人口，動・植物，気候，災害，光，時間，音，振動，空気を含む.
3. 支援と関係	
	日常の生活場面で提供される支援.
4. 態度	
	個人・集団・政治・経済・法的構造での本人に対する態度.
5. サービス・制度・政策	
	公的・私的・任意的な団体・組織・雇用主・機関・政府から提供されるサービス，制度，政策.

的に展開するために，臨床判断と支援提供がリハビリテーションチーム全体の総意で体系的に行えるよう，組織と人員を整備し，技術方法論をさらに確立しておくことが求められる．

5 QOL（Quality of Life）

　1970年代から1980年代にかけて西欧諸国は未曾有の経済的発展を遂げ，日本も先進諸国の仲間入りを果たして，Japan as number oneという言葉に踊っていた．その量的充足感の中で，質的内容も問われるようになって，QOL（Quality of Life：生活の質）という概念が議論され始めた．この現象は経済不況の陰を敏感に感じ始めた人々の警句であったかもしれない．しかし，バブルが弾けて後の一般社会でQOLという言葉を耳にする機会は極めて稀になった．少なくとも社会学や政治学の領域でQOLが学術的に検討されなくなってすでに久しい．この現象には，QOLという用語が単に飽食の時代の徒花にすぎなかったのかという思いを抱かせられる．しかしながら，QOLは個人が人生の価値を判断する際の根幹に位置するものであり，障害を負った人が自身の人生を再構築する際に最も重要視するものである．リハビリテーションの領域でQOLの概念を放棄してしまっては，リハビリテーションそれ自体を放棄することに繋がりかねない．この章ではQOLについて概観してみたい．

　QOLは個人を中心にその生活の客観的な充足度と主観的な意識の問題とし

て議論されてきた．その一方で個人の生活は社会に左右されるものだから，社会状況をQOLの概念に含む必要もあり，特に施策的な立場から国民の生活を把握する目的で教育，就労，余暇，所得，環境，犯罪，戦乱，家族，地位などが議論されることもある．しかしここでは社会的状況は措いて，個人の生活にかかわるQOLを中心に考察することにしたい．

A QOLの構造と関連要因

個人のQOLは一般に客観的QOLと主観的QOLに分類される．前者は第三者が客観的に評価できるもの，後者は本人の主観的な判断の結果である．Georgeら[20]は高齢者のQOLについて前者を健康と身体機能，社会経済的状態に区分し，後者を人生の満足感，自尊心に区分している．QOLにかかわる要因としては健康，教育，雇用，余暇，所得，環境，犯罪，家族，平等などがあげられており[21]，その評価基準は環境条件，宗教，文化，価値観によって変化する．危機的な状況下では生命の存否のみが重視され，平時では生活・人生に関心が移行する．さらに基準は時間の変数でもある．特に主観的QOLでは過去の経験と対比して現在を判断するか，将来を期待あるいは危惧して判断するかによって評価は相違する．また時間は年齢を変化させ，年齢は基準を変化させる．青少年期では家庭養育，学校教育，友人との交流，両親からの独立などがQOLに影響し，壮年期では家族関係，社会的交流，就労，家族の養育などが，高齢者では疾病，身体・心理機能，家族環境，経済状況などがQOLに大きく影響する[22]という．

B 健康関連QOL

慢性疾患と高齢者の退行性疾患の増加に伴ってQOLが医療行為の目標として重視されるようになり，医療行為の効果判定指標としても導入されるようになった．医学関連分野で用いられるQOLは，一般に主観的QOLを除外しており，客観的QOLの中でも健康に関連する項目のみが指標として採用されている．ここでは医学領域で使用されて普及度の高いと思われる包括的健康関連QOL指標（各疾病固有のQOL指標があるのに対して，疾病を限定しないという意味で包括的という用語が使用されている）を以下に列挙する．

包括的QOL指標として，ヘルスケアのニードを探る目的から出発した心理状況6分野と身体機能7分野計45項目で構成されるNHP（Nottingham Health Profile）[23]がある．疾病が身体機能と心理機能面に与える影響を評価する目的で作成された136項目で構成されるSIP（Sickness Impact Profile）[24]

表 1-7　SF-36

1. 身体機能 (10)	活動，移動
2. 日常役割機能 (4)	仕事，活動
3. 痛み (2)	痛みの程度
4. 全体的健康観 (5)	自己の健康状態の評価
5. 活力 (4)	活力と疲労
6. 社会生活機能 (2)	対人関係への心理的影響
7. 日常役割機能 (3)	仕事の量，達成度，集中
8. 心の健康 (5)	情緒的安定感

(西森美奈，福原俊一：リハビリテーションにおける QOL；概念と評価．総合リハ 29：691-697，2001 より項目を引用，括弧内は設問項目数)

表 1-8　EuroQOL

移動の程度	痛み，不快感
□歩き回るのに問題はない．	□痛み，不快感はない．
□いくらか問題．	□中等度にある．
□床に寝たきり．	□ひどい痛み，不快感．
身の回り	不安，ふさぎ込み
□身の回りの管理に問題ない．	□不安もふさぎ込みもない．
□洗面，着替えにいくらか問題．	□中等度にある．
□洗面，着替えを自分でできない．	□ひどい不安，ふさぎ込み．
普段の活動 (仕事，勉強，家族，余暇)	過去の1年と比べて今日の健康状態は
□普段の活動に問題はない．	□よりよい．
□いくらか問題．	□ほとんど同じ．
□普段の活動をできない．	□より悪い．

(高橋龍太郎：QOL の評価．米本恭三，岩谷力，石神重信，他編：リハビリテーションにおける評価 Ver.2．医歯薬出版，2000 より改変)

も包括的な評価指標として国際的に広く使用されている．MOS (Medical Outcome Scale) は身体・役割・感情・痛み・健康・活力・活動などの指標である．MOS をベースにしてその項目の簡略化を目的に，36 項目の設問を含む SF-36 (表 1-7) が作成された．国際間の統一的共通使用が企図されて，わが国でも翻訳と標準化の作業[25]が進められ，SF-12，SF-8 も作成されている．他の包括的指標として EuroQOL[26, 27] (表 1-8) もあげられる．これは設問の身体機能への偏重，感受性の低さ，天井効果が指摘されているが，簡潔で郵送調査が可能なことが大きな特徴である．

C　障害者の QOL

ここでわれわれが QOL を議論し評価する本来の目的を振り返って考え，QOL に含まれるべき内容を少し考察してみたい．

医療行為の成果を救命効果だけで見るのではなく，QOL も配慮しようとす

る試みは，高く評価されるべきものである．しかしながら，医療の効果判定指標として QOL を用いるに際して，主観的 QOL と社会的要因が医療の結果を直接反映しないという理由で，これを指標対象から削除してしまうことには慎重でなければならない．効果をよりよく反映する健康関連 QOL のみを評価し，生物学的機能に基づいて定義された健康に関連する項目だけを相応しい QOL だと定義してしまうと，それは，本来の QOL が含むべき概念に関する広い社会的問題についてわれわれは何も知ることなく，ただ自己満足に陥って済ませてしまうことになりかねないのである．ブロック[28]は SIP が評価する身体的機能と心理・社会的機能は，その個人にとっての価値や重要度を無視しており，これらの健康関連 QOL は哲学的配慮が不足していると批判的に評価し，QOL には客観的機能と主観的評価という両方のカテゴリーを含めなければならないと述べている．医療の目的は患者が自らの総合的な目的や目標あるいは人生計画を首尾よく追求するために，最善の治療方法を提供することであるべきだとする彼の主張に素直に耳を傾けるべきであろう．

　実際にわれわれはリハビリテーションの場で支援活動の方針を選択し計画を立案する際に，患者の意思を確認してそれを最大限に尊重しようと努力する．この際に彼が意思を決定する核心的な位置を占めるものは健康に関連する QOL と並んで，むしろそれ以上に主観的 QOL が重要な意味をもつ．このことは，われわれが自分自身の QOL に関してどこに大きな価値判断の基準を置くかを振り返って考えてみれば，理解できるはずである．図 1-11 はフェルスら[29]が掲げる生活の質に関連する領域である．身体的・物質的・社会的・感情的・生産的幸福という概念が対等に並び，これらが個人の価値観を形成し，生活の質を決定するとしている．これを見てもわれわれが評価すべき QOL 指標には主観的 QOL が不可欠であり，さらにまた生活環境の要因も忘れてはならないことが理解されよう．

　一方，患者が自己の意思を決定できる条件は，障害の解決手段について十分な情報を伝えられてこれを十分に理解していること，自己の意思を正確に表現できること，誰からも支配されない自分自身の自由な意思決定権が保証されていることである．リハビリテーションに従事するものは日常の診療・研究活動の中で常に客観的であろうと努力し，障害の定量的表現を追求しているのだが，障害者の生活の質は主観的 QOL，言い換えれば感性概念を含むべきもので，他人の都合で勝手に操作化されてよいものでは決してない．そして本人が自身の生活をどのように見ているかに関して，その判断は定性的なものでもあるべきであろう．リハビリテーションにかかわるわれわれは QOL の意義と概念をさらに根源に遡って深く検討する必要がある．このことに関してグッデ[30]はさらに深く考察し，被評価者の意見が反映される可能性がない標準化された指

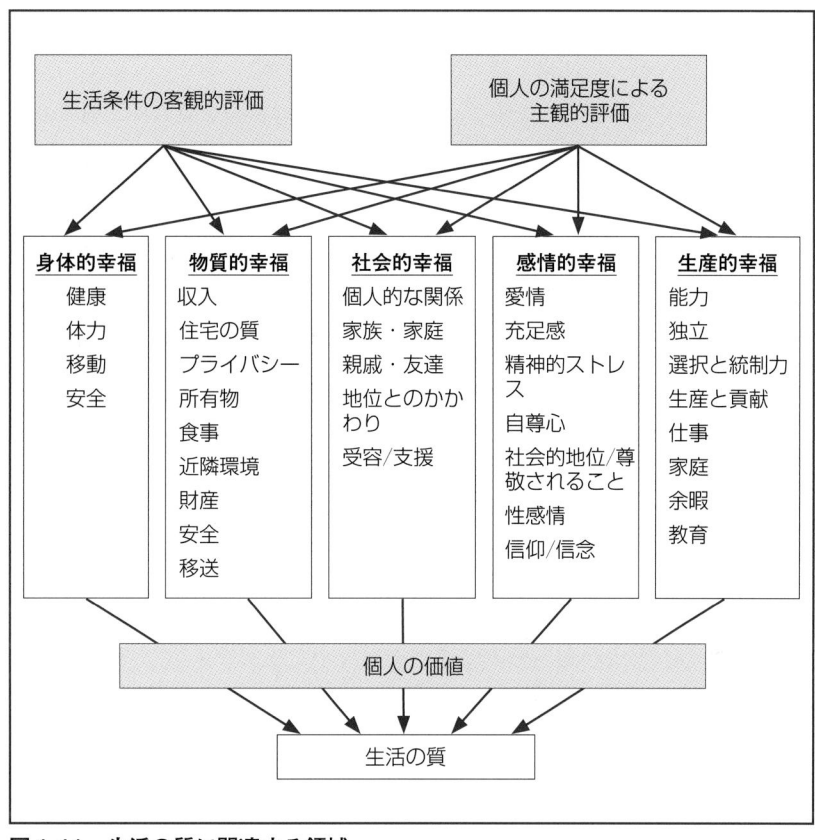

図1-11 生活の質に関連する領域
（イビッド・フェルス，ジョナサン・ペリー：生活の質；用語の広がりと測定への視点．ロイ ブラウン編著（中園康夫，末光茂監訳）：障害をもつ人にとっての生活の質 モデル・調査研究および実践，pp62-79，相川書房，2002より）

標を用いて重度障害者のQOLを評価することは，QOLという質の権威的乱用であると述べている．

6 医学的リハビリテーションにおける倫理

A 職業倫理，臨床倫理，研究倫理

医療機関の不祥事が頻回に報道されている．職種のいかんを問わず人を治療する職業に生き甲斐を求めてこの道を選んだ者にとって，この現実は少なから

ぬショックを覚えさせられる．しかし患者は医療職に対して最高の知識と技術，細心の注意，鑑(かがみ)ともすべき道徳的行動を期待しているので，たとえ意図せぬ出来事であっても，これを犯す行為は糾弾を免れ得ないであろう．最近の医療技術の長足の進歩は，生命現象のすべてを支配できるという幻想をわれわれに抱かせ，技術一辺倒の世界に浸り込ませようとしている．大学における研究活動も，研究費の削減とともに産学協同が唱導されており，この状況は研究活動も臨床活動もともに企業に支配され，企業利益に踊らされる危険をはらんでいる．その一方で，金銭至上主義的な社会現象，際限のない消費社会はわれわれを腐敗させようと誘惑する．敢えて清貧に甘んじる必要はないが，不祥事を起こさぬ努力が必要であり，われわれ自身で自己浄化機構を築くことが必要である．その実効性を確実にするためには，何らかの罰則規定を含む倫理規範を策定する必要があろう．

　古典的な倫理規定としてギリシャ時代のヒポクラテスの誓いがある．ごく最近までこの誓いは理想とされてきたが，それは2000年の長きにわたって医学哲学が進歩をみせず停滞していた事実を象徴している．20世紀も後半になって，医療倫理に関してジュネーブ宣言[*3]，患者の権利に関してリスボン宣言[*4]，さらに人を対象とする医学研究に関してヘルシンキ宣言[*5]が作成された．また世界医師会は医の倫理マニュアル[31)]を刊行しており，これらは日本医師会によって翻訳発行されている．

　ジュネーブ宣言は医療者として人類への奉仕，先輩に対する尊敬と感謝，専門職としての良心と尊厳，患者の健康，患者の秘密を死後も守ること，名誉と伝統を守ること，すべての差別をしないこと，人命を最大限に尊重することを謳っている．

　またヘルシンキ宣言は医学研究における被験者の生命・健康・プライバシー・尊厳を守り，実験計画書を作成し，研究計画を公開し，危険を回避し，研究結果による被験者の利益を優先し，被験者にはすべての説明を行い，参加の撤回を保障し，著者と発行者は倫理的責任を共有することなどを規定している．

　リスボン宣言は患者の権利を擁護する立場で作成された規範であり，治療者の行動規範を中心に検討されたものではないが，患者の権利を最優先すべきリハビリテーションの立場から見ると重要な内容を含む．項目を表示して，それ

＊3　ジュネーブ宣言：http://www.med.or.jp/wma/geneva.html で閲覧できる．検索語「ジュネーブ宣言」「WMA」の2語でも検索可能．
＊4　リスボン宣言：http://www.med.or.jp/wma/lisbon.html で閲覧できる．検索語「リスボン宣言」「WMA」の2語でも検索可能．
＊5　ヘルシンキ宣言：http://www.med.or.jp/wma/helsinki02_j.html で閲覧できる．検索語「ヘルシンキ宣言」「WMA」の2語でも検索可能．

それの項目に対する説明の概略を以下に紹介する．

1) 良質の医療を受ける権利がまずあげられる．これは a. 差別されず，b. 外部の干渉を受けず，c. 最善の治療を受け，d. 医療の質が保証され，e. 公平な選択手続きで，f. 継続される権利をいう．
2) 選択の自由の権利として，a. 医師・医療機関を自由に選択・変更でき，b. 他の医師の意見を求められることを含む．
3) 自己決定の権利は，a. 知らされた結果から自身が決定する権利と，b. 同意または同意しない権利，必要な情報を受ける権利，c. 医学研究，教育への参加を拒否する権利を含む．
4) 意識のない患者に対しては，a. 法的権限を有する代理人との説明と同意，b. 緊急時に適切に対応し，c. 自殺企図患者を救命すべきこと．
5) 法的無能力の患者に対しては，a. 代理人の同意，b. 合理的判断が可能な場合は意思を尊重，c. 不当な代理人決定に対して異議を申し立て，緊急時には適切な対応を行うべきことが列挙されている．
6) 患者の意思に反する処置は特別な法律か医の倫理に合致する例外的事例とする．
7) 情報を得る権利とは，a. 自己の情報を受け，十分に説明される権利，b. 危険な情報は例外とされ得て，c. 理解可能な方法で伝達され，d. 情報を知らされない権利，e. 代理人を選択する権利をいう．
8) 機密保持については，a. 死後も機密は守られ，b. 患者の同意または法律の規定に基づいて開示され，c. 資料は適切に保護，保管される．
9) 健康教育を受ける権利は健康的な生活様式，疾病の予防を含む．
10) 尊厳については，a. 尊厳とプライバシーは守られ，b. 苦痛を除去され，c. 終末期ケアを受ける権利をもつ．
11) 宗教的支援を受ける権利がある．

日本国内では日本医師会が平成 16（2004 年）年 2 月に改めて医師の職業倫理指針[*6]を作成，発表した．また各医学会，日本リハビリテーション医学会[*7]，日本理学療法士協会[*8]，日本作業療法士協会[*9]，日本言語聴覚士協会[*10] でもそれぞれ独自の倫理綱領を作成している．指針，規程，綱領と名称はさまざまだが，いずれも罰則規定をもたない理念提示に終わっているので拘束力が低い．そのために，どの学会も職能団体も倫理的な自己浄化機能を十分には果たせず，法的違法行為を厚労省の行政処分や警察の刑事罰に頼る結果を招いており，非常に残念なことである．

職業倫理は医療に直接従事しないすべての関係職にも共通する倫理，臨床倫

理は医療職が日常の臨床的活動を行うにあたって守るべき倫理，研究倫理は医学的研究活動に限定した倫理を指すが，三者に明快な区分はなく，現に日本医師会が策定した医師の職業倫理指針も三者を一括して包含している．なお医学的倫理の議論は近年急速に発展しつつある遺伝子治療，移植治療，生殖治療に注意が集中してしまいがちだが，研究に使用される実験動物も対象に含まれるべきであり，また患者を対象に行う機能回復訓練の技術開発研究，さらには疫学研究，症例研究も含まれるべきものであることを忘れてはなるまい．

B 医学的リハビリテーションにおける倫理的課題

リハビリテーションは救命治療ではなく障害の改善を支援する活動が主であるから，その倫理はリハビリテーション独自の内容を加えて吟味する必要がある．この点に関して，DeLisaの教科書にもHaas[32]が恩恵（と無危害）性，自律性，正義の3原則を掲げ，続いて医療技術の進歩，医療資源の有限性，医療の社会化，権利意識の高揚，QOLを背景因子として説明したうえで，臨床活動と政策的課題を説明している．

臨床活動については患者選択，目標設定，患者治療者関係，専門職の責任，家族の義務と権利，QOLと治療の終了基準について述べ，政策的課題として資源配分，保険とリハビリテーション，専門職の責任という項目をあげて詳述している．ここにあげられている内容は一般の臨床倫理とはかなり異なる内容を含み，また米国の社会的事情を反映するものでもあるが，しかし医学的リハビリテーションという特殊性を十分に考慮した意見であると理解できる．ここではHaasの意見を参考にしつつ，日本独自の医学的リハビリテーションの置かれた状況を考慮して，個人の臨床倫理に限定せず組織の体制と運営上の関連課題を含めて述べてみたい．

---

*6 医師の職業倫理指針：http://www.med.or.jp/nichikara/syokurin.html からダウンロードできる．検索語「医師」「職業倫理指針」の2語でも検索可能．
*7 日本リハビリテーション医学会の倫理綱領（暫定版）：http://wwwsoc.nii.ac.jp/jarm/gakkai/osirase060731_body.htm で閲覧できる．検索語「日本リハビリテーション医学会」「倫理綱領」の2語でも検索可能．
*8 日本理学療法士協会の倫理規程：http://wwwsoc.nii.ac.jp/jpta/02-association/katsudo/teikan/043.pdf で閲覧できる．検索語「日本理学療法士協会」「倫理規程」の2語でも検索可能．
*9 日本作業療法士協会の倫理綱領：http://www.jaot.or.jp/moral.html で閲覧できる．検索語「日本作業療法士協会」「倫理綱領」の2語でも検索可能．
*10 日本言語聴覚士協会の倫理綱領：http://www.jaslht.gr.jp/intro.html#morals で閲覧できる．検索語「日本言語聴覚士協会」「倫理綱領」の2語でも検索可能．

a) 診療体制

　患者が地域社会の生活に最適な状態で復帰するには，身体機能の改善だけでなく日常生活の活動性・言語的意思疎通能力・精神心理的機能の再獲得，家族と社会の環境調整・社会資源活用などの支援活動を複数領域の複数職種によって相当期間にわたって総合的・包括的支援を提供することが必要である．医学的リハビリテーションの現場ではチームリーダーである医師がこれら関連領域の専門知識をもって，職種間の協力・連携を組織化し，効率的運用を図ることが求められる．各職種は専門職としての立場から患者を評価し，計画を立案し，相互に意見を交換して詳細な計画を練り上げて実行する．この際に医療機関は各人の意見を公平に吟味する機会を組織として確立している必要があり，また患者とのインフォームドコンセントの確立，希望実現への最大限の努力が重要な前提事項になる．これらの保証がないと，知識の高低や正義の存在にかかわりなく，声と力の大きな者の意見が支配する結果を招きかねない．各人が高い知識と技術をもつことを不可欠の前提条件にして，お互いが対等な立場で意見を出し合い，協力できる体制を確立しておきたい．

b) 対応患者の決定

　一般医療機関のリハビリテーションに対する理解と認識はまだ十分とはいえず，リハビリテーションの依頼が遅延し，回復困難な二次的合併症をすでに発生させ，機能の改善を期待できる時期を逸していたり，リハビリテーションの介入する余地がほとんどない患者が依頼されてくることも決して稀ではない．リハビリテーションは救命治療が完了して全身の状態が安定してから始めるものだという誤解が一般の医療職の意識からいまだに消えていない実情がこのような事態を生じさせている．

　医療は患者を選別すべきでないのが原則だが，上に述べた状況がある限り，有限なリハビリテーション資源を浪費させないために，対象患者を選別せざるを得ない場合もある．これは災害現場の救命治療でトリアージが不可欠なことに相当する．しかしこの決断を公正に的確に行うには，リハビリテーション担当医だけでなく複数の職種・職員による合議体で，患者の身体・心理・社会的情報をすべて入手し，紹介元の医療機関の意見と患者の希望も聴取したうえで討議して，組織としての結論を出すべきである．検討の余裕もない緊急事態であっても，事後の承諾を得る手続きを踏んでチームのフィードバックを得る体制を確立しておくことを，公平性を確保する手段として確立しておきたい．そして受け入れが不可能な場合には，患者に対して十分な説明を行ったうえで，次に選択すべき適切な解決手段の情報を提供し，その処遇が受けられるように支援しないと，患者は行く先を失ってしまう．患者への適切な処遇のためには，

受け入れの段階からチームによる対応が求められる．

c) リハビリテーション計画

　医療機関における治療行為は医師に責任がある．リハビリテーションチームの統括責任者の立場にあるリハビリテーション科の医師は患者を詳しく診察・評価して治療計画を立案する義務がある．治療計画には目標の設定，各部門ごとの目的，方法，リスク管理上の注意事項，治療期間を明示する．目標とは「自宅周辺装具歩行」「家事動作自立」「ベッド周辺セルフケア自立」など治療限界と言い換えてよい具体的表示である．日常生活上の活動だけでなく，心身機能，社会生活への参加についても目標を設定する．方法とは「抵抗運動による筋力増強訓練」「床上基本動作訓練」「調理動作訓練」などの訓練内容の具体的表示である．注意事項は訓練実施最中の脈拍・血圧・心電図上の限界値の数値を具体的に表示することとモニター使用指示である．「高血圧注意」という記載では，医師でもない訓練担当者は中止基準を定められない．これらの記載がない指示書を発行することは，用法・用量・服用期間を明示しない薬剤処方箋を発行する行為に等しく，医療機関の中では医師として許されない責任放棄である．指示書の記載にあたり他の専門職種の参考意見を聴取することがあっても，指示書に記載した内容にも，記載しなかった事実にも医療上の責任が伴うことを自覚する必要がある．もちろん医師の指示内容はカンファランスの席で他の専門職種の評価結果と意見によって修正・補足され，さらに内容の充実した計画書が完成される．開始後早期の目標設定と計画立案は患者の早期社会復帰計画を実現する重要な決め手になる．したがって計画の立案には患者への説明と質疑応答を経たうえでの十分な理解，さらには治療に積極的に参加する旨の同意（インフォームドコンセント）が不可欠であり，これについては後に改めて述べる．各専門職種は全体の計画と合致するそれぞれの具体的な計画を設定して，訓練・治療を進める．その内容については各専門職の技能と責任が問われることになる．チームで治療を進めるリハビリテーションでは各職種が全体の情報を共有して，相互の意見交換を行いつつ進行経過を把握し，必要に応じて計画に修正を加えることが重要である．それを徹底すべく，ここではチームリーダーとチーム全員の責任は重い．障害を残して退院する場合には，地域の保健所・医療機関・福祉施設と連絡して必要な社会資源を十分に活用できるように支援を行う．それには地域の保健師，ケアマネジャー・福祉士と共同で家庭訪問を行うことが有効である．

　患者の生死がかかわる生命倫理では治療内容と継続可否の判断を必要とする際に患者の意思が最優先され，本人の意思表示が不可能で代理人が判断する場合でも過去の本人の意思，現在の意思の推測が優先して配慮される．このこと

に関してはリハビリテーションも例外ではないはずで，治療期間，退院先の決定には患者の意思を確認する必要がある．患者の希望を無視した家族の意見，医療機関の都合が無批判に優先されてはならない．真に患者が望む状況への初期の計画設定，社会への復帰計画を実行するためには，患者の希望を早期に確認すべきことと，設定した目標に向かって早期に実働を開始することが鍵となる．もちろん相互の意見が合致しないことは多い．その場合でも治療者個人で計画を設定することなく，専門職集団として身体・心理的情報に加えて社会的情報もよく把握したうえで多職種間で十分に討議し，患者ならびに家族と双方が合意できるまで意見を交換して結論を導き出すことが求められる．

d) 患者の人権

人権とは人が生まれながらもっている当然の権利である．一般に人権は自由権的基本権と生存権的基本権に分けて論じられるが，日本国憲法も自由権，平等権，参政権，裁判請求権，生存権，教育を受ける権利，勤労の権利を保証している．自由権には身体の自由，思想・良心の自由を含み，平等権として基本的人権の享有，個人の尊重と生命・自由・幸福追求に対する権利，法の下の平等，個人の尊厳が謳われ，生存権として健康で文化的な最低限度の生活を営む権利が保障され，勤労権には権利だけでなく勤労の義務も謳われている．

医療の場ではまず何よりも生命が守られること，すなわち最善の医療が危険なく安全に受けられることが重要である．リハビリテーションの場で最善の医療とは，総合的な評価が行われ，複数専門職種による正確な目標・治療計画が最適のQOL達成を配慮して，設定されることで第一段階が始まる．これらは患者に確実に理解されるように質疑応答を省くことなく十分に説明され，最適の方法を患者自身が選択する機会が保障され，適切な安全管理の下に治療が進行し，個人の尊厳とプライバシーが守られていることが必要である．これらの権利は医療機関が組織的に対応して完全に保証されるべきものである．これについては以下の項で具体的に述べる．

ここで接遇についても触れておきたい．訓練室は機能性を追求するだけでなく，患者の人格，プライバシー，快適性にも配慮すべきものである．話し言葉や態度についても，一方で「患者様」と言いながら，他方で高齢者を幼児扱いし，礼儀を失する言葉を使い，粗暴な手技で治療を行っていないか，それが患者の人格を傷つけ，恐怖感を抱かせていないかにも配慮を及ばせたい．更衣・排泄訓練を行う部屋は適切に遮蔽されプライバシーが守られているか，精神的な賦活を期待すべき患者を放置していないか，必要な掲示物，待合室と待ち時間，付き添い者への配慮も必要であろう．要介護状態で家庭に復帰すると予測される患者の家族は，積極的に訓練室に入ってもらい，介護の技術を実習的に

指導する必要もある．興味本位の見学者の入室は制限が必要だが，家族に対しては訓練室を開放すべきものである．

e) インフォームドコンセント

通常の診療科では患者が承諾すれば，メスを使い，薬を用いることで治療は完了する．しかしリハビリテーションにおける訓練は筋力強化も歩行の自立も患者自身の努力なしには進まない．リハビリテーションは治療者と患者の共同作業でなければ成立しないのである．これほどパートナーシップが強く要求される医療の領域はほかには存在しない．

インフォームドコンセント（Informed Consent：IC）はこれを成立させる絶対的な必要条件だといえる．検査・診察・評価の結果を説明し，これから行おうとする治療の目標・治療期間・目的・方法・リスクなどの計画を説明し，さらにこれに代替すべき他の治療手段あるいは他の医療機関などの情報を伝え，当然生じるであろう質問に答え，理解を確かめ，要望を尋ねてそれに答え，意見が一致しなければ討論を重ね，十分な理解と同意を確認してはじめて治療は開始される．したがってインフォームドコンセントは双方向性でなければならない．この手順のすべてを"インフォームドコンセント"という．この一連の作業は治療の途中過程，終了計画でも実施される必要がある．

医療の世界では知識と技術が治療者側に集中し，生殺与奪権が一方にあるかのごとき誤解を生じさせる素地があった．その結果として治療方法を選択する権限が一方に集中し，医療過誤が起きても公表されることもなく，不正な治療が稀ならず横行し，恐ろしい人体実験までが戦時と限らず平時にも行われていた．しかし，市民意識の向上は医療の世界にも及び，十分な説明を要求して治療方法を自身で決定する権利が欧米で確立されるようになり，その影響が日本にもようやく及びつつある．知る権利と選択しあるいは拒否する権利は憲法も保証する国民の基本的人権に属するもので，この権利について患者・障害者を例外にしてよい根拠はどこにもない．われわれには患者が自身の意思を自身で決定する条件と機会を確実に保障する義務がある．それは治療者の乏しい経験や知識を患者に強要することではない．可能な限り選択肢を広げられるように治療者は説明した内容を患者が確実に理解したことを確認する必要もある．患者の知識を充足するために，医療機関は図書を整備して患者にも開放して情報提供に努め，判断能力の獲得を援助することも含む．

治療の主体は患者であるという以上，治療法を選択あるいは拒否する権利は患者にある．この権利を自己決定権と呼ぶが，それを患者に保障するためにインフォームドコンセントの手順を医療機関が組織的に確立しておく必要がある．また，多くの患者は高い目標達成を期待しており，治療者が設定した目標

と治療計画が患者によって拒否されることが頻回におきる．拒否の根拠が正しくないと判断される場合には，さらに詳しい説明と説得を行う道義的責任が治療者にはある．この作業には十分な時間と慎重さと，知識・技術も要求される．一方で患者には自身の情報を提供し，治療に協力する責任もある．しかし，これらの手順と方法を個人の判断にゆだねると，対応を誤る可能性は治療者にも患者にもあり得る．医療機関はインフォームドコンセントについても手順を作成し，職員と患者に対してその義務と権利を周知徹底し，職員には方法論についても教育を行っておかないと，無用な手違いが生じかねない．

インフォームドコンセントは米国では患者との訴訟を避ける免責の手段として実施されているにすぎない現状にあると聞く．しかし本来これは患者の権利を保障するための方法であった．治療者と患者との良好な信頼関係を維持するためにシステムとして確立して，正しい運用を図りたい．

まったくの余談になるが，治療内容の説明という意味でムンテラという語をしばしば聞かされる．ドイツ語にすれば Mund Therapie だが，これは治療者が患者に説明するという一方向性の意味しかもたない和製独語で「ムンテラを咬ませる」などという用い方をされた歴史さえもある．われわれの世界では決して使ってならない暴語と理解したい．

f) 患者の自律性と自己決定権

リハビリテーションの領域では筋力の増強も，移動能力の獲得も，就労場面への参加も本人の自発的な意思と努力がなければ成功しない．したがって患者が主体的な意思で治療に参画することが不可欠の必要条件である．上で述べた手続きを経て，患者とのインフォームドコンセントを確実に成立させた後に，患者が他の者の指示や強制に従うのではなく，自らの意思で自律的な意図をもって治療方針を選択することが望ましい．「自律的行動」の三条件としてフェイドン[33]は，その行動をするまたはしないことによる結果を正確に理解したうえで，何かに支配されずに，自身の意図をもって行動することだと述べ，インフォームドコンセントとは，①「自律的」に事を進める許可と手順に対する責任の両方の権限を他人に付託すること，または②法的制度的に有効な権限を付託することであるとした．①は②の必要条件ではないが，基準になるべきものだと述べている．さらに彼は自律性に関して吟味すべき概念として強制と操作と説得をあげている．強制とは抵抗できない確かに存在する脅威を示して行動を拘束することで，操作とは報償や罰で選択肢を変更させたり，欺瞞によって選択肢に対する理解を変更させたり，感情的弱み・自責感に働きかけて心理過程に変化を及ぼす行為を含み，これらによって得られる同意は IC ではないとしている．これに対して説得とは理由を示して価値を認めさせ，相手の変化

を引き出して，特定の行動を受け入れさせることであり，医療従事者は必要な処置に同意するよう説得する義務があると述べている．

ところで，実際の場面では治療計画を設定し，社会的処遇を検討するにあたり，患者の意思を確認してそれを満たすことが常に可能とは限らない．質問や希望を確認する作業の段階ですでに多くの問題がある．特に自身の意思を表明できない意識障害・知的障害・精神障害・重度失語症のある患者の質問や希望は，その有無さえも正確に判断することは技術的方法論に限定しても，不可能なことが非常に多い．意思表示が困難な人を支援する制度として成年後見人制度はあるが，これは主として財産管理を支援するもので，家庭裁判所の審査を経る必要もあり，医療の現場ではほとんど役立たず，現実には代理人の意見に従うことになる．本人が自身の意思を表明できる場合でも，家族・縁者を気遣って本心を偽ることもあり得ようし，家族・親類がその利益を優先して結論を導く可能性もあり得る．医療機関で長期間にわたってみられたいわゆる老人病院における社会的入院の膨大な患者数，現在でも存在する30万床前後の慢性期療養病床，36万床の特別養護老人ホーム，28万床の老人健康保健施設，10万床を超えて急増しつつある介護施設がそれを何よりも雄弁に物語っている．社会的な制約に加えて技術的な困難性も極めて厳しい状況なのが現実ではあるが，社会的な資源を最大限に活用する支援を含めて，われわれはすべての専門職の知識を動員して真の理解が得られる説明の方法と，本人の意思と希望を尊重できる方策を探りたい．

しかしながら，ここに述べた本人・家族関係とは逆の事実が極めて多いことも指摘しておく必要がある．最愛の人に突発的に障害が生じたとき，大多数の家族は自身に責任を感じてしまって，一身を犠牲にしてでもその責任を引き受けようとするものである．悲嘆から立ち直った家族は，あらゆる手段を講じて回復への手がかりを得ようと奔走する．提示された目標と計画が希望よりも低ければ，多くの家族はそれを受け入れがたく思うであろう．期待よりも低い目標を受け入れることは，家族に絶望的な決断を強いていることになると，われわれは知る必要がある．そして治療が終了する段階で，障害を残して患者を受け入れるとき，家族は，本来なら行政府が負うべき社会保障制度に替わる役割を担わされることが非常に多い．そのような状況で家族は，社会から孤立してしまうばかりでなく，社会から隔離され差別を受ける状態に陥っていく．日本の地域共同体はこの家族を支える慣習も体制もないのが現実である．そして，このような状況では支え合いの共生社会を築くことは極めて難しい．この状況を変革していくには，家族が障害当事者に代わって社会・行政・国に異議申し立て運動を展開する以外に解決の方法はないのだが，日本の市民権運動はまだ極めて未熟である．しかし，すべての人に住みやすい制度を構築することはそ

こに住む人々の絶え間ない向上の要求と努力があって初めて実現すると要田[34]は主張する．そのうえですべての国民が社会に平等に参加して，個人の尊厳を尊重し，民主主義的価値観のうえに福祉国家を構築することが必要だとする彼の主張は正鵠を得ていると思われる．

g) リハビリテーションにかかわる情報

　リハビリテーションは患者の地域共同体への復帰支援を目的とするため，患者の身体的情報だけでなく，心理・社会的情報も必要である．しかし患者にとっては個人の生活史と生活環境を医療機関で細かく尋ねられることは，たとえその理由を理解できても，他人から根掘り葉掘り聞き質されることに不快感を覚える人も少なくないはずである．その情報が，同一のリハビリテーションチームのメンバーであっても，別の人物に伝わってしまうことを我慢できない人も多かろう．しかし情報の共有がなければチームワークは成立しない．このように考えると，情報を聴取する時点ですでにインフォームドコンセントは必要であり，情報収集の内容と方法にも十分な配慮を必要とする．必要情報を網羅して，しかし不必要な聴取を避けるためには，リハビリテーションチームで作業を分担・協力したい．検査，診察，評価についても全く同様である．特に知的機能を含む認知機能評価は患者への精神的負担を配慮して，当初から目的を絞る必要がある．その一方，共有すべき情報は初期評価結果に限定しない．進行状況にかかわる情報もチームで共有しなければチームの協力も連携も不十分なものに終わる．チームワークがリハビリテーションを成立させる必須の条件である以上，途中経過にかかわる情報の共有もチームワークを成立させる必要条件のはずである．

　しかしながらここで重要な課題は，まず第一に情報を個人的な興味の対象にしては絶対にいけないということである．残念ながら多くの人は他人の個人的生活状況に興味をもちすぎる．名だたる出版社が発行する幾種類ものゴシップ専門の週刊誌の販売部数が好調な事実が何よりもそれを証明している．しかしわれわれ医療従事者は間違っても患者の生活史を茶飲み話の種になどしてはならないと厳しく自戒すべきである．

　第二に，情報を管理し厳重に保管する方法の確立である．患者の立場から見て最もプライベートな個人情報は医療機関として漏洩・散逸を防ぐ責任がある．この守秘の重要性は遺伝子情報などの医学的情報と同等の比重をもつ．したがって医療機関で得られる情報はリハビリテーション部門の心理・社会的情報も含めて，個人や部門独自の責任に任せて散逸・漏洩の危険に晒すよりは，病院が組織する厳重な管理下に，医療機関の責任者が直轄する診療録管理士によって組織的に保管管理される体制を確立するべきである．医療ソーシャル

ワーカー（MSW），臨床心理士の情報も例外ではない．

　第三は，情報の共有手段の確立である．どの職種も時間に追われて作業をしており，記録を一か所に集中する時間的余裕は極めて乏しい．この問題を解決して時間的制約を軽減する体制を確立する責任は医療機関にある．電子カルテはこの問題を解決すると安易に考えられがちだが，紙カルテを使用している間に厳密な情報管理システムを確立しておかないと，情報が器械の中に無秩序に散乱して，有効活用が全くできない，情報共有とはほど遠いものになってしまう危険が大きい．

　第四に，情報は本来患者の利益のために収集したものであるから，患者から要求があれば開示されるべきものである．もちろん開示は患者の利益を最優先して行われるべきであり，患者を不必要な不安に陥れる可能性の高い情報は，たとえ本人の要望があっても伝えない場合もあり得る．また本人の利益を損なう第三者には，たとえそれが親類縁者であっても開示には十分に慎重な態度で臨み，特に不必要な他人への漏洩は絶対に避けるべきである．対象を確実に特定できない電話などによる情報伝達は，相手がどのような身分を名乗っても決して行ってはならない．責任者が直接面接し，対象の身分と目的を確認した後に行うべきである．

　医療機関は組織として開示だけでなく，すべての情報伝達にかかわる手順を確立して，全職員に対して周知徹底する必要がある．

h）障害の予測と告知

　患者の生命的予後は告知すべきだという考えが広がっている．障害の予測結果も早期に伝達されるべきだと言われている．しかし，いつ，誰が，どこまで，どのような方法で伝達すべきかは非常に難しい．理由もなしに死を望む人は存在しないし，障害を平静心で受け入れられる人もいるはずがない．小指の先が喪失してもその個人にとっては大きな喪失であり，まして生命の危険と隣り合わせの障害を受けた人にとって，どれほど大きな不安を抱くことになるかに関して，日常診療に追われるわれわれは鈍感にさせられている．脊髄損傷や脳卒中の身体機能障害を発生の数日後には高い確度で予測できる場合もあることは事実だが，その一方で，短期間では目標など設定できない難しい患者も確実に増えている．われわれが目標を設定できずにいる状況は患者・家族にも不安を抱かせることは事実だが，仮に目標が設定できたとしても，発病後数日の患者と家族に向かって，歩行が不可能だなどと安易に告げてよいものではない．

　わが国の医療機関では治療者が患者に接する時間も，患者とその家族を心理的・社会的に支援すべき専門職種も，これにかかわる技術の習得も圧倒的に不足している．そのような環境で不用意に患者に機能的限界を告げることは許さ

れることではない．安易な予後の告知は患者に茫然自失，やり場のない怒り，悲嘆を招き，やがては患者を絶望の淵に追いやって悲劇的な事故を招くこともあり得る．人はどのような状況下でも希望を必要とする．微かな希望の兆しだけでも，それは動機付けの原動力になり得る．そしてプラス思考の重要性は上田[35]が述べるとおりである．

　失われたものに換えて新しい人生を創成できるように，患者と家族を支援するのがリハビリテーション専門職の重要な役割だといえる．現行の医療制度下の限られた治療期間の中で高い治療成果を上げるためには，可能な限り早い時期に目標を設定して計画を効率的に進め，残された患者の人生を可能な限り有意義に過ごしてもらえるように全力を尽くす必要はある．しかしそのために患者の心理状況を無視して，機械的に目標を設定し，機械的に作業に取りかかるようでは，患者は意欲を削がれてしまう．

　患者の新しい人生の新しい目標の設定に向けて慎重に支援する最大限の努力がわれわれには必要である．それには複数職種間で正確な目標を設定する一方で，もし厳しい目標が設定された場合には，とりあえず患者が理解して受け入れられる短期的な目標を提示して，その目標の達成を目指すことを繰り返すことから開始する．長期的な目標については，それを告げる時期・方法・内容をチーム間で検討して意見を一致させ，観察と支援体制を整えてから説明に望むべきである．外見上は陽気に見える患者，冷静な思考が可能に見える患者であっても，心理的支援と行動観察は欠かせない．これには全職種が責任をもつべきだが，特に看護師には重要な役割を期待したい．患者が一日も早く希望をもって将来に立ち向かえるようにチームで協力して支援するのが専門職の役割であろう．

i）知識・技術の充実・進歩・普及

　「良心があっても科学が伴わなければ役立たない．思いやりが深くとも能力の裏付けがなければ危険である」というベルナールの言葉をグアゼ[36]は引用しているが，リハビリテーションのように独立して半世紀にも満たない若い学問領域では，われわれの知識はまだ極めて幼い．日々報告される研究成果は山ほどあるにもかかわらず，日常の診療活動の中で当てはめるべき法則があまりに乏しい現実に愕然とさせられるのが実態である．それはわれわれが日常で接することの多い疾病の身体機能障害を純粋に身体機能障害として評価する指標さえないものが多いことからも明らかである．

　たとえば，パーキンソン病について，UPDRSのように優れた指標がないわけではないが，これをリハビリテーション医学領域の専門職として受け入れて満足していてよいのであろうか．運動失調症についてはどうであろうか．また，

ADLを評価する指標について考えても，治療成果判断，治療方法選択，生活保障，災害補償など，目的によって異なる指標が存在してしかるべきだが，それを確立する努力が不足しているように思われる．ADLの評価指標としてFIMは極めて優れているが，ADLを改善する目的で問題点を究明する指標としてこれは完璧といえるか，誰も疑問を差し挟もうとさえもしていない．

　さらにまた，多くの障害に対するリハビリテーション治療手技については，われわれは暗中で模索している段階にいる．治療技法にしても権威をもって迎え入れられたものが否定され，顧みられることさえも憚られる雰囲気は，これでよいのかと逆に疑問を抱かせる．特定の技術の普及に努めてきた人々は，その有効性をEBMの立場からも証明すべきではないのか．個々の知識を集積して一般的法則を帰納的に組み立てて確立する努力をしなければならない臨床的課題がまだ極めて多い．

　専門職教育についても解決すべき課題は多い．医師に対する医学部教育のコアカリキュラムにようやくリハビリテーション医学が組み込まれたとはいえ，まだこれを実施できる大学は数えるほどもなく，特に国立大学はリハビリテーション医学だけでなく，救急医学，プライマリ医学に対しても全くその責任を果たしていない．問われるべきは大学としての社会的責務なのだが，研究業績を重視する大学医学部の縦割り社会では医師を養成する責務が甚だしく軽視されているようである．理学療法士，作業療法士，言語聴覚士については養成校が急増して社会的需要を満たしつつあるが，全体としてみれば教育陣は残念ながらあまりに脆弱である．このような状況はすべての職種に共通の課題であり，臨床心理士，医療ソーシャルワーカーのように国家資格制度のないものさえもある．

　解決に時間の経過を期待していては目の前の患者を犠牲にすることになる．当面の問題解決には組織内部での相互研修に加えて，すでに多くの機関と地域が実施しているように，教育機関相互あるいは地域ごとに卒後の研修・研究体制を組織して相互の知識技術の交換と自己研鑽を行うのが次善の策であろう．医療機関には，このような状況を理解して職員を積極的に参加させることを期待したい．社会にリハビリテーションの知識が浸透して，患者の権利意識が向上すれば，量的にも質的にも十分なリハビリテーションを受ける機会に恵まれない患者・家族が不当を訴えて社会運動を展開する事態もやがては生じよう．リハビリテーションの普及を期待して，われわれは社会的啓発運動にも積極的に取り組むべきであろう．

j) 研究倫理

　厚生労働省は臨床研究倫理指針で臨床研究を定義して「医療における疾病の

予防方法，診断方法及び治療方法の改善，疾病原因及び病態の理解並びに患者の生活の質の向上を目的として実施される医学系研究であって，人を対象とするもの」と規定し，医学系研究には，歯学，薬学，看護学，リハビリテーション医学，予防医学，健康科学に関する研究を含むとした．平成20年（2008年）度の倫理指針改訂準備において臨床研究専門部会は臨床研究の類型として，介入研究では「技術・手技による治療的または予防的な医療上の介入を行う研究」，観察研究では「診療録等診療情報を収集・調査し，診断・治療等の効果や疾病の特徴等の患者調査を行うもの」という案とともに，**表1-9**に示す類型案を提示した．ここで臨床研究は前向き研究（prospective study）と定義づけられているが，現在行われているリハビリテーション医学における臨床研究の多くは表1-9のA3，A4，A5に分類されると思われる．そしてリハビリテーション関係学会の中で多数を占める後ろ向き研究（retrospective study）はB1とB2に分類されるであろう．ところで，すでに日本看護科学学会は研究倫理審査体制のガイドラインを策定している．リハビリテーション関係の各学会もそれぞれに特有の研究内容を考慮した規約を策定する必要があるだろう．

C 臨床倫理を検討する方法

a) 検討の場

リハビリテーション部門特有の課題に加えて，他と共通する接遇，応対，プライバシー，利便性なども日常活動の中で生じる問題は少なくないはずである．上級指導者は技術指導に限定せず，指導・支援・相談に適切な役割を果たすべきで，組織としてもこれらを同僚，上司，他部門と常に検討できる体制を整備しておく必要がある．

医療機関として患者の権利を組織的に検討する場の設定が望ましい．倫理委員会は研究活動だけでなく，日常の臨床活動と一般的職業倫理も検討対象にして，患者の権利を確立し，日常的におきる倫理的問題を組織的に検討する原則と方法論を具体的に定めるべきである．そのために委員の構成は院内の各職場の責任ある代表者だけでなく，公正な判断のできる立場の第三者複数名が加わっていることが望ましい．倫理委員会で臨床倫理の基本原則を定め，定期的に会合を開くことは，各部門に対して部門固有の課題を検討する必要性を認識させ，正しい検討方法を確立し，患者の権利を患者と職員に周知徹底し，問題がおきた際に組織的に誤りなく解決させることに繋がる．日常活動における倫理的判断を個人の良識に頼ると，患者の権利が侵されたり，職員を意図しない不当行為，たとえば不適切な治療行為，不当な謝礼受領，治療情報の漏洩などに走らせてしまう結果を招くこともある．研究活動に関しても，リハビリテー

表1-9 臨床研究の類型案

形態	区分	介入の程度に応じた類型	指針等の対象	例示的な事例	論点	各カテゴリーの特徴
	A0	薬事法の下で医薬品・医療機器の承認申請のための臨床データを収集するための試験(治験)	薬事法GCP省令	・企業依頼治験,医師主導治験	被験者保護 補償	前向き 介入リスク高 単・多施設
	A1	医薬品,医療機器等(主として適応外使用)による治療的又は予防的な医療上の介入を行う研究	臨床研究倫理指針の対象	・被験者(患者又は健常者)を2群に分け,特定の医薬品(適応外使用など)を投与し,他方の群には,対照薬を投与することにより,当該医薬品の有効性,安全性を調査する. ・外科手術において,患者を群に割り付け,現在承認されている縫合糸の種類の群毎に成績の違いがあるか等に関して調査する. ・がんの治療効果について,承認薬の薬剤の組合せ間,または手術と薬剤投与間での有効性,安全性に違いがあるか等に関して調査する. ・歯科における薬剤の使用と歯周病の進展に関して,薬剤の使用群とその他についての違い等に関して調査する. ・義歯装着者を対象に口腔・食道カンジダ治療剤の口腔・咽頭細菌叢への影響を調査する.	被験者保護 補償 GCPとの整合	前向き 介入リスク高・中 単・多施設
介入研究	A2	技術・手技による治療的又は予防的な医療上の介入を行う研究	臨床研究倫理指針の対象	・新たな外科手術の術式と従来の術式の手技の違いによる効果を比較する研究. ・診療に来た患者に対して,疾病の予防手段を与え,その効果を調査する.	透明性 個人情報	前向き 介入リスク中 単・多施設
介入研究	A3	ヒト由来試料・情報(画像・心電図など)を用いて医療上の診断的な介入を行う研究	臨床研究倫理指針の対象	・診療に来た患者から採血し,血中の有用物質を探索する. ・医薬品の副作用の原因を究明するための採血等を行う調査(企業依頼の使用成績調査等の薬事法下の調査を除く). ・健康人と疾患をもった者の疾患に関連する生化学的な検査値の比較を行う場合の健常者の対照群など. ・健康人で画像診断機器の診断性能を確認する研究.	透明性 個人情報	前向き 介入リスク低 単・多施設
	A4	看護・カウンセリングなどの(指導を含む)介入を行う研究	臨床研究倫理指針の対象	・看護の方法により,患者のQOLが改善するか等の研究(例:患者へのケアや指導が患者の意思決定や,家族の反応に与える影響を調査する). ・対象患者を2群に分け,看護介入(看護技術,看護過程)の効果を診療情報により比較する研究(例:尿道留置カテーテルの管理方法を既存の方法と新しい方法で比較し,尿培養検査結果,発熱,を指標に感染防御の効果を比較する)(例:慢性疾患患者のQOLの維持と健康増進のために行った患者への集団教育,情報提供が退院後の生活に与える影響を知る研究). ・栄養士が患者に対して行われた食事療法のアウトカムをみる研究. ・薬局で服薬指導をして,患者のコンプライアンスの効果をみる研究.	透明性 個人情報	前向き 医療的介入リスク中・低 単・多施設の医療機関
	A5	健常人に対して食品等を与えるなど,侵襲性の低い健康やQOLの調査	疫学指針の対象	・健常人に対して特定保健用食品を与え,健康影響等を調査する. ・車いす等の福祉器具の改良等に関する研究. ・ガムかみがストレス軽減効果をもたらすか? ・承認申請を目的とせず,化粧品や医薬部外品を用いた軽微な身体機能に関する研究を行う場合.	透明性 個人情報	前向き その他の介入 介入リスク低 医療機関以外を含む(フィールド)

表1-9 つづき

介入研究（つづき）	A6	保健所，地域などフィールドで予防，診断，治療に直接該当しない介入（採血や集団等の疾患の頻度等のデータの収集目的のインタビュー等）を行うもの	疫学指針の対象	・保健所や地域で採血により尿酸値を調べ，生活習慣の因子との相関関係を調べる研究．	透明性 個人情報	前向き その他の介入 介入リスク低 フィールド
	A7	法令等に基づく介入調査	疫学・臨床研究指針の対象外	・承認申請のために化粧品や医薬部外品の使用感や軽微な身体機能に対する評価研究を行う（薬事法上治験）．	透明性 個人情報	前向き その他の介入 介入リスク低 フィールド
観察研究	B1	診療録等診療情報を収集，調査し，診断・治療等の効果・検証や疾病の特徴等の患者調査を行うもの	疫学指針の対象	・日常診療の範囲内で得られた診療情報を利用して，ある治療薬の使用と予後との関連性の検討． ・生活習慣病危険因子の有無と疾病の予後との関連性の検討，など． ・がん登録事業で得られた資料を用いて，特定の疾病の予防方法，疾病の地域特性等を調査する研究（がん登録事業として行われるものは除く）．	個人情報	単・多施設
	B2	検診データやヒト検体のバンク（ヒト由来既存資料）を用いた疾病の特徴等に係る調査	疫学指針の対象	・保存方法，保存期間について同意を得て収集された人の検体バンクから，新たに同意を取得し，特定のタンパク質等を抽出し，疾病のメカニズムを解析する研究．	個人情報	後ろ向き 単・多施設
	B3	連結不可能に匿名化された情報を用いた疾病等の調査	対象となる指針はない	・患者調査と国民栄養調査を組み合わせて，地域別の生活習慣病の受診率とエネルギー摂取量の関係を調べる調査．	個人情報	
	B4	法令等に基づく健康調査等の保健事業	疫学・臨床研究指針の対象外	・がん登録事業自体	個人情報	

ションでは生命的危険を伴うことは少ないが，症例報告と臨床疫学的研究では患者のプライバシーは侵害されていないか，治療技術開発にかかわる臨床研究では患者の利益が不当に侵されることがないかを確認する必要がある．

b) 検討の方法

宮坂[37]は医療倫理の歴史を紹介して近代から現代に至る歴史的事実を示して，医療における倫理がわれわれのごく身近な課題であることを指摘した後に，臨床倫理を具体的に検討する方法として原則，手順，ナラティヴの三方法論を取り上げている．原則に関しては，表1-10に示すように自己決定権を最優先する米国と，人のもつ弱さと不可侵性とを含む自律（自らを律すること）を重視する欧州との相違を紹介してそれぞれを述べ，検討の手順として清水ら[38]の方法と，医学的適応・患者の意向・QOL・周囲の状況について検討するジョンセンの四分割法とを紹介している．ナラティヴとは検討の思考を患者の文脈に中心を置いて進めよという趣旨である．これは患者のQOLを重視せよと言い換えてもよいかもしれない．しかし，ここでいうQOLは健康関連QOLの

ような治療者の思惑が操作的に支配するものではなく，主観的QOLを含む広い概念を指す．清水らの方法は宮坂が紹介しているように，インターネットからダウンロードできる．

ジョンセンのいわゆる四分割表は著書が日本語訳で刊行[39]されており，そ

表1-10 医の倫理を検討する方法

米国型	欧州型
自律尊重 自己決定権	自律性 ①設定能力 ②道徳性 ③外部圧力 ④自己責任 ⑤IC能力
無危害 危害を与えない	尊厳 ①人間 ②生命 ③存在
恩恵 健康を増進する	不可侵 ①介入すべきでない生命の核心
正義 公平，公正	弱さ ①有限性 ②脆さの尊重

（宮坂道夫：医療倫理学の方法；原則・手順・ナラティヴ．医学書院，2005より改変）

表1-11 医の倫理を検討する症例検討シート—ジョンセンの四分割表

■ 医学的適応（Medical Indications）	■ 患者の意向（Patient Preferences）
善行と無危害の原則 1. 患者の医学的問題は何か？ 　病歴は？　診断は？　予後は？ 2. 急性か，慢性か，重体か，救急か？　可逆的か？ 3. 治療の目標は何か？ 4. 治療が成功する確率は？ 5. 治療が奏効しない場合の計画は何か？ 6. 要約すると，この患者が医学的および看護的ケアからどのくらい利益を得られるか？　また，どのように害を避けることができるか？	自律性尊重の原則 1. 患者には精神的判断力と法的対応能力があるか？　能力がないという証拠はあるか？ 2. 対応能力がある場合，患者は治療への意向についてどう言っているか？ 3. 患者は利益とリスクについて知らされ，それを理解し，同意しているか？ 4. 対応能力がない場合，適切な代理人は誰か？　その代理人は意思決定に関して適切な基準を用いているか？ 5. 患者は以前に意向を示したことがあるか？　事前指示はあるか？ 6. 患者は治療に非協力的か，または協力できない状態か？　その場合，なぜか？ 7. 要約すると，患者の選択権は倫理・法律上，最大限に尊重されているか？
■ QOL（Quality of Life）	■ 周囲の状況（Contextual Features）
善行と無危害と自律性尊重の原則 1. 治療した場合，あるいはしなかった場合に，通常の生活に復帰できる見込みはどの程度か？ 2. 治療が成功した場合，患者にとって身体的，精神的，社会的に失うものは何か？ 3. 医療者による患者のQOL評価に偏見を抱かせる要因はあるか？ 4. 患者の現在の状態と予測される将来像は延命が望ましくないと判断されるかもしれない状態か？ 5. 治療をやめる計画やその理論的根拠はあるか？ 6. 緩和ケアの計画はあるか？	忠実義務と公正の原則 1. 治療に関する決定に影響する家族の要因はあるか？ 2. 治療に関する決定に影響する医療者側（医師・看護師）の要因はあるか？ 3. 財政的・経済的要因はあるか？ 4. 宗教的・文化的要因はあるか？ 5. 守秘義務を制限する要因はあるか？ 6. 資源配分の問題はあるか？ 7. 治療に関する決定に法律はどのように影響するか？ 8. 臨床研究や教育は関係しているか？ 9. 医療者や施設側で利害対立はあるか？

〔Jonsen ER, Siegler M, Winslade WJ（赤林朗，蔵田伸雄，児玉聡監訳）：臨床倫理学；臨床医学における倫理的決定のための実践的なアプローチ．第5版，新興医学出版社，2006より〕

の内容は副題が示すとおり極めて具体的，実践的である．ジョンセンらは臨床例の倫理的問題を検討する場合には，表1-11に示す症例検討シートに従って，①医学的適応，②患者の意向，③QOL，④周囲の状況の4項目をすべて検討すべきであると述べている．医学的適応の診断と予後は，リハビリテーションについては評価の正しさを確認することに該当する．治療計画（目標，目的，方法）の設定，リスクの周知，経過の把握を実施していたことを確認する作業も重要である．第二に患者の意向とは判断能力，インフォームドコンセント，治療に対する同意確認，代理決定者の妥当性の確認作業などを含む．第三のQOLは，患者自身の世界観，人生観，価値観を含む広い概念を指す．個人の人生観は主観的QOLが核心的な位置を占め，健康関連QOLは医療機関を訪ねる当面の課題にすぎないと理解すべきである．第四の周囲の状況とは家族，経済・文化・法律的側面，守秘義務，資源配分，研究・教育的側面などの吟味を指す．ジョンセンの意見は先に紹介したフランスのグアゼの書物[36]と内容を比較すると，米国社会の思想・状況を強く反映している．しかし，全体を精読すると臨床的な倫理上の問題をどのように検討すべきかを具体的に詳述しており，示唆に富む価値の高い内容の書物であることに気づかされる．

7 安全の確保

A 安全管理にかかわる内容

　無危害の法則は臨床倫理の重要な項目の1つであり，安全管理はその重要な一角を占めるものであるから，ここに項を改めて述べることにする．一般に医療上の安全管理は手術・麻酔，その他の治療中ないし検査中の生命管理上の事故，誤認，誤薬などの防止が中心となる．リハビリテーションの場面では，このような事故は少ないが，リスク管理，転倒，拘束，二次的合併症，感染予防対策，患者対応，無断離院，自殺などに留意する必要がある．以下各項目について概説する．

a) リスク管理

　発病直後からのリハビリテーション開始が普及してリスク管理の重要性が増

している．骨関節疾患は運動方向と角度の制限，抵抗運動の強さ，荷重量について厳密な指示が出されることが多い．内科疾患をもつ患者に対する機能訓練は内臓器に運動負荷を加えることになるので，生命的リスク管理について心拍・血圧・呼吸・心電図・動脈血酸素飽和度・その他バイタルサインの把握が不可欠である．医師は指示書に運動負荷によって変化するこれらの限界数値を具体的に提示する責任がある．その提示がない訓練指示を安易に受け取るのは大きな危険を伴うと自覚して，確認を怠るべきでない．一方でわれわれは計測機器の装着と判読の方法について最低限度の知識をもつことが要求される．また機器のコード，チューブ，カテーテルを接続した患者の訓練は，あらかじめ動作の手順を計画的に予測して，不用意な抜去が起きないように作業を開始することが要求される．

b) 転倒

院内では転倒既往，年齢，感覚，身体機能，認知機能，薬剤，排泄，ナースコールなどの転倒スコアがあげられており，リスクの高い人には履き物，衣類，ベッド，障害物，手摺り，警報機の適正化などがいわれている．物的環境の整備が不可欠だが，パーキンソン症候や注意障害のある患者では，担当者の一瞬の不注意が転倒を招くこともある．人員不足の職場環境で完全予防は易しくないが，環境を整え，訓練場面では開始前から手順と準備を整えておくことで，多くの不測の事態を防止できる．

大多数のスコアは院内の事故防止を念頭に置いて作成されているが，転倒は地域・在宅生活も考慮する必要があるので，ここに追記する．本人の身体的要因ではパーキンソン病などの神経系疾患，視覚系認知機能，知的機能，向精神薬などの服用薬剤，加齢に伴う筋力低下を確認し，転倒既往は特に注意する必要がある．外的要因として屋内では寝具，敷居・敷物の段差，風呂場・便所の床面・段差・手摺り，玄関，夜間の照明を確認する．屋外では通路の凹凸・段差・溝・傾斜，公共建築物の出入り口，段差・傾斜，滑りやすい床面で事故が起きやすい．転倒を予防する目的に街づくり運動，安全マップづくり，歩け歩け運動，体力増強運動，転倒予防教室など多くの試みがある．

c) 身体抑制

身体抑制は人権侵害であり，重大事故にも繋がる危険が高い．しかし興奮・易怒・攻撃性のある受傷早期の脳外傷などでは，鎮静剤への頼りすぎはリハビリテーションの進行を阻害する．もちろんこの状態の患者に素手で対応するのは逆に興奮性を高めてしまう危険性もあり，技術的にも困難な場合が多い．積極的なリハビリテーションを進めるために，適切な訓練環境を整備する一方で，

薬剤と適切な基準に基づく指示に従って，行動制限を活用することも有効な場合が少なくない．病棟では適用基準，抑制期間，手順，抑制の内容（ベッド柵，車椅子腰ベルトも含む），観察頻度，解除努力，注意事項を各患者ごとに定めているはずなので，これを確認して，連携する必要がある．

d) 二次的合併症と医原性事故の防止

褥瘡をはじめ二次的合併症の発生予防にリハビリテーションの技術が何よりも有効なことが病院内部には知られていないことが驚くほど多い．これらの予防活動にリハビリテーション部門は積極的に参加するべきである．

われわれも医原性の事故発生に注意する必要がある．電磁波・ホットパックの熱傷，プールの溺水は一瞬の不注意で起きる．治療機材の整備不足も事故に繋がる．人工関節置換術後では可動域訓練の方向と角度を厳重に管理するだけでなく，靴下を履く，床から物を拾うなどのふとした日常動作が関節脱臼に繋がることも知る必要がある．粗暴な可動域訓練が異所性骨化や軟部組織断裂を招くことも決して稀ではない．われわれは日常の注意を怠らず，機材を常に点検整備し，技術習得に努める責任がある．機材別，疾患別にマニュアルとパンフレットを作成しておき，新人教育と患者指導に役立てるのがよい．

e) 感染予防対策

感染予防の知識をリハビリテーション部門は積極的に吸収する必要がある．院内で感染原因となる感染経路にはMRSAなどの接触感染，インフルエンザなどの咳による飛沫感染，空中に浮遊する極小病原微生物による空気感染，機材・食物などを介する媒介物感染，昆虫などを介する媒介生物感染がある．感染を予防するために標準予防策（standard precaution）を知り，手洗いの方法，マスク，手袋，予防衣の着脱の方法に習熟しないと，われわれが病原菌を院内に撒き散らす原因になってしまう．手洗いは，感染症をもつ患者あるいは感染を受けやすい免疫力の落ちている患者に接触する前後には，予防具着用の有無にかかわらず，絶対に行う必要がある．この際に爪は必ず短く切っておき，手順に従って特に指先と母・示指指間は入念に洗う．手袋・予防衣の着脱は感染の可能性が異なる外側と内側とを厳密に区別して，相互が触れ合わないように操作する（図1-12）．

大多数の抗生物質が奏効しない多剤耐性菌，特にMRSA（methicillin resistant *Staphylococcus aureus*）は乾燥に強く健康人の皮膚・粘膜，衣服に付着して長期間生存する．健康人は感染しても発病しないが，免疫力が低下した免疫抑制性疾患，臓器移植後，体力消耗状態では致命的な影響を受ける．排菌量とその箇所の被覆可否によって隔離方法を区別するが，隔離患者であっても，積極的

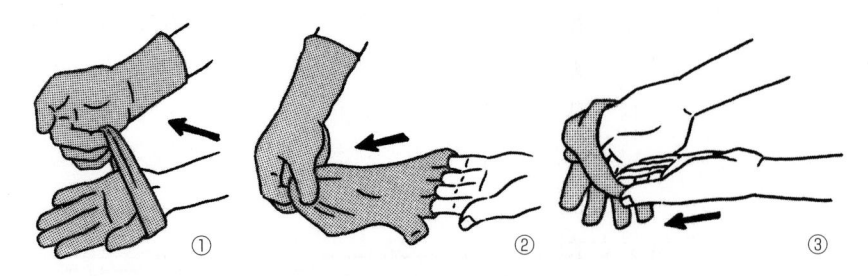

図1-12 手袋を脱ぐ
①②：一方の手で他方の手の皮膚に直接触れないようにして，手袋の手元側を引いて，裏返すようにしながらを引き抜く．
③：手袋を脱いだ手を，残った手袋の表面に触れないようにして，手袋と手の間に突っ込んで手袋を引き抜く．手袋をつける方法も，予防衣の着脱もそれぞれの表側と裏側，そして自身の体との関係を厳密に区別して操作する点で同様である．

にリハビリテーションを進めないと活動性を回復できない場合もあり，その際には感染対策責任者と具体的な対応策を検討したい．リハビリテーション部門職員が肝炎・HIVなどの血液媒介性感染症の血液・体液を直接取り扱う機会はないが，熱傷・創傷・褥瘡のある患者に対するときは標準予防策が必要である．リハビリテーション部門独自の，しかし病院の規定と矛盾しないマニュアルを策定しておくほうがよい．

f) 患者対応

リハビリテーションの場面では患者との心理・社会的なトラブルの発生防止への配慮も必要である．心理学的評価と治療，言語評価と治療，生活歴・社会・家庭環境を聴取され介入されることに対する疑念あるいは抵抗感は多くの患者と家族が抱くものである．リハビリテーションの領域では広い領域にまたがる多数の職種がこれに介入するので，必要性を説明して了解を得ること，情報の厳格な保管体制を整えることが必要である．残念なことに多くの医療機関ではリハビリテーションにかかわる専門職の所属も一定せず，たとえば臨床心理士は精神科に，言語聴覚士は耳鼻科に，医療ソーシャルワーカーは医事課に所属し，医療にかかわる指示命令系統と責任の所在も明文化されていないことが非常に多い．そのような状況でこれに関するトラブルを発生させないためには，医療機関の責任において対応策を組織的に整備しておく必要がある．

g) 無断離院

長い病院生活を忌避したい人，障害の認識を欠いてこれを否定し治療を拒否する患者，知的障害を伴う失見当識のある患者が意図的あるいは非意図的に無断で離院してしまうことが稀ならずおきる．そのたびに治療者は患者の自己決定権と治療者としての責任感の狭間で悩むことになる．離院先で事故が起きれ

ば医療機関は責任を問われよう．その危険性を察知するためには，チーム間の情報交換を役立てたい．気配を最も察知できる立場にある病棟看護師は他の職種に状況を早く伝え，リハビリテーションチームとして患者を守りたい．事故防止には施設の構造，ドアの警報装置，ナビゲーションの活用など有効な工学的手段も多いので，最大限に活用する．また，受付・守衛を含む他の職種にも協力を求め，さらに地元の住民，交番，消防団，交通機関との協力体制を普段から構築する．

地域の協力は事故発生予防だけでなく，リハビリテーションを地域の人々に理解してもらうことでも意義がある．

h) 自殺

過去に強調された障害の受容過程は障害学の立場からも，心理学の立場からも今日では否定する人が多い．しかし障害発生後の患者の心理的打撃を治療者の立場から理解して支援することは絶対に必要である．これまで言われてきた患者の障害受容過程を仮に否定するとしても，茫然自失，絶望，自責，怒りなどの感情に交互に襲われている患者の心理状況を理解し適切に対処しないと，自殺などの不慮の事故から患者を救うことはできない．もちろん社会の側が障害を受け入れることは重要だが，治療現場のわれわれは患者の心理的状況をよく理解して，親密な関係を保ちつつチームメンバー全員で暖かく支持的に支援することを忘れたくない．われわれが設定する目標は，それを告げられた直後の患者の立場からみれば，密かに期待していた回復の望みを否定されて，絶望的な心理状況に追い込まれる結果を招くこともあり得る．目標を明らかにした直後の，特に夜間は全職種が緊密な支援体制を組む必要がある．うつ傾向にある患者，過去に自殺企図のあった患者では特に注意が必要である．心理的支援は退院後の生活も配慮する必要がある．日本では病苦を原因とする自殺者が最も多く，特に65歳以上では他を圧倒して多数を占め，また単身高齢者よりも3世代同居家族にむしろ多いことも報告[40]されている．退院後の生き甲斐喪失・対人不和・引きこもり・孤立を防ぎ，家族の支援態勢を強化し，地域の社会資源を最大限に活用して高齢障害者も生き甲斐のある生活を送れるように支援したい．

B 安全を確保する対策

事故は個人の努力だけでは防ぎきれない．人は必ず間違いを犯すものであるという認識のもとに，事故を防止する体制を医療機関全体で体系的に確立しておく必要がある．防止の組織体制は各部門を横断して組織され，具体的な実務

活動に加えて，予防対策を立案し，事故発生後の対応策も検討する責任と権限を付託された実効性を発揮できる委員会組織であることが望ましい．委員会は情報の伝達方法，安全性の確保，事故防止の具体策，事故発生時の対応策，再発防止対策の検討について具体的な手順書を作成しておく必要がある．そのうえで，大きな事故（accident）に繋がりかねない小事故（incident）をすべて報告する体制を整え，報告の内容を分析し，改善策を検討し，改善結果を評価することが大事故を防止する有効な手段となる．したがって報告はすべての部署から発信され，報告は他を誹謗する目的に利用されず，発信者は批判・処罰の対象にはされないという保証が必要である．委員会は各部門に実務担当者（リスクマネジャー）を置いて部門の具体的事象の指導と相談に応じる．それでも事故は発生することがある．万一事故が発生した場合には事故への迅速な対処手順を確立しておくことがまず重要である．さらに病院内の報告体制，患者・家族への説明体制，記録，事故責任体制，公表の可否判断，公表の方法，患者・家族の同意，プライバシー確保などを検討する手順を決めておく必要がある．事故を防止する検討の方法については次の項で述べる．

C 安全管理を検討する方法

最近では安全管理に関して多数の啓発書が刊行されている．河野[41]は医療のシステムはそれ自体が事故に対して脆弱であるのに，これまで医療事故の発生件数すら統計資料がなく，安全管理対策を早急に組織として体系的に構築すべきことを主張している．彼は個人の注意には限界があり，事故を防止するシステムの構築の必要性を説き，SHELモデルを発展させたP-mSHELモデルを説明し，4項目（①危険に遭遇する回数を減らす，②エラーが発生しない環境をつくって作業者の予測・耐性を高め，③多重検出策を設け，④被害最小対策を立てる）を提言し，図1-13に示すmedical SAFERによるエラーの分析と対策立案方法を具体的に解説している．

事象の整理では時系列的に関連図を描いて実物・現場を確認すること，すべての背後要因を関連図に書き込んでいくこと，考えられるすべての対策案を列挙し，それぞれを経費・人材・時間・場所・効果について採点表を作成して，採用策を決定する手順が紹介されている．見落としてならないのは採用策の効果を確認することであろう．これは医療とは異なる領域の専門職の立場から出された傾聴すべき貴重な見解である．

米国の医療関連施設に対する評価機構であるJCAHO（Joint Commission on Accreditation of Health Organization）[42]は安全管理に関して工学的解決，ガイドライン，教育研修，チームワークの4本柱を掲げて，それぞれを具体的

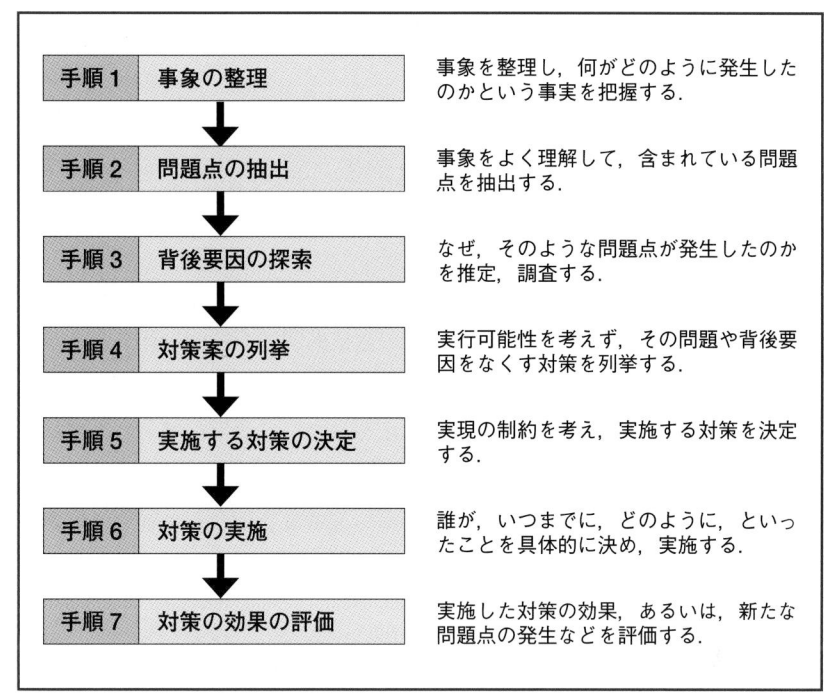

手順1	事象の整理	事象を整理し，何がどのように発生したのかという事実を把握する．
手順2	問題点の抽出	事象をよく理解して，含まれている問題点を抽出する．
手順3	背後要因の探索	なぜ，そのような問題点が発生したのかを推定，調査する．
手順4	対策案の列挙	実行可能性を考えず，その問題や背後要因をなくす対策を列挙する．
手順5	実施する対策の決定	実現の制約を考え，実施する対策を決定する．
手順6	対策の実施	誰が，いつまでに，どのように，といったことを具体的に決め，実施する．
手順7	対策の効果の評価	実施した対策の効果，あるいは，新たな問題点の発生などを評価する．

図1-13 Medical SAFERによるエラー分析の手順
(河野龍太郎：医療におけるヒューマンエラー；なぜ間違える どう防ぐ．医学書院，2004より)

に説明している．工学的解決手段はモニターの活用，医療器具の改良が例示されているが，リハビリテーションの領域でも理学・作業療法室の工夫，安全な機材の導入など個々に工夫の余地は多いはずである．ガイドラインと首っ引きでなければ作業にもかかれない専門職種ではありたくないと誰もが願ってはいるが，経験と知識が一定しない複数の職員が混在するリハビリテーション部門ではガイドラインは効果を発揮する．すべての職種に生涯教育は必要である．また，同一職種間の縦断的，異種職種間の横断的相互教育は日常臨床の中でもチーム医療を組むことで確保したい．JCAHOはさらに，手術・誤認・誤薬・治療開始遅滞・身体抑制・自殺を事例に，理由・治療者役割・原因・解決手法としての評価・環境・研修・コミュニケーションなどを詳述している．わが国でも日本リハビリテーション医学会は安全管理のガイドライン[43]を刊行した．本書には生命的リスク管理の限界値，リスクマネジメントシート，事故対応が具体的に提示されている．しかし臨床の現場では個体差が著しく，ガイドラインの基準があてはまらないケースも少なくない．主治医と連携して個別の基準を設定するべきである．

　安全管理教育は残念なことに過去も現在も医学領域の教育カリキュラムには含まれていない．この現状でわれわれ自身は相互学習を，学生には教育が必要な事項であると思われる．

8 社会保障

　社会には個人の生活上の危機的状況を社会全体で支える役割と危機的状況の発生を防止する役割も期待される．社会保障制度はその目的で整備されている．われわれはこれらの諸制度を最大限に活用して，障害の発生を防止し，自立した社会生活を獲得するのを支援することを任務とする．したがって特にわれわれリハビリテーション治療の従事者はこれら諸制度に精通している必要があるのだが，ここでは概要を述べることにする．

A 社会保障の内容

　社会保障という語は政策的に使用される用語であって，日本では社会保障審議会の勧告に従って公的扶助，社会福祉，社会保険，公衆衛生を含む概念で用いられている．しかし，欧米では所得保障の意味に用いられ，社会保障に相当する語は日本の社会保障に雇用，住宅，教育を加えて社会福祉政策と呼称されることが多い．またILOは社会保障の範囲として医療と所得保障を掲げている．日本の社会保障を**表1-12**にまとめ，以下に内容を概説する．

a）公的扶助

　公的扶助は税金を財源として経済的困窮者の所得を困窮の程度に応じて最低限度の生活を保障するもので，国家責任，無差別平等（性別，身分，理由を問わず），最低生活保障（健康で文化的な），保護の補足性（労働能力，資産，扶養義務者，他法による補足有無を勘案）の原理に従って，生活保護を中心的位置に据えて，該当者には教育，住宅，医療，出産，葬祭，介護扶助が行われる．公的扶助は所得を高所得層から低所得層に分配することになるので，所得の垂直的再分配（所得の移転）に分類される．

b）社会福祉

　社会福祉の財源は税金であり，所得に応じて自己負担を科せられるが，原則として保障を必要とするすべての人が対象になる．ここでは項目のみを列挙して，代表的な法体系とシステムを後に述べる．

表 1-12 日本の社会保障制度

①公的扶助：生活保護，教育，住宅，医療，出産，葬祭 　⇒税金から経済的困窮者に救貧目的で給付する
②社会福祉（社会扶助）：児童福祉，母子福祉，身体障害福祉，知的障害福祉，精神障害福祉，老人保健福祉，災害救助 　⇒税金から一般国民に必要な給付をする
③社会保険：医療保険，年金保険，雇用保険，業務災害保険，介護保険 　⇒拠出金（保険金）から一般国民に給付する
④公衆衛生：感染予防，結核予防，地域保健，廃棄物処理，下水道施設，医療施設，医療関係者
⑤恩給：軍人恩給
⑥戦争犠牲者援護：遺族援護，戦傷病者援護

　保障内容は，①児童福祉として保育園，乳児院，養護施設によるサービスが行われる．②老人福祉として生き甲斐就労，余暇活動，日常生活支援がある．③身体・知能・精神障害を対象に授産施設・作業所・福祉工場・施設介護・在宅介護によるサービスが行われる．

c）社会保険

　社会保険は加入者の拠出金（保険金）を主な財源としている．国民皆保険・皆年金制度が確立されているわが国では，必要時にすべての対象者に保険金が給付される制度である．社会保険には，①年金保険，②労働者災害補償保険，③雇用保険，④医療保険，⑤介護保険，そして⑥後期高齢者医療保険を含む．

　①年金保険：労働市場から高齢を理由に退職した後の生活費を保障する制度である．

　②労働者災害補償保険：業務上の理由で労働者が負傷，疾病罹患，死亡した場合に保障（この場合は補償を含む）を行う制度である．保険者は政府で，加入者（拠出金納入者）は雇用主で，補償は雇用者側の責任を前提としている．

　③雇用保険：失業時の保障に加えて就労促進，高齢者雇用支援，女性雇用支援，失業防止，雇用機会の増大，労働能力開発を行う制度である．

　④医療保険：われわれ国民が外傷を負い，あるいは疾病に罹患したときに医療機関を受診する際に治療費を保障する制度である．医療保険制度は職域保険と地域保険に分類される．職域保険は企業に雇用されている人が加入する被用者保険（健康保険など）であり，地域保険はそれ以外の一般国民の保険（国民保険）で，被用者保険に加入していない被雇用者，農業・漁業・商業に従事する人が加入するものなどで居住地の各市区町村が運営するものと，建築業・医師・薬剤師などの同種の業種に従事する人またはそこに従事する人を組合員とする国民健康保険組合が運営しているものとが

ある．医療保険は所得分配上の分類では同一所得階層内で行われる水平型再分配に分類される．

⑤**介護保険**：加齢による心身機能の障害で介護が必要になったときに医療・保険・福祉サービスを行う制度で，サービス内容には介護・機能訓練・医療・看護・施設入所・福祉機器提供を含む．保険者は市区町村，被保険者は40歳以上の地区在住者，受給対象者は40歳以上の特定疾患罹患者と65歳以上の全疾病罹患者による要介護・要支援者である．この制度は後に改めて述べる．

⑥**後期高齢者医療保険**：平成20年（2008年）4月から75歳以上を後期高齢者として区分して，これまでと異なる保険制度が実施された．財源は高齢者本人の保険料1割，社会保険支払基金から4割，国・都道府県・市町村税から4:1:1の比率による5割からなる．厚労省が謳う高齢者に相応しい医療の内容とは，外来治療は主病名1疾患を1診療所のみに限定して，月額600点という低い包括点数制（診療内容のいかんにかかわらずすべての検査と治療費用をこの限度額内に納める診療報酬制度）を導入し，医療機関の療養病床を居住系施設に転換することを誘導して，長期入院患者の退院を促進し，在宅医療の質的充実を目指すというものである．高齢者の医療給付費用を抑制することを最大の目的にするこの制度は，平成13年（2001年）に作成された医療制度改革大綱の中で医療保険制度の一元化，診療報酬体系の見直しとともに，すでに創設が謳われており，周到な準備のもとに発足した．しかし制度発足と同時に，特に対象となる75歳以上の人々から，高齢者を見捨てる医療制度であると非難の声が上がっている．マスコミでは保険料負担の増加に議論が集中しているが，国民すべてがやがて迎える「高齢期」に受けることができる医療の質と量についてこそ，むしろ注目する必要があるのだが，マスコミはその責任を果たしていない．

d）公衆衛生

公衆衛生活動は感染性疾患を激減させ，先天性疾患・悪性新生物の早期発見にも効果を発揮している．それでも新しい伝染性疾患の発生や過去の感染症の増加，さらには政策的に生活習慣病やメタボリックシンドロームと呼ばれる成人病などの問題があり，また生活環境は有毒物質だけでなく二酸化炭素・メタン・放射性物質が将来は地球規模の大きな問題になると予測される．

公衆衛生活動は保健所が担い，食品衛生，清掃，医師・医療，薬事，毒物・劇物，伝染性疾患予防などを地域で監督してきた．保健所の業務は，①保健思想の普及，②人口動態，③栄養改善・食品衛生，④住宅，上下水道，清掃，⑤医事・薬事，⑥保健師，⑦公共医療事業，⑧母子・老人保健，⑨歯科保健，⑩精

神保健，⑪長期療養保健，⑫伝染病予防，⑬試験・検査，⑭住民健康である．

B 介護保険と高齢者の生活・医療環境

　介護保険制度は，65歳以上の高齢障害者と40歳以上の脳卒中などの特定疾患の福祉と医療・保健サービスとを，保険料を主な財源として実施する目的で介護保険法として法制度化された．制度の内容は，1）予防給付，2）介護給付，3）市町村特別給付に分類される．

1) 予防給付は表1-13左上欄に示すとおり要支援の状況から要介護の状況に重症化するのを予防する目的で，居宅・在宅サービスを中心にして実施されるもので，施設サービスは利用できない．
2) 介護給付は表1-13右欄に示すとおりだが，①居宅生活者に対して，訪問して行われる訪問介護，訪問入浴介護，訪問看護，訪問リハビリテーション，居宅療養管理指導（医師の往診），施設に通所して行われる通所介護，通所リハビリテーション，短期間の入所で行われる短期入所生活介護，短期入所療養介護，これとは別の特定施設入居者生活介護，福祉用具貸与，特定福祉用具販売，居宅介護住宅改修，居宅介護サービス計画を含む．②施設サービスには，介護老人福祉施設サービス，介護老人保健施設サービス，介護療養型医療施設サービスを含む．③地域密着型サービスは新しく創設されたサービスで，小規模多機能型居宅介護，夜間対応型訪問介護，認知症対応型通所介護，認知症対応型共同生活介護，地域密着型特定施設入居者生活介護，地域密着型介護老人福祉施設入所者生活介護を含む．
3) 市町村特別給付は地域住民の要望・特徴を反映して市町村が独自に行うことを目的に創設されたものだが，市町村の負担のみに依存するので規模は小さく，実施できない市町村のほうが多い．

　介護保険制度を利用する仕組みは図1-14に示すとおり，①本人が申請し，②調査員が訪問調査し，③主治医が意見書を提出し，③認定審査会が審査し，④介護支援専門員（ケアマネジャー）が介護計画を立て，⑤サービスが開始される．
　もともと，この介護保険法は介護を必要とする高齢者数がその当時でもすでに250万人という状況で，これを支える財源を税だけに頼るのは不可能と判断されて創設された．保険制度が採用された理由は，使途が明確で，給付と負担の関係が明らかな保険制度が今後の費用増加に耐える方式だということで

表1-13 介護保険のサービス内容（給付の種類）

	予防給付におけるサービス	介護給付におけるサービス
都道府県が指定・監督を行うサービス	○介護予防サービス 【訪問サービス】 ・介護予防訪問介護 ・介護予防訪問入浴介護 ・介護予防訪問看護 ・介護予防訪問リハビリテーション ・介護予防居宅療養管理指導 【通所サービス】 ・介護予防通所介護 ・介護予防通所リハビリテーション 【短期入所サービス】 ・介護予防短期入所生活介護 ・介護予防短期入所療養介護 ・介護予防特定施設入居者生活介護 ・介護予防福祉用具貸与 ・特定介護予防福祉用具販売	○居宅サービス 【訪問サービス】 ・訪問介護 ・訪問入浴介護 ・訪問看護 ・訪問リハビリテーション ・居宅療養管理指導 【通所サービス】 ・通所介護 ・通所リハビリテーション 【短期入所サービス】 ・短期入所生活介護 ・短期入所療養介護 ・特定施設入居者生活介護 ・福祉用具貸与 ・特定福祉用具販売 ○居宅介護支援 ○施設サービス ・介護老人福祉施設 ・介護老人保健施設 ・介護療養型医療施設
市町村が指定・監督を行うサービス	○介護予防支援 ○地域密着型介護予防サービス ・介護予防小規模多機能型居宅介護 ・介護予防認知症対応型通所介護 ・介護予防認知症対応型共同生活介護（グループホーム）	○地域密着型サービス ・小規模多機能型居宅介護 ・夜間対応型訪問介護 ・認知症対応型通所介護 ・認知症対応型共同生活介護（グループホーム） ・地域密着型特定施設入居者生活介護 ・地域密着型介護老人福祉施設入所者生活介護
その他	・住宅改修	・住宅改修

市町村が実施する事業	○地域支援事業 ・介護予防事業 ・包括的支援事業 　総合相談支援事業 　権利擁護事業 　包括的・継続的ケアマネジメント支援事業 　介護予防ケアマネジメント事業 ・任意事業

あった．

　制度は保険・医療・福祉を統合するサービス提供体制を整え，民間企業の参入も得ることによって，利用者は必要なサービスを選択できることが企図された．現在のところ，利用者は生活環境によって居宅サービス・施設サービスの別を希望し，複数の施設を見学して適切な施設を選択できる原則が採用されている．この制度によって福祉産業という新しい産業が振興し，介護職という専門職が

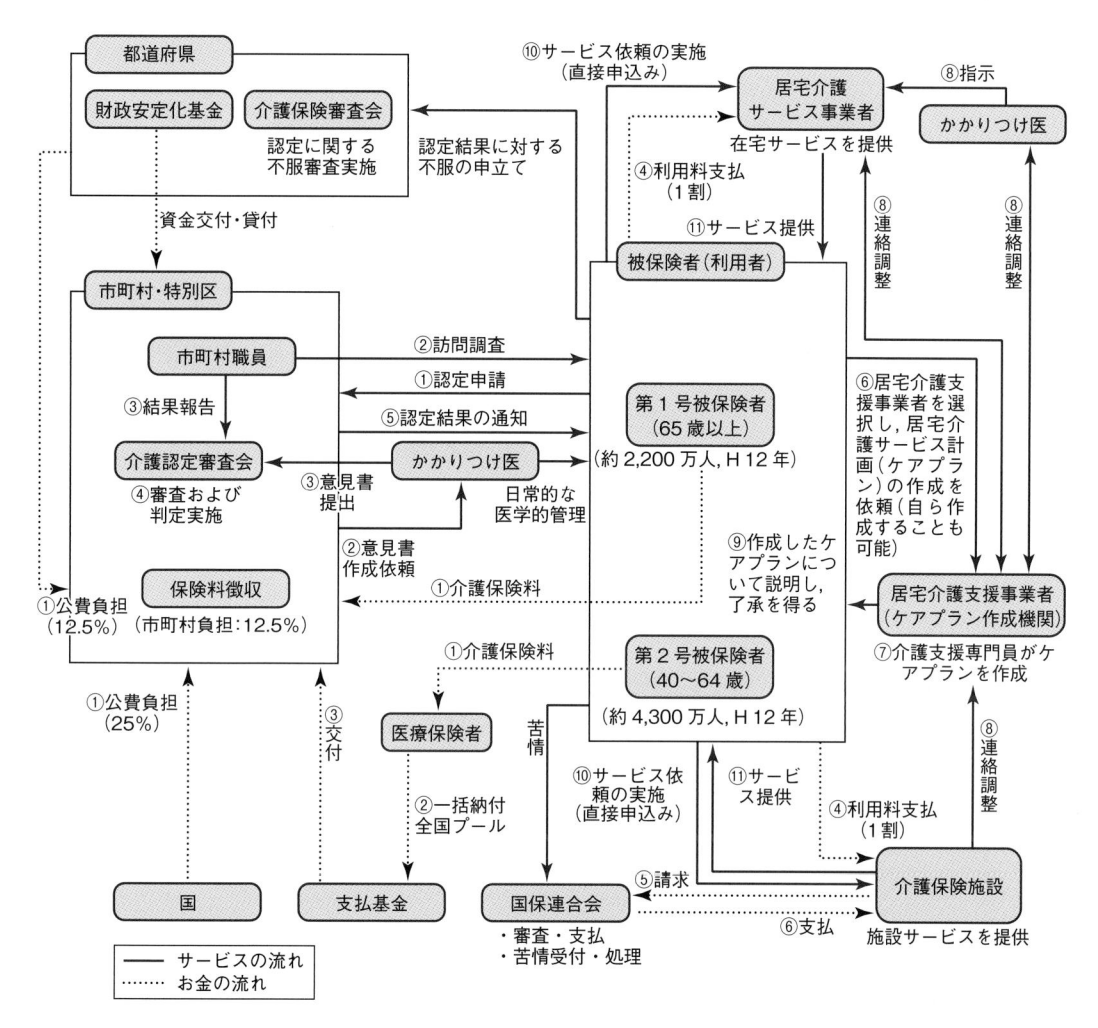

図1-14 介護保険制度利用の仕組み
(日本医師会：介護保険制度Q&A, 1999より改変)

誕生して新しい雇用市場も産出された．しかし民間企業は必然的に営利を追求するので，不正行為も行われる可能性が内在しており，介護職が厳しい労働環境で仕事に従事していることも指摘されている．

また，医療機関での社会的入院があまりに多い状況の打開策として，介護保険制度に切り替えていくことも企図されている．制度発足当初は介護保険制度による介護療養型医療施設が設置されたが，介護療養病床を撤廃し，医療療養病床を15万床に削減する方針が明らかにされている．制度創設の最大の要因が医療費の削減であったことを振り返って考えれば，これは当初から計画された当然の方針であったのかもしれない．

介護制度が発足した結果として，各地に多数の小規模施設が生まれ，居宅サービスは多くの高齢障害者が在宅生活を継続することを可能にさせ，施設サービ

スも住み慣れた地域から遠くない場所で昔からの友人・縁者と疎遠にならずに生活できる場を提供し，利用者は施設が計画的に行う毎日の活動的な生活行事に参加することで，孤独に陥りがちな在宅生活よりもむしろ活動的な生活を過ごせている．これはこの制度がもたらした大きな成果である．

しかし要介護認定者数は平成18年（2006年）度で440万人に膨れあがり，これに対する居宅サービス事業の利用者数は257万人で，施設サービスの利用者数は81万人になっている．居宅サービス利用者のうち訪問介護利用者は109万人，訪問入浴は6.7万人，訪問看護28万人，通所介護110万人，通所リハビリテーションは46万人で，この数はさらに増加すると予想される．

以下の資料は平成17～20年（2005～2008年）度の厚労省調査結果に依拠した．まず費用面をみると，受給者1人あたり居宅サービスで10.7万円，このうち訪問・通所サービスでは9.4万円である．これに対して施設サービスの費用は28.7万円で遙かに大きい．居宅サービスの費用が低い原因を検討する目的で，利用頻度と時間をみると，頻度は1か月あたり訪問介護が12.4回，訪問入浴が4.4回，訪問看護が5.5回，通所介護が6.9回，通所リハビリテーションが7.1回である．居宅での介護時間は要支援で25～32分，要介護1で32～50分，2で50～70分，3で70～90分，4で90～110分，5で110分以上と基準時間が定められている．なお要支援，要介護1，2，3，4，5の認定者数はそれぞれ17％，33％，15％，13％，12％，11％である．以上の事実から，居宅サービスの頻度とサービス時間を少なくして，居宅サービスの費用を非常に低い支出に抑えていることがわかる．利用者の側からみると重度障害者が在宅生活を維持するには，この頻度と介護時間数は圧倒的に不足する場合が多かろう．少なくとも単身の重度障害者が訪問介護に頼って，在宅生活を送ることは不可能だといえる．不足を自費で負担できる人は極めて少ない．

ここで介護福祉を支える介護職員の労働条件をみる．介護職員の平均年齢は36.5歳，女性の割合が78％だが，平均給与総額は20.8万円で，訪問介護職では18.5万円である．全産業の平均給与が33.0万円であり，若い女性が多数を占める医療・福祉職の平均でも29.6万円であるから，年齢，性別，勤務年数を勘案しても，以上と比較するとかなり低い．また介護職員の実労働時間は平均37.6時間で40～45時間が最も多く，全産業の平均値35.3時間よりも長く，医療・福祉の平均33.3時間を上回り，低い賃金で過重な労働に従事していることが理解される．以上の労働条件を反映して介護職員の離職率は20.3％であり，全産業の16.2％と比較して非常に高い．また介護施設職員に対する教育・研修の実施状況は全体では61.2％で，民間企業では58.2％である．これは医療・福祉施設の89.1％に比較すると明らかに低い．医療施設ではどの専門職も上・下職員間の指導体制を確立し，職員相互の技術的検討会も実施していることが

多く，教育・研修を目的にする講習会に頼らなくても知識と技術の習得は可能だが，介護施設ではその体制も含めて，職員の資質向上の機会が十分といえない状況にある．

ところで逆に介護施設を経営面からみると，訪問介護施設1事業所の平均月間収益は338.7万円に対して費用が327.6万円で，このうち給与費が280.3万円85.6％を占め，介護老人施設（特養）では収益3,032.6万円に対して費用は2,898.7万円，給与費が1,839.5万円60.7％を占める．そして介護事業所の約半数が職員の不足，賃金・労働環境改善・人材確保に介護報酬の低さ，書類作成の煩雑性を訴えている．介護施設，特に訪問介護施設を経営する困難性がこの事実からうかがえる．

開始されて間もない介護保険制度が崩壊の危機に晒されており，その原因は対象が予想以上に増加して介護予算の経済的負担が増大したことによるといわれているが，制度を支える介護職員の過酷な労働条件が優秀な人材を育成できないでいること，事業所の経営が破綻しつつあることも見逃せない．介護保険制度は高齢社会を支える切り札として登場し，これまでのところ高齢者の地域生活を保障し，福祉産業の創出という点でもかなりの成果を上げてきた．制度の不足を解決して内容を充実させる努力を怠ると制度は内部からも崩壊しかねない．

ここで高齢者の置かれている状況を別の側面から検討する．以下の資料も平成17～19年（2005～2007年）度の厚労省調査結果に依拠している．65歳以上の高齢者の居住環境は賃貸住宅が1,717万戸（このうち公的賃貸住宅は313万戸），持ち家が2,867万戸である．高齢の単身生活者は賃貸住宅で116万世帯，持ち家で220万世帯，高齢者夫婦は賃貸住宅で66万世帯，持ち家で377万世帯である．世帯数のみで計算すると高齢者の約17％が単身または高齢夫婦世帯だということになる．

これとは別に長期の療養施設利用者数をベッド数別に見る．医療療養病床は25万床，介護療養病床は13万床であり，これらは長期の療養が必要な人々に利用されている．また症状が安定して家庭への復帰を目指す人が利用する老人保健施設は27万床で，身体的または精神的障害があって長期間の収容を必要とする人が利用する特別養護老人ホームが36万床ある．この他に所得の少ない人向けの軽費老人ホームが6.5万床，資産を有する人向けの有料老人ホームが9.5万床，さらに高齢者専用賃貸住宅（高齢者入居を拒否しない俗称高専賃）0.4万戸，高齢者向け優良賃貸住宅（高齢単身または夫婦向けの俗称高優賃）2.4万戸，認知症高齢者グループホーム10万床などがある．

医療経済研究機構（理事長は元厚生省事務次官）は平成16年（2004年）の調査で，「病状が不安定で常時医学的管理を要するもの」は医療療養病床で

16.9％，介護療養病床で15.5％にすぎず，「容態の急変が起きやすいもの」は前者で14.3％，後者で19.6％，「急変の可能性は低いが一定の医学的管理を要する」が37.8％，35.4％，「可能性が低く福祉施設・住宅で対応が可能」が29.5％，28.2％に上ると報告した．また中医協は平成17年（2005年）に医療提供状況を調査して，「医師による直接診療が週2〜3回以上」は医療療養病床では14.3％，介護療養病床では12.3％にすぎず，「週1回」が前者で33.9％，後者で32.9％，「ほとんど必要なし」が48.8％，50.1％を占めると報告した．これらを紹介して厚労省は，①高齢者の状態に即した適切なサービスの提供，②医療保険や介護保険の財源の効率的な活用，③医師と看護師の効率的な活用を理由に，医療費の適正化は喫緊の課題であるとして医療療養病床25万床を15万床に削減し，介護療養病床13万床を6年間の経過措置を経た後に撤廃して老健施設15〜17万床，ケアハウス，有料老人ホーム，24時間往診を行える診療所（すなわち在宅）への移行6〜8万床に転換する方針を打ち出した．医療・介護療養病床の「常時医学的管理を要する」と「容態の急変が起きやすい」とされる患者数の合計は15万床に不思議なほど近似する．

　一方，介護関連施設の入居者数は最近4年間で23％増加しており，入居期間は介護療養病床で360日，老人保健施設（以下老健）で230日，特別養護老人ホーム（以下特養）で1429日である．それぞれの退所先を見ると，介護療養病床は家庭が18％であるのに対して医療機関が37％で死亡が27％，老健では家庭が39％で医療機関が38％，特養では死亡退所が71％を占める．これら施設の職員配置状況は定員100人あたり，介護療養病床で医師6.1人，看護職30.9人，PT・OTは適当数，老健で医師が1.2人，看護職が11.2人，PT・OTは1人，特養では医師が0.4人，看護職は4.9人にすぎず，PT・OTの規定はない．これらの事実から，今後厚労省の施策が計画通り実行されれば，施設では機能維持訓練がほとんど行われず，医療も手薄なために死亡退所者数が急激に増加し，それによって入居期間も急速に短縮すると予想される．

　後期高齢者医療制度を含め，高齢者の社会保障制度に関して何よりも危惧されるのは，高齢障害者は発言の意思ももてず，機会も与えられず，誰にも状況を知られることもなく，声もなく死に絶えていくことである．そして上に示した膨大なベッド数とその転帰から推測して，われわれのすべてがそのような終焉の時期を迎える可能性が高いということである．

C 障害者自立支援法

　身体障害，知的障害，精神障害のある人の自立支援を目的に障害者自立支援法が制定された．この法律を支援内容別にみると，①居宅支援事業としての居

宅介護，短期入所，知的・精神的障害者に対する行動援護，移動支援，②日中活動支援事業としての常時介護と医療を要する場合の療養介護，常時要介護者への生活介護，日常生活訓練主体の自立訓練，就労訓練としての就労移行支援と就労継続支援，創作的活動・生産活動・社会参加を支援する地域活動支援センター，③居住場所を提供する施設入所支援，要介護者のための共同生活介護，介護を要しない人のための共同生活援助，低額の住居提供に3大別される．

　図1-15は自立支援システムを給付別・事業別に分類したものである．事業の全体は介護給付（居宅介護，行動援護，療養介護，生活介護，短期入所など），訓練等給付（自立訓練，就労移行訓練，就労継続支援など），自立支援医療（更生医療，育成医療，精神通院公費），補装具，地域生活支援事業（相談支援，移動支援，福祉ホーム，地域活動支援，日常生活用具など）に大別される．これに要する費用の90%は国，都道府県，市町村負担だが，10%は本人が負担することになり，経済的負担軽減策として生活保護世帯，市町村民税非課税世帯への減免，上限額設定がある．支援事業は市町村が個別の障害者への支援を計画的に実施し，総合的な提供体制に関しても年次計画を立てることが定められた．しかしながらこの制度は当初から利用者の応益負担を原則としており，また事業所への貧弱な財政支援，低額な報酬単価なども大きな問題である．これに対して緩和措置が講じられている[44]が，利用者・事業所の不安は解消されていない．

　介護給付を利用する手続きは本人または家族が市町村に申請し，市町村は生理学的身体機能・移動動作・身の回り動作・意思疎通・行動・医療管理能力を調査し，一次認定が行われる．これに医師の意見書を加えて市町村審査会が二次判定を行い6段階の障害程度区分を認定して介護給付が決定される．訓練給付希望者には利用意向を確認したうえで，地域生活・就労状況・日中活動・介護者・居住などの勘案事項調査を行って，支給決定案が作成される仕組みである．

　雑誌総合リハビリテーション34巻8号[45]は障害者自立支援法を特集して推進する側の意見と，3障害を代弁する側の意見を掲載している．知的障害を代弁する立場からは審査基準，受け皿，所得保障，対象の網羅性，財源の欠陥などの問題点が指摘されている．精神障害の立場からはこれまであまりにも貧しかった精神障害施策が，障害者自立支援法によって他の障害と統合されることを歓迎する一方で，受け皿，審査区分，調査員の資質の欠陥があるとする指摘が紹介されている．共同作業所の立場からは本法を障害者財政施策にすぎないと述べ，応益負担制度による問題点，就労に成果主義が導入されていること，通所型施設に対する財政支援の貧困，グループホームが施設化する危険性，事業報酬単価の切り下げその他の問題点が指摘されている．これらの指摘が現実

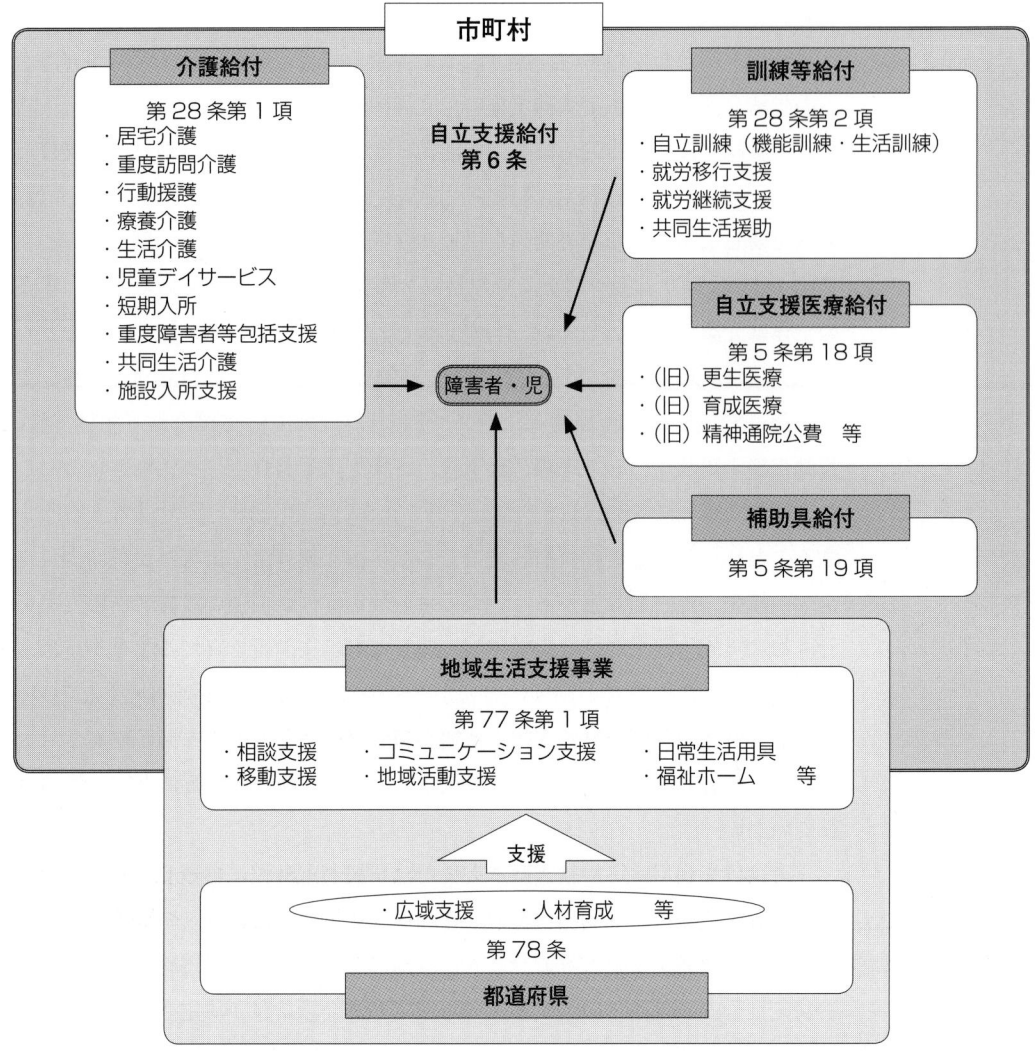

```
                              市町村
┌─────────────────────────────────────────────────────────────────┐
│  ┌──────介護給付──────┐                    ┌──訓練等給付──┐      │
│  │    第28条第1項     │   自立支援給付    │  第28条第2項 │      │
│  │  ・居宅介護        │      第6条        │ ・自立訓練   │      │
│  │  ・重度訪問介護    │                    │  （機能訓練・│      │
│  │  ・行動援護        │                    │   生活訓練） │      │
│  │  ・療養介護        │                    │ ・就労移行支援│      │
│  │  ・生活介護        │                    │ ・就労継続支援│      │
│  │  ・児童デイサービス│         ↓          │ ・共同生活援助│      │
│  │  ・短期入所        │                    └──────────────┘      │
│  │  ・重度障害者等    │                    ┌自立支援医療給付┐    │
│  │    包括支援        │    ┌障害者・児┐ ← │  第5条第18項  │    │
│  │  ・共同生活介護    │    └──────────┘    │ ・（旧）更生医療│    │
│  │  ・施設入所支援    │        ↑           │ ・（旧）育成医療│    │
│  └────────────────────┘                    │ ・（旧）精神通院│    │
│                                             │    公費  等  │    │
│                                             └──────────────┘    │
│                                             ┌──補助具給付──┐    │
│                                             │  第5条第19項 │    │
│                                             └──────────────┘    │
│                                                                 │
│            ┌──────地域生活支援事業──────┐                        │
│            │        第77条第1項          │                       │
│            │ ・相談支援 ・コミュニケーション支援 ・日常生活用具│  │
│            │ ・移動支援 ・地域活動支援         ・福祉ホーム 等│  │
│            └────────────────────────────┘                       │
│                         ↑ 支援                                  │
│                  ・広域支援 ・人材育成  等                      │
│                         第78条                                  │
│                       都道府県                                   │
└─────────────────────────────────────────────────────────────────┘
```

※自立支援医療のうち，旧育成医療と，旧精神通院公費の実施主体は都道府県

図1-15　自立支援システム
(厚生労働省：障害者自立支援法のサービス利用について，平成20年より)

のものとなって少数の弱者にしわ寄せされると，その声は社会に届くこともなく，たとえ届いても少数者の意見として無視される結果に終わるのではないかと危惧される．

　社会保障にかかわるすべての政策課題は財源の確保と公平性が実現する制度の整備に依存するのだが，経済成長のみを目標に国家債務を平成25年現在で960兆円にも膨張させて，財政再建や小さな政府を旗印に社会保障費まで減額し，次世代にすべてのつけを転嫁してしまう，そのような施策に対する批判は，これを支持する国民に対しても鋭く向けられるべきものであろう．

D 社会保障の社会経済的背景

　少子高齢化と経済成長率の低下が社会保障制度のあり方に議論を生じさせている．少子高齢化と核家族化は産業構造の変化で生じた必然的な現象であり，産業の構造回帰が不可能なら，制度の改革が必要である．小塩[46]は社会保障制度を経済学の立場から解説し，問題の解決策として，①行政府が行うべき部分と民間に委ねる部分を峻別し，②公的社会保障も選択を可能にして民間を導入し，③社会保障を個人単位に移行させ，④出産育児への政策的支援を充実し，⑤企業は個人のキャリア形成を通じて所得獲得の機会を提供することが必要だと述べている．鴇田[47]はマクロ経済学の立場から医療制度改革の方向性として医療分野の規制緩和，保険者機能の強化，情報の集積・公開と活用，高齢者医療制度の再構築を主張している．一方，広井[48]は社会保障を社会の経済的負担として考えるのではなく，その経済効果を考慮すべきことを述べ，①老人ホーム建設のようなインフラ整備が経済波及効果を招くこと，②制度の充実によって女性を家事労働から解放して就業率を高めて経済成長に繋げること，③経済と環境とは長期的に見れば対立関係ではなく相乗関係にあるように，経済と福祉も持続的発展を図れることを述べている．これらの主張は行政府の施策に着実に反映して，実現されつつある．

　中世の政策の財源は地租であったが，産業革命を経て所得税に中心が移った．消費時代を迎えた現代社会では生活必需品以外の消費税を上げて財源を確保する以外に解決手段はないはずだが，この案が提示されるたびに野党もマスコミも，国民生活を圧迫すると主張して，反対の声を上げる．広井[49]は日本の対GDP公共事業費が最も高いのに，社会保障関連給付費と教育費が先進国中最も低い事実を指摘して，これらの財源として，天然資源を利用し環境を破壊する産業活動に対して環境税を設定し，これを活用することを主張している．これらは欧州に前例があり，いたずらに個人の負担を増やして支出の抑制を図るよりも，社会保障を充実させる解決手段として真剣に考慮されるべきであろう．

　社会保障制度が充実しているスウェーデン，ドイツ，フランスの現状を報告して日本の将来を提言する猪熊[50]の意見も真剣に聞く価値があると思われる．スウェーデンの制度を支える財源は税収だが，国民所得の71%に及ぶ高負担率が今でも支持される理由は負担が国民に還元されていること，現役世代に主軸をおいた給付分配制度であること，消費税など高齢世代にも負担を求めていること，高額所得者にも利益があること，情報が公開されていることなどを彼女は指摘している．また，フランスは社会保障の財源として61%の高い国民負担率を社会保険に求めてきた国だが，最近は高齢者も含むすべての年齢層を

対象に均一の税率を課する一般社会拠出金を社会保障目的税として財源を確保しようとしているという．そのうえで猪熊は高齢者中心の生活保障を全世代に広げ，家族政策に力点を置き，消費税と相続税に財源を求め，条件整備を早く進めて，公的負担の削減をこれ以上進めるべきでないと主張している．

日本でも少子化が懸念されているが，女性の社会進出が不可避となった現代社会で，将来を担う世代に責任と負担を転嫁して解決を遅らせるのではなく，出産後の育児休暇の完全保障など，社会保障体制の整備が先決事項であろう．

9 教育と職業

A 障害児への教育保障

明治・大正の時代から障害をもつ児童のための特殊学校はあったが，大多数の障害をもつ児童はその障害を理由に安易に就学猶予・免除にされて，教育の機会に恵まれない事態が続いていた．教育は憲法によって保障されたすべての国民の権利であり，昭和31年（1956年）に「公立養護学校整備特別措置法」が制定されて，各都道府県に障害児のための養護学校が設置され始めたが，重度の障害児の大多数は就学の機会を得られない状況が続いていた．

ようやく昭和54年（1979年）に政令に基づいて重度の障害児を含むすべての児童を就学させる制度ができ，養護学校の義務性と同時に全員就学制度が成立した．これによって，軽度の障害児は普通学校または普通学校特殊学級で，重度の障害児は養護学校などの特殊教育学校で，最重度で通学が困難な児童は教員が訪問して教育を行う訪問学級で就学できるようになり，これに基づいて視覚障害を対象とする盲学校，聴覚障害を対象とする聾学校，知的障害・肢体不自由・病弱児を対象にする養護学校が設置された．また，慢性疾患で長期入院中の児童も教師が派遣される訪問学級で学ぶことができるようになった．なお制度発足時は，すべての児童を普通学校で教育する統合教育を行うべきとする意見と，障害児は特殊学校で教育し特別な行事で普通学校と交流教育を行うという意見との間で議論があったが，養護学校を設置し交流を図る方式が採用[51]された．

現在，特殊教育を受ける児童数の増加，障害の質的複雑化〔特にLD（Learning Disabilities：学習障害児），ADHD（Attention Deficit Hyperactivity Disorders：注意欠陥多動障害），高機能自閉症児を含む障害児〕，教員の専門性の不足，財政事情を理由に，平成19年（2007年）から個別の教育支援計画，特別支援教育コーディネーター，広域特別支援連携協議会を設置し，盲・聾・養護学校を特別支援学校に，特殊学級を特別支援教室に，名称を変えて整備されるようになった．

B 障害者への職業保障

　原始社会では狩猟と採集という労働が生命を維持するために不可欠であった．ギリシャ・ローマの貴族社会を支え哲学を発展させ，平等とされる市民社会を支えたのは奴隷であった．奴隷は，「言葉を喋る道具であり，牛馬と同様に人間に貢献する」と表現され，生活必需品を生産する労働者であった．中世の封建社会も農奴が支えていた．日本も呼称こそ農奴ではなく，士農工商と比較的上位に位置づけられた階級ではあったが，小規模の天候異変で真っ先に飢餓死する農民が社会を支えていた．近代になって労働は，賃金の獲得を目的とするように変化したが，これもまた飢餓から生命を支える手段にすぎなかった．

　イギリスの産業革命時代に産業と経済の目覚ましい発展の陰で，労働者は劣悪かつ危険な労働環境の中で低い賃金で仕事をし，言葉に絶する不潔な貧民街で悲惨な生活を送っていた．当時の労働者の生活はエンゲルスの書[52]（図1-16）に活写されている．エミール・ゾラの『パリ』もパリ市民の貧窮を描き出している．日本は明治以降が産業革命時代に相当するが，細井和喜蔵の『女工哀史』[53]には生命の危険に晒される職場環境で長時間労働，低賃金で酷使される紡織工の状況が克明に記録されている．労働は社会を支える圧倒的大多数の人々にとって，生きるための過酷な手段であった時代が最近まで続いていたようである．

　現在，労働は自己実現の意義が大きいと理解されており，われわれは労働を通じて自己を充足し，社会に参加し，自らの存在を確認するといわれている．しかしゴルツ[54]は現在の労働者は大きく3分類されるとし，自律的な活動として働くことができ，その立場が保証された安定的中核労働者は25%にすぎないと述べている．それ以外は事務作業・保守点検に従事する常勤だが補充・代用が可能な周辺的常勤労働者25%と，技能の高低にかかわらず外部雇用・臨時雇用の周辺的不安定雇用50%の労働者で構成されるといい，これは市場経済が支配する消費社会では避けることのできない世界的な傾向だと述べている．ロナルド・ドーア[55]も，われわれは先天的にもつ力も後天的に取得する力も決して平等ではないことを知りながら，不平等な競争と権力の自己増殖を傍観し，社会の分裂を許しており，これを変えられないのは，失業率が集中する社会層の人々が政治的に無関心であることに大きな原因があると述べてい

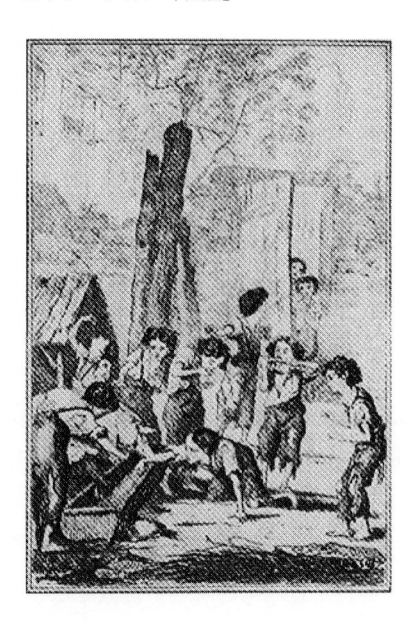

図1-16 家畜のえさを食べて飢えをしのぐ工場で働く子供
〔フリードリヒ・エンゲルス（一條和生，杉山忠平訳）：イギリスにおける労働者階級の状態；19世紀のロンドンとマンチェスター（上下）．岩波書店，1990より〕

る．ゴルツによれば働きたいと思うすべての男女に有給労働を分配し，社会の分裂を防ぎ，労働市場を分断させず，社会的排除の増大を食い止める唯一の手段は，所得の減少を伴わない労働時間の短縮だという．すでに西欧社会では労働時間の短縮が主要な課題だと理解されているようだが，バブルの崩壊前後にフリーターなどという流行語に踊らされて，非常勤雇用・契約社員・派遣社員まで増加したあげくに，ワーキングプアまで出現して，それでもなお経済発展の幻想を追い求め続けている日本では，状況の重大性への理解が遅れているようである．

健康な労働者も就労危機に見舞われている現代社会で，障害のある人々に就労を実現する目的は何であろうか．もし生活を保障するだけなら，衣食住を保障するだけでよいことになってしまう．しかし健康な人が自己実現と社会参加のために労働の権利があると主張するのと全く同様に，障害のある人々にも就労は保障されるべきものである．職業リハビリテーションの目的は労働権をすべての人に保障することにある．

C 職業リハビリテーション

障害者の就労実現を図る職業リハビリテーションの領域では，本人の努力だけでは何も達成できない要素が非常に大きく，環境要因への介入が決定的に重要な比重を占める．松為[56]はキャリア発達理論を障害者に当てはめて，技術方法論を展開しているが，職業リハビリテーションの場での介入を整理して，(1)クライエント本人に対して，①自己イメージを肯定化するよう支援すること，

②達成可能な目標を再組織化すること，③個人の特性と技能を教育・訓練で再修得すること，あるいは機能を駆使できる方法を代償的に獲得すること，(2)環境に対して，家族，学習環境，同僚，生活環境，職場環境，文化・政治・経済的側面を再構築する支援活動とまとめ，(3)職業リハビリテーションの提供者自体を改変・レベルアップする内容まで拡大したHershensonの述べる概念を紹介している．これはICFの概念に基づくもので，今後は環境面の改変を中心とするさらに新しく具体的な方法論の展開と発展を期待したい．

現行の職業リハビリテーション[57]の内容は評価に始まり指導，訓練，追跡指導に至る．

a) 職業評価

職業評価とは，医学的・心理的・職業的能力を正確に把握して，その後の指導に役立てるもので，次のような評価場面を含む．

1) **職業前評価**：職業・作業評価の前段階で就業に必要な基礎的能力を評価する．医療機関では作業療法部門，都道府県リハビリテーションセンターでは独立した職業前評価部門で評価が行われている．
2) **作業評価**：模擬場面または実習場面で，作業を評価の手段に用いてその遂行能力を評価する．TOWER法，MODAPTS法，FQ法などがある．
3) **職業評価の実施機関**：障害者更生相談所では心理的評価・職能評価を含む職業適性検査が行われる．障害者雇用センターでは職業評価・指導，準備訓練を行う．

b) 職業指導

公共職業安定所では就職指導官によって実習・講習・指示・助言・情報提供などの指導が行われる．

c) 職業訓練

職業訓練の実施施設には職業能力開発校，職業能力開発短期大学校，職業能力開発大学校，職業能力開発促進センター，障害者職業能力開発校がある．障害者職業能力開発校は特に障害者のため実技指導も行う訓練施設である．

d) 職業紹介

公共職業安定所では障害者のために情報を収集し，職場を開拓し，環境改善を指導している．

e) 保護雇用

就業環境を整備して雇用を実現する施策をいうが，一般企業内で行う選択雇用と，福祉工場・授産施設・小規模作業施設で行う保護雇用とがある．授産施設は職業能力獲得を目的に設置された施設だが，ここを退所して一般就労できる人は非常に少なく，ここでの就業は福祉的就労とも呼ばれて，労働基準法の条件を満たさない就労である．

f) 追跡指導

就業できた障害者でも職場の理解・指導力・知識の不足や本人の就労耐性が原因で定着率は高くない．そのために雇用者・障害者に対する指導と助言の継続が必要とされている．

D 障害者の就労実態

昭和35年（1960年）に制定された「身体障害者雇用促進法」は，昭和63年（1988年）に「障害者の雇用の促進等に関する法律」に変更された．ここではすべての障害者が経済社会の構成員として職業生活上の能力を発揮する機会をもつと謳われている．一定規模以上の事業主は障害者の雇用計画を作成すべきとし，身体障害者と知的障害者に対して一定の雇用率を満たさない事業主には納付金を義務づけ，満たす事業主には就労環境を整備するための雇用助成金と報奨金としての調整金が支給されることになっている．その結果，多数の障害者が一般労働市場に正規雇用されて職業に従事できるようになった．しかし，重度障害者の大多数は一般就労できずに授産施設や地域小規模共同作業所で生き甲斐的作業に従事している．全国で6,000か所に及ぶ民間地域共同作業所には10万人前後の障害者が家族・ボランティアに支えられて，時間給100円以下の極めて低い収入しか得られない作業を行っている．これら大多数の作業所は民間ボランティアや家族に支えられた小規模の無認可施設で，これに補助金を確保しようとする運動が共同作業所連合会（きょうされん）を中心に展開されてきた．彼らは作業所において労働の意義を創出する運動を精力的に展開しており，その意義は非常に大きいが，ようやく支給されるようになった限られた施設への補助金は減額され，これに追い打ちをかけるように生じた利用者への応益負担（利用者全員に定率10%の費用負担を求める制度で，支払い能力に応じて自己負担を求める応能負担と区別される）が支払い能力の低い重度障害者に危機的状況を生んでいる．しかもそこで働く障害者の多くが二次障害に侵されて，障害がさらに重度化している現実もある．それに対して，市場受けする製品が生産されていない，製作する生産的専門技術が欠如している，

市場開拓の努力が不足しているなどの問題点が指摘されてはいるが，圧倒的大多数の共同作業所は極めて規模が小さく，これは酷な要求と思われる．しかしながら，小さな国家を標榜して福祉の衣を脱ぎ捨てつつあるこの国の市場経済の中で生き抜いていくには，きょうされんなどが作業所の組織化に努め，連携を強固にし，技術支援と経営指導を行うことに期待をかけたい．一般産業界で，相互に技術提携してアイデアに富んだ独自の製品を開発し，新しい市場を開拓して世界に羽ばたいている中小企業もあることを見ならってみて欲しい．

10　地域リハビリテーション

A　地域リハビリテーションの定義

　英語で言われる Community based rehabilitation の community とは生活共同体の意味である．したがって本来の地域リハビリテーションは，生活共同体を構成する地域住民が主体で行うものを指す．WHO は地域リハビリテーションを「地域資源を用いて地域レベルで行うリハビリテーション活動で，障害者とその家族を含む地域全体が参加して行われる方法である」と定義している．

　地域リハビリテーションは資源の乏しい発展途上国で，医療機関のリハビリテーションの不足と社会保障制度の貧困を補うものとして成果を発揮しているが，先進国であっても，①施設内と地域でのリハビリテーションのバランスある実施，②社会的統合を目的として，地域の保健・医療・福祉職・機関が地域の実情に応じて行い，③プライマリケアシステムと連動し，④個人のニーズに対応し，⑤デイサービス，緊急一時保護，入院・入所施設を整える方向で積極的に実施されるべきものである．

　英国でも，地域リハビリテーションの目的は社会的統合だとしながらも，①在院日数短縮，②病院から在宅へのスムーズな移行，③病院でリハビリテーションが行われない代償，④発病長期経過後に身体機能の維持改善が目的で地域リハビリテーションが行われていると報告し，包括的な真の地域リハビリテーションを行うには特に臨床心理士が欠けており，本当の専門家が存在せず，社会参加の効果が不明だと問題点が指摘[57]されている．

B 地域リハビリテーションの位置づけ

　　障害者・高齢者の地域支援はリハビリテーションとケアの2つの側面がある．リハビリテーションは人生を再構築する支援活動であり，ケアは介助・介護の側面である．

　　地域リハビリテーションの具体的内容は，①障害者本人に介入して二次的合併症を予防し，心身機能と日常の活動性を維持し，福祉用具活用と住宅改造を支援し，レクリエーション指導，社会参加を支援し，②介助者を援助して介護法・介助法を指導し，福祉機器・居住環境整備を行い，③地域社会に介入して保健・医療・福祉機関の連携システムを構築し，④地域住民への啓発活動によって障害者のノーマライゼーションを促進することが含まれるべきである．

C 地域リハビリテーションのあるべき活動内容

　　地域リハビリテーションは，各地域のリハビリテーションの充実度，行政の体制，都道府県と広域支援センターの活動力，保健・医療・福祉機関の連携体制，地域住民の活動度などの特性に応じて最良のシステムを構築すべきものであり，それぞれの地域特性を生かした規模，方法，内容があってよい．

　　地域リハビリテーションを必要とする対象の多くは高齢の重度障害者であり，この人々には健康管理，身体機能維持，日常生活動作の自立性の維持，物理的・人的生活環境の整備，閉じこもりの防止，生き甲斐の維持が重要であり，保健・医療・福祉機関によるリハビリテーションサービスが重要な比重を占める．しかし，高齢ではあっても独力で地域生活を送れる人々，重度であっても前期高齢者を含む比較的若い障害者に対する地域リハビリテーションは障害をもつ人の社会的統合を目的とすべきものである．そのためには趣味活動・スポーツなどのレクリエーション，健常青壮年層も含む参加者間の交流プログラム，就労を含む生産活動への従事支援が盛んに行われなければならないはずである．

　　この実現には，何よりも医療機関で質的にも量的にも十分な医学的リハビリテーションがすでに実施されていることが前提である．そのうえで地域にこれら障害者の社会参加の側面を指導できる人が必要で，レクリエーション，スポーツ，職業分野の専門職とボランティアの参加が不可欠で，さらにまた各地域で実施されている健常者の諸活動との連携も考慮されるべきであろう．介護保険法の地域包括支援センターは創作的活動・生産活動・社会参加を支援すると謳われているが，ケアマネジャー・社会福祉士・保健師という貧弱な人的構成で，

その実現は不可能だと思われる．これに加えて，障害者の地域での社会的生活を支援できる専門職種の確保，またはそのような人々との連携が施策を成功させる鍵を握ることになろう．

D わが国の諸地域で行われている地域リハビリテーション活動

　全国各地で行われている地域リハビリテーションの実際を澤村ら[59]は詳細に紹介しており，そのいくつかをここにも紹介させていただく．最も体系的で代表的とも思える例は兵庫県の地域リハビリテーションシステムであろう．ここでは県域を10の圏域に分けてそれぞれに地域中核リハビリテーション病院を広域の支援センターとして配置し，その圏域に急性期から回復期に至るリハビリテーションを提供し，圏域の施設・職員に技術指導を行い，圏域の情報収集と提供を行うこととしている．また失行・失認・失語・知的機能障害を伴う重症脳損傷や頸髄損傷四肢麻痺のような重度・重複障害があって高度専門的・総合的なリハビリテーションを必要とする障害，高度の技術支援，研究活動，地域啓発活動を行う必要性に対処するために全県域を対象として県立リハビリテーションセンターを位置づけた．そしてさらに地域のリハビリテーション研究を主導し，情報を収集・提供するネットワークの創成，政策提言を目的に県リハビリテーション協議会を発足させた．このシステムの中で稀少専門職を県で雇用して地域に有償派遣することができれば，地域リハビリテーションのPT，OT，STだけでなくレクリエーション・スポーツ・職業指導などの人材と技術の不足を補うことも可能であろう．この地域リハビリテーションシステムは当時の厚生省の採用するところとなって，全国にシステムの構築が波及していった．しかし，国の小さい政府，骨太政策，三位一体と称する政策転換の影響を受けて，大きな人口と財政規模を抱えながら支援センター設置を放棄して計画を中断した神奈川県のような自治体も少なくない．行政の財政再建策が地域の障害者を犠牲にして，自立の可能性を壊滅させようとしている．

　政令指定都市である横浜市では市リハビリテーションセンターが主導して，在宅障害者の地域生活を支援する地域リハビリテーション支援センター（福祉機器支援センター）を各地に設置し，市内の福祉保健センター・訪問看護ステーション・在宅介護支援センターとネットワークを組み，各地域の医療機関との連携も図りつつ，地域在宅障害者の住環境整備，福祉機器導入，在宅機能維持計画立案，在宅介護支援などの地域リハビリテーションシステムを構築している．市内の多くの医療機関では専門医を中心とするリハビリテーション医療が他の地域よりも充実した形で行われているが，ここを退院した障害者が地域で活動的な生活を維持するために，生活環境の整備，福祉用具の活用，身体機能

の維持が必要である．市センターはそこに所属するリハビリテーション科医師・PT・OT・ST・エンジニア・ソーシャルワーカーを配置して，高齢者を対象とする地域包括支援センターも含めて，上にあげた社会資源を動員して在宅障害者の生活機能の維持だけでなく，社会参加を支援する活動を行っており，疾患別の技術方法論とスポーツ活動も成書[60]に詳細に紹介している．これは行政主導型の地域リハビリテーションである．

尾道市に編入される前の御調町（みつぎちょう）は，行政の縦割り組織を撤廃して，保健・福祉・医療を一体的に提供するシステムを創設している．地域リハビリテーションに関しては保健医療センターから保健師，看護師，栄養士を，また町立みつぎ病院から医療職を派遣して，診療，看護，介護，身体機能訓練，配食，入浴サービスを提供している．同町は，元気なときに介護を要する高齢者を介護し，自分が倒れたら介護してもらう，非常にユニークな福祉バンク制度も創設している．秋田県鷹巣町（現北秋田市）ではデンマークに学んで行政も参加する町民ワーキンググループを発足させて課題を分類・選定し，住宅改造・介護提供・デイサービス施設建設などに取り組んでいた．

これ以外にも保健所，自治体行政組織，公立・市立の医療機関と施設が中心となって熱心に地域リハビリテーションに取り組んでいる各地の様子が澤村らの成書[59]には数多く紹介されている．何をどのような形で地域リハビリテーションを実践するかはその地域の特性によって決めるべきことをこの書物は示している．ここでは紹介から漏れている地域共同作業所も，形は違うが生産活動を通じて障害者の社会参加を目指すという点で，地域リハビリテーション活動であると考えるべきであろう．このような数多くの努力によって経済発展優先の政策への変換で崩壊させられる事態はなんとしても防ぎたい．

■引用・参考文献

1) エリック・トリンカウス，パット・シップマン（中島健訳）：ネアンデルタール人．pp431-432，青土社，1998
2) 武智秀夫：手足の不自由な人々はどう歩んできたか．医歯薬出版，1981
3) 石川准，長瀬修編：障害学への招待．pp130-133，明石書店，1999
4) 森島恒雄：魔女狩り．岩波新書，岩波書店，1970
5) ヘレン・エラーブ（井沢元彦監修，杉谷浩子訳）：キリスト教封印の世界史．徳間書店，1997
6) グレゴリー・ペンス（宮坂道夫，長岡茂夫訳）：医療倫理2．p212，みすず書房，2001
7) テイル・バスチアン（山本啓一訳）：恐ろしい医師たち．かもがわ出版，2005
8) 中村満紀男編：優生学と障害者．明石書店，2004
9) 常石敬一：七三一部隊―生物兵器犯罪の真実．講談社現代新書，1995
10) 中山太郎：日本盲人史（正・続）．パルトス社，1985
11) 花田春兆：歴史の中の障害者．一番ヶ瀬康子，河東田博編：障害者と福祉文化．

pp31-45, 明石書店, 2001
12) 田中耕一郎：障害者運動と価値形成. 現代書館, 2005
13) 石川准, 長瀬修編著：障害学への招待. 明石書店, 1999
14) DeJong G：Independent living；From social mevement to analytic paradigm. Arch Phys Med Rehabil 60：435-446, 1979
15) リチャード・スコッチ（竹前栄治監訳）：アメリカ初の差別禁止法はこうして生まれた. 明石書店, 2000
16) 日本弁護士連合会人権擁護委員会：障害のある人の人権と差別禁止法. 明石書店, 2002
17) コリン・バーンズ, ジェフ・マーサー, トム・シェイクスピア（杉野昭博, 松波めぐみ, 山下幸子訳）：ディスアビリティ・スタディーズ. 明石書店, 2004
18) 厚生省大臣官房統計情報部：WHO 国際障害分類試案（仮訳）. 厚生省大臣官房統計情報部, 1984
19) 障害者福祉研究会編集：ICF；国際生活機能分類-国際障害分類改定版. 中央法規出版, 2002
20) George LK, Bearon LB：Quality of Life in Older Persons；Meaning and Measurement. Human Scienses Press, New York, 1980
21) 星野克美：クオリティ・オブ・ライフをいかに理解するか. 都留重人, 他編：クオリティ・ライフ. 弘文堂, pp119-142, 1983
22) Liang MH et al：Chronic Rheumatic Disease. Spilker B ed：Quality of Life Assessments in Clinical Trials. Raven Press, New York, pp441-456, 1990
23) Hunt SM et al：A quantitative approach to perceived health status；A validation study. J Epidemiol Comm Health 34：281-286, 1980
24) Bergner M et al：The Sickness Impact Profile；Development and Final Revision of a Health Status Measure. Medical Care 19：787-805, 1981
25) 西森美奈, 福原俊一：リハビリテーションにおける QOL；概念と評価. 総合リハ 29：691-697, 2001
26) 高橋龍太郎：QOL の評価. 米本恭三, 岩谷力, 石神重信, 他編：リハビリテーションにおける評価 Ver.2. pp30-36, 医歯薬出版, 2000
27) 日本語版 EuroQOL 開発委員会：日本語版 EuroQOL の開発. 医療と社会 8：109-123, 1998
28) ダン・ブロック：ヘルスケアにおける QOL の測定と医療倫理. マーサ・ヌスバウム, アマルティア・セン編著（竹友安彦監修, 水谷めぐみ訳）：クオリティー・オブ・ライフ 豊かさの本質とは. pp159-212, 里文出版, 2006
29) イビッド・フェルス, ジョナサン・ペリー：生活の質；用語の広がりと測定への視点. ロイ・ブラウン編著（中園康夫, 末光茂監訳）：障害をもつ人にとっての生活の質；モデル・調査研究および実践. pp62-79, 相川書房, 2002
30) デービッド・グッデ：成人重度障害者の生活の質. ロイ・ブラウン編著（中園康夫, 末光茂監訳）：障害をもつ人にとっての生活の質；モデル・調査研究および実践. pp80-102, 相川書房, 2002
31) WMA（樋口範雄監訳）：WMA 医の倫理マニュアル. 日本医師会, 2007
32) Haas JF：Ethical Issues in Rehabilitation Medicine. DeLisa JA：Rehabilitation Medicine；Principles and Practice. 4th ed, pp1085-1099, Lippincott-Raven, 2005
33) ルース・フェイドン, トム・ビーチャム（酒井忠昭, 秦洋一共訳）：インフォームド・コンセント. みすず書房, 1994
34) 要田洋江：障害者差別の社会学. 岩波書店, 1999

35) 上田敏：リハビリテーション医学の世界；科学技術としてのその本質，その展開，そしてエトス．pp123-132，三輪書店，1992

36) アンドレ・グアゼ（森岡恭彦訳）：「医」の倫理とは；明日の医療と哲学．産業図書，2000

37) 宮坂道夫：医療倫理学の方法；原則・手順・ナラティヴ．医学書院，2005

38) 清水哲郎（代表）／臨床倫理検討システム開発プロジェクト：臨床倫理検討シートV. 2.1，2004（http://www.l.u-tokyo.ac.jp/dls/cleth/tools/tools.html）

39) Jonsen ER, Siegler M, Winslade WJ（赤林朗，蔵田伸雄，児玉聡監訳）：臨床倫理学；臨床医学における倫理的決定のための実践的なアプローチ．第5版，新興医学出版社，2006

40) 四方寿雄：危機に立つ家族．pp54,124,138，ミネルヴァ書房，1987

41) 河野龍太郎：医療におけるヒューマンエラー；なぜ間違える どう防ぐ．医学書院，2004

42) JCAHO（相馬孝弘監訳）：患者安全のシステムを創る；米国JCAHO推奨のノウハウ．医学書院，2006

43) 日本リハビリテーション医学会診療ガイドライン委員会編：リハビリテーション医療における安全管理・推進のためのガイドライン．医歯薬出版，2006

44) 坂本洋一：図説障害者自立支援法．第2版，中央法規，2008

45) 特集；障害者自立支援法をめぐって．総合リハ34：7719-751，2006

46) 小塩隆士：社会保障の経済学．第3版，日本評論社，2005

47) 鴇田忠彦：日本の医療経済とリハビリテーション．リハ医学38：822-826，2001

48) 広井良典：日本の社会保障．岩波新書，1999

49) 広井良典：持続可能な福祉社会；もう一つの日本の構想．ちくま書房，2006

50) 猪熊律子：社会保障のグランドデザイン．中央法規，2007

51) 小鴨英夫：教育リハビリテーション分野；特集リハビリテーションの25年．リハビリテーション研究100：40-50，1999

52) フリードリヒ・エンゲルス（一條和生，杉山忠平訳）：イギリスにおける労働者階級の状態；19世紀のロンドンとマンチェスター（上・下）．岩波書店，1990

53) 細井和喜蔵：女工哀史．岩波書店，1954

54) アンドレ・ゴルツ（真下俊樹訳）：労働のメタモルフォーズ；働くことの意味を求めて－経済的理性批判．緑風出版，1997

55) ロナルド・ドーア（石塚雅彦訳）：働くということ；グローバル化と労働の新しい意味．中央公論新社，2005

56) 松為信雄，菊池恵美子：職業リハビリテーション学．第2版，協同医書出版社，2006

57) 松井亮輔：職業リハビリテーションの動向；特集職業リハビリテーションの近未来．総合リハ28：613-618，2000

58) Geddes JM, Chamberlain MA：Home-based rehabilitation for people with stroke；A comparative study of six community services providing coordinated, multidisciplinary treatment. Clin Rehabil 15：589-599，2001

59) 澤村誠志監修，石川誠，伊藤利之，伊藤雅治，大田仁史編集：地域リハビリテーション白書2．三輪書店，1998

60) 伊藤利之，白野明，田中理，渡邉慎一編：地域リハビリテーションマニュアル．第2版，三輪書店，2003

II

医学的リハビリテーション「総論」

1 医学的リハビリテーションの意義

　医学は疾病の原因を究明して疾病それ自体を根治することを目的として目覚ましい成果を上げてきた．しかし根治できずに重度の障害を残す疾病はまだ多数あり，また戦災・産業・交通災害では切断や脊髄損傷，脳外傷などの多くの障害が発生する．これまでの医療は救命治療が終了した時点でその使命を終了したとして障害を無視してきたが，この障害を改善しないで，医療を終了させてはならないという目的からリハビリテーション医学が生まれた．当初のリハビリテーション医学が治療の目標と定めた対象は比較的限定された疾患の身体機能と日常生活を遂行する機能の不全であった．具体的には，脊髄性小児麻痺に筋力強化訓練を行い日常生活を自立に導くこと，脊髄損傷の損傷高位と程度に応じて日常の生活動作を独力で可能にすること，切断には優れた義足を製作して装着訓練を行うことであった．

　リハビリテーションの揺籃期では戦傷病者や産業災害患者の障害を回復して，生産活動に復帰するのが目的だといわれ，その必要性と有効性が提唱された．この主張によってリハビリテーションの有用性が認識されて，それが行われる場では実際に効果を発揮し，リハビリテーションは大きく普及した．しかしこの主張では，進行性の疾患や重度の障害はリハビリテーションの適応外として除外されてしまう．人権思想の高まりとともにこれに代わって「全人間的な復権」がリハビリテーションの目的だと主張されるようになった．わが国でこの新しい思想の普及に対する上田[1]の功績は極めて大きい．今日では進行性の疾患に対しても，悪性新生物に対しても人間としての最善の生を保障するためにリハビリテーションを行う必要があることを多くの医療職が認識している．

　リハビリテーションとは何かについてこれまで多くの意見が提示されてきたが，以下は1981年の障害者インターナショナルによる定義である．

　　障害のある人に身体的，精神的，社会的に最適の機能水準を達成し，各個人
　　が自らの人生を変革する手段を提供する，時間を限定したプロセスである．

　これについて若干の説明を補足する．定義は対象を障害のある人と記述して

いるが，医学的リハビリテーションはすでに発生してしまった障害だけを治療対象にしているのではない．発生が予測される障害を予防することと，進行が予測される障害の増悪を予防することはリハビリテーションの重要な課題であり，役割なのである．開胸・開腹手術前の呼吸訓練によって呼吸器の合併症を予防し，発病直後の介入開始で褥瘡，関節拘縮，肺炎などの皮膚・関節・内臓器の合併症を予防し，進行性・退行性疾患への介入で障害の悪化を防止・遅延させることはリハビリテーションの重要な役割である．またリハビリテーションは地域共同体への復帰を支援するものであるから，身体的・精神的・社会的な状況を配慮してその問題解決を支援するのは当然だといえる．さらに，障害の回復に期待する患者の希望は人によって異なる．この点をよく検討したうえで，患者の希望と一致した内容を選択すべきことをこの定義は示している．最近ではリハビリテーションに関する高いレベルの知識を書物やインターネットで得ることができるが，これで得られる知識は治療者の専門知識に比較すれば非常に限定されている．しかも治療を提供する者の立場は受療者に対して圧倒的に優位に立つ．この関係は治療者に医療現場の主人公は自分たちだという誤解を生じさせやすい．だが，治療の主体はそれを受ける患者・障害者であって，われわれは治療手段を提供して彼が人生を変革するのを支援する立場にある．このことを定義は明示している．介入期間を限定すべきだとする目的は，患者・障害者を病院・施設内に拘束して社会から隔離すべきでないことを示す．

　しかしここでは，別に考慮すべき問題に触れる必要もある．患者と家族が治療者の設定した目標を受け入れずにさらに高い目標あるいは長い治療期間を期待する場合，逆に目標到達前に退院・帰宅を希望する場合もあり得る．結論を急ぎすぎれば患者と家族の生活上の問題解決を怠る結果に終わるかもしれないが，逆に効果のない治療時間の延長は，サービス提供を期待して待機している次の患者を犠牲にする可能性もある．現在治療中の患者の問題は具体的に把握できるのに対して，家族の問題や待機中の患者の問題は具体的には把握できない抽象であることを承知して，判断を一方に片寄らせない慎重な検討が必要である．さらにまた重要な問題として患者の人生に残された限りある時間と治療効果の限界とを比較検討することも必要である．障害をもつ患者を暖かく迎え入れない社会が一方にあり，障害の回復のみにすべてをかけざるを得ない患者に，新しい人生を切り開く意義を理解して努力目標を転換してもらうのは至難ともいえるが，人生を不可能な期待に浪費させないためにも，理解を得る努力をわれわれは怠るべきでないだろう．また，引き取る側の介護力の低さや社会資源の不足を理由に，安易に治療期間を長期間にわたって継続することも再考したい．リハビリテーションの提供が時間を限定すべきものなら，最も有効な方法の探索を慎重に行うことが求められる．これらは日常の診療活動で頻回に

遭遇する問題なので，臨床倫理の項で詳細に述べる．

2 評価総論

A 診断と評価および評価の原則論

　一般の臨床医学分野では疾病とその原因を究明して根幹から修復を目指すための作業を「診断」と呼び，この作業は日常の診療行為の中でも特に重要視されている．しかしリハビリテーション医学の領域では身体・精神機能と個人の日常生活と社会生活さらに環境要因との関係を把握して，問題の解決を目指すことを重視しており，この作業を「評価」と呼称している．

　一般に評価という用語には物事の価値，品物の値段を判断する行為という意味が含まれている．リハビリテーションの領域で用いる評価にも，上に述べた目的で明らかなように，結果の意義を判断し次の段階に役立てる作業，すなわち現在の身体的・精神的機能の状態，日常生活の活動の程度，家庭・社会生活への参加の度合いを把握し，将来を的確に予測して対処する手段と方法を総合的に設計することが含まれる．したがって，筋力・関節可動域を測定し，日常生活の自立度を量的に表示しただけで，その障害原因を追求し，解決手段を検討し，有効性を判断しなければ評価という行為を遂行したことにはならない．「検査」「測定」は結果の表示それ自体で成立するが，「評価」には中村[2]が述べるように，原因の究明，解決手段の検討，有効性の確認などの判断行為を含むべきものである．その判断行為を欠く評価は検査・測定に留まるものであって，評価とはいえない．

　リハビリテーションの目的が全人間的な復権であるならば，リハビリテーションを行うための評価は人体の医学的データと筋力や関節可動域などの身体機能の測定だけでは不足する．言語を含むコミュニケーションの機能，知能・人格・行動の状況も把握する必要があり，家庭生活に復帰するためには家屋，家族と地域の生活環境，職業・学業への復帰を目指すなら職場・教育環境の把握も必要であり，活動的な地域生活のためには本人の交友・趣味・娯楽の履歴も知る必要がある．評価すべき対象は広範で，時には専門知識も要求される．この包括的評価の必要性を満たすには，医師・理学療法士（PT）・作業療法士

(OT)・言語聴覚士（ST）・臨床心理士・医療ソーシャルワーカー（MSW）による連携・協力が必要である．評価はこれら職種の協業で実行され，収集した情報の協議・分析によって意味ある有効な評価資料が完成される．リハビリテーションは資料収集の段階から，チームワークを必要とする．

B 評価の目的

臨床の場で評価を行う目的を過去に述べた[3]が，ここに改めて再掲する．

a) 障害程度の把握

骨・関節・筋・皮膚の身体機能，意識・知能・人格・認知を含む精神機能，呼吸器・循環器・消化器・泌尿生殖器を含む内臓器の機能などの心身機能と身体構造の状況を量的に把握することである．同時に個人の日常生活と家庭，社会との関係によって成立する活動・参加と，個人を取り巻く物的・人的環境の状態を量的に把握することを含む．これによってわれわれは障害の存在とその程度を客観的に認識し，問題解決の必要性と可能性を判断する．

b) 障害原因の究明

診断行為と似るが，次のリハビリテーション治療計画の立案に結びつける目的で行われる．たとえば歩行障害の原因が筋力低下か可動域制限か疼痛か意思の欠落かを把握し，筋力増強訓練を行う場合には介助自動運動あるいは抵抗運動のいずれかを選択し，筋力増強が不可能と判断されれば義肢・装具・車椅子・福祉機器などの福祉用具の代償手段を活用する．したがってこの段階でも原因究明と障害の量的把握による判断行為が不可欠である．

c) リハビリテーション治療の目標設定

心身機能の回復程度，日常生活の自立度，社会生活への参加の度合いなどを予測することをいう．この予測の中には福祉用具の活用，家屋内外の物的・人的生活環境の改善，社会資源の活用，必要期間の予測を含む．

目標とは治療限界とも解釈すべきもので，「ADLの向上」という表現は目標といえない．具体的に「車椅子で自室内ADL自立」「杖装具で電車を利用して原職復帰」などを期間とともに記述することをいう．目標を設定せずに治療を開始するのは，行程の計画も立てずに山に向かって歩き出す無謀な登山に等しい．

d）リハビリテーション治療方針の検討と治療計画の立案

　　　　　　　　　　治療計画立案には方法・手技の決定，代償手段の利用，社会資源の導入に対する支援活動を含む．発病初期では心身機能の障害予防・回復に用いるべき方法・手技の選択が重要だが，義肢・装具・車椅子・福祉機器の利用，物的・人的生活環境の整備が必要な場合には，財源確保の検討も要する．また，計画立案の中にはリスク管理上の情報も含まれる．医師は急性期や合併症を有する患者では脈拍・血圧・血中酸素飽和度その他の限界値，骨関節疾患では体重負荷量・関節可動域の方向と範囲を指示書に明示することが求められる．これらの計画立案には多職種が連携する包括的評価・協力が不可欠である．また計画立案に当たっては患者・家族のこれに対する要望の確認と，計画案の承認，患者自身の意思に基づく主体的参加も重要である．

e）リハビリテーションの有効性を確認

　　　　　　　　　　有効性を確認する目的は個々の治療継続の可否を判断することと，用いた治療手段の妥当性を判断することを含む．治療技術の妥当性を検定するには，用いた手技と同一概念の評価手段を用いるべきである．たとえば脊髄小脳変性症による運動失調に対する運動療法の有効性を検定するためには運動失調以外の概念が混入してはならず，また他の身体的・手段的代償手段の影響を受ける評価尺度も除外する必要がある．しかしその一方で，リハビリテーションは代償手段も活用して社会参加の実現を企図するものだから，広義の医学的リハビリテーションの成果を確認する場合には，運動機能に限定された評価尺度では結果を表現できず，むしろ社会的分野も含む総合的な評価を行うことによって，リハビリテーションの有効性を証明して組織充実に役立てることに繋げる必要もある．

　　　　　　　　　　以上の臨床上の目的以外の評価目的を列挙すると，労働災害に対する補償，研究活動，保健・医療・福祉施策の決定，資源配分，啓発活動などをあげることができる．

C　評価の妥当性，信頼性，尺度

　　　　　　　　　　ここで評価に用いる指標が備えるべき条件を簡単に述べる．把握しようとする概念が実在することが前提だが，評価している指標が目的とする概念と合致していることがまず重要である．これを確認する作業を妥当性の検定という．

a) 妥当性

妥当性には以下のものがある．

1) **内容的妥当性**（content validity；論理的妥当性）：概念を正しく規定して指標がその概念を測定しているかを示す．
2) **基準関連妥当性**（criterion validity）：すでに妥当性が確立している指標との関係を検討する併存的妥当性と，時間的継続性の中で結果が検討される予測的妥当性がある．
3) **構成概念妥当性**（construct validity）：理論上予測される結果が測定されたデータの分析結果に表現されているかを示す．
4) **収束的妥当性**（convergent validity）と**弁別的妥当性**（discriminate validity）：前者は同一の特性を測定していると考えられる指標間の一致性，後者は異なる指標間の測定結果の相異をみる概念である．

b) 信頼性

一方，評価尺度が適切であれば，同一対象を評価した結果は異なる検者間でも常に等しいはずである．測定値の分散に対する真の値の分散の比を信頼性係数と呼び，その平方根を信頼性指数と呼称するが，これを求める方法には以下ものがある．

1) **検者内信頼性**（intrarater reliability）：同一検者が同一対象を時間間隔をあけて再度検査して相関を検定することをいう．
2) **検者間信頼性**（interrater reliability）：複数の検者が同一対象を同時検査した得点間の相関を検定する方法がある．

c) 尺度

これらの検定を行うにあたり，特に基準関連妥当性と構成概念妥当性の検討には多変量解析による統計学的手法を用いることが多い．最近はコンピュータの普及と統計ソフトの発達によって，誰でも資料を解析することが可能になったが，その際に最も重要なことは正しい実験計画法に基づいて研究を行うことである．それと同時に，得られている資料の解析に当たって，指標の尺度に従って解析手法が異なる点にも注意が必要である．尺度には以下の4種がある．

1) **名義尺度**（nominal scale）：概念の名称に基づく尺度で白い黒い，好き嫌い，上手下手などが該当する．
2) **順序尺度**（ordinal scale）：順位を示す尺度で徒手筋力検査やADL評価

表 2-1 多変量解析

	分析目的	外的基準	尺度
重回帰分析	従属関係の分析	あり	比例尺度
数量化Ⅰ類(林)	従属関係の分析	あり	名義尺度
判別分析	個体の分類	あり	比例尺度
数量化Ⅱ類(林)	個体の分類	あり	名義尺度
ロジスティック解析	回帰と判断	あり	名義，間隔尺度
因子分析	構造の探索	なし	比例尺度
主成分分析	次元の縮小	なし	比例尺度
数量化Ⅲ類(林)	構造探索，次元縮小	なし	名義尺度
多次元尺度構成法	構造探索	なし	比例尺度
クラスター分析	個体の分類	なし	名義尺度
数量化Ⅳ類(林)	近似性の検討	なし	名義尺度

注）数量化理論は多重共線性を許し，有意性検定ができないので，欧米では利用されない．判別分析も行うべきでないという意見がある．
（高橋善弥太：ロジスチック・Cox 回帰入門．日本医学館，2001 より）

尺度はこれに当たる．指数表示されていても結果を加減乗除するのは正しくない．

3) **間隔尺度**（interval scale）：数値間の間隔は等価だが絶対ゼロ点がないもので，摂氏温度，時刻がこれに当たる．加減算は可能である．
4) **比率尺度**（ratio scale）：等間隔で比例関係も成立し，絶対ゼロ点が存在する尺度をいう．長さ，重さの尺度が該当する．

統計学的検討に用いる多変量解析の手法を解析目的と尺度の種類別に**表 2-1**に示す．評価法を確立させる手順を標準化作業と呼ぶが，計量心理学が統計学[4]を中心とする数学を駆使して心理学測定法の科学的分析を発展させてきた経緯があり，この領域に果たした功績は非常に大きい．

D 評価と治療の根拠（EBM）

医学の知識と技術は武道の奥義のような秘技であってはならず，公開されるべきものである．そしてそれ以上に重要なことは，実施される医学的行為は正しい根拠（evidence）に裏打ちされているべきことである．根拠は個人のひらめき，心象，直感に頼るべきものではない．個人の経験もその正しさが科学的に立証されていなければならない．そして根拠の正しさは一定のルールに従って証明されている必要がある．正しさを示す根拠には段階が定められる．

ここでは，英国の基準に準拠してわが国の脳卒中合同ガイドライン委員会が採用した基準を**表 2-2**と，これに従って判断される治療に採用すべき推奨の

表2-2　EBMの段階づけ

Ⅰa：RCTのメタアナリシス
Ⅰb：RCT
Ⅱa：よくデザインされた比較研究
Ⅱb：よくデザインされた準実験的研究
Ⅲ：よくデザインされた非実験的研究
Ⅳ：専門家の意見・経験

(篠原幸人，他編集：脳卒中治療ガイドライン2004. 協和企画，2004より)

表2-3　推奨の段階づけ

A：行うよう強く勧められる
B：行うよう勧められる
C1：行うことを考慮してもよいが，十分な科学的根拠がない
C2：科学的根拠がないので勧められない
D：行わないよう勧められる

(篠原幸人，他編集：脳卒中治療ガイドライン2004. 協和企画，2004より)

段階を表2-3に紹介する．ここで重要視されているのはRCT（randomized controlled trial：無作為化比較試験）である．これは治療の有効性を立証する場合に，治療を行った対象群と行わなかった対照群との成績を比較する必要があるが，2群を分類するに際して，実施者の意図が介入する余地のない乱数表などを用いた方法で割り付け，結果を検定する試験方法をいう．基準はRCTの有無，デザインの良否，専門家の報告の順で段階づけられ，推奨の段階は実施を強く勧めるから実施しないことを勧めるまでの5段階に分類されている．

RCTは自身が研究を行う場合に従うべき基準だが，臨床医がある治療方法を採用する際にもこの方法に準拠することが求められる．具体的にはすでに実施されている研究成果と実証的・実用的な根拠に基づいて，効果的で質の高い医療を実践すべきことを意味し，さらにその効果を確認することである．治療手技を実践するわれわれの世界では科学的理論・根拠に基づく知識（science）と，十分に経験を積んで磨き上げられた技量（art）が要求される．

臨床の場面でEBMを実践する手順は，まず第1段階で対象の障害を評価し，目標・治療計画の設定とリスクを明確化する．第2段階で必要な情報を収集する．第3段階で情報を分析して妥当性と有効性を検討する．第4段階で治療を実践するが，最後の第5段階で結果を評価することが重要である．

リハビリテーション関係の学術雑誌でも特集を組んでEBMを紹介しているが，多数の書物も出版されている．森實[5]は医学領域で検索に使用される頻度が高いmedlineの検索方法を詳説し，系統的な文献検索法と研究方法論を詳しく解説している．EBM提唱者の1人であるGuyattとRennie[6]はBest

Evidence, Cochrane Library, Up to Date, Pub Med による検索法を紹介し，EBM の臨床的吟味方法を詳述している．本書は日本語訳も刊行されている．名郷[7]は EBM の実践方法を詳述している．

3 心身機能の評価

A 問診による評価

リハビリテーション医学の領域で行う評価という作業には口頭で行う問診調査と，動作と反応を直接観察して行う観察調査がある．リハビリテーションの標的は障害であり，目的は障害の予防・改善・解決であるから問診調査もこの目的を果たすために行われる．日常生活における活動，社会生活への参加，環境要因の評価と予測が必要である．国際生活機能分類（ICF）が環境要因の分類法を確立した意義は極めて大きい．リハビリテーションはこれまでも環境要因の改善と活用を含めて，患者の社会的自立を支援してきたのであり，ICF は環境要因の客観的な把握のための貴重な手段を提供してくれた．

a）障害歴

原因疾患にかかわる聴取を欠かせないが，リハビリテーションを実施するうえでリスクとなる情報も重要で，これには身体状況にかかわる情報と心理・社会的情報も必要である．高齢患者では併存・合併症の存在が多いのでこの情報取得を欠かせない．問診では普段の日常生活上の活動制限，社会生活への参加の制約状況を把握することが重要である．

b）家庭環境

家庭生活の環境聴取は家庭復帰を支援するうえで必要不可欠である．しかし患者の立場からみればプライバシーにかかわる要素が強く，聴取する目的と理由を説明し，同意を得たうえで行う必要がある．家族・親族の構成と協力体制・生活歴，経済状況，家屋環境，地域環境も確認する．高齢者では家庭内の役割喪失を防ぐ配慮も必要である．

c）社会的生活歴

学歴と専攻科目，職歴と専門職種，地位，収入，職場の規模と配置転換の可能性，人間関係，職場の意向は復帰の可能性を検討するうえで重要である．特技，趣味はOTの訓練内容を検討するうえからも有用である．

d）動作と反応の直接観察による評価

身体機能の評価には内臓器の機能評価，中枢・末梢神経系の評価，骨・関節・筋系の評価，感覚器官系の評価がある．高次脳機能にかかわる検査では意識，注意，失行，失認，失語症，知的機能，人格検査がある．心理・精神機能の評価には知能検査，人格検査があり，精神医学的診察結果も重要な比重を占める．

B 直接診察による運動機能評価

a）関節可動域測定

心身機能評価の代表例として関節可動域測定がある．関節可動域の表示法は日本リハビリテーション医学会，日本整形外科学会共通の方式[8]があり，解剖学的基本肢位を0°として，そこからの可動範囲を記述する．運動の方向は矢状面，前額面，水平面の運動を基本に表現する．矢状面とは垂直線を含む背腹方面に伸びる面をいい，前額面とは人体の垂直線を含んで左右の方向に伸びる面，水平面は垂直線と直角に交わる水平の面である．矢状面内の運動を屈曲と伸展，前額面内の運動を外転と内転，垂直軸回りの回旋を外旋と内旋と呼称する（図2-1）．ただし，肩甲帯の水平面内の運動を屈曲と伸展，肩関節の水平面内の運動を水平屈曲と水平伸展，前腕の垂直軸内の運動を回内と回外，手関節の背側・掌側への運動を伸展と屈曲，足関節の足背・足底方向への運動を伸展と屈曲，足底の外方・内方への複合運動を外がえしと内がえしと呼称する．

b）筋力測定

筋の収縮力の臨床的測定は関節回りのトルクを，肢節にかかる重力を判定の基準にして徒手で測定する方法が採用されている．日本ではダニエルズの方法が津山の翻訳・紹介[9]によって広く利用されているので，ここではその基準を紹介する．評価尺度は5〜0の6段階に区分され，当該筋が作用する関節を関節以下の肢節の重力に抗して全可動域にわたって動かせる筋力を3（Fair）（肘屈筋を例にして具体的にいうと，肘以下の重さに逆らって肘を完全伸展位から完全屈曲位まで屈曲させることはできるが，重力以上の抵抗があると不可能な筋力の状態）とする．正常を5（Normal），5と3の中間で中等度の徒手抵抗に抗して動かせる筋力を4（Good），重力の影響を取り除けば（つまり水平方

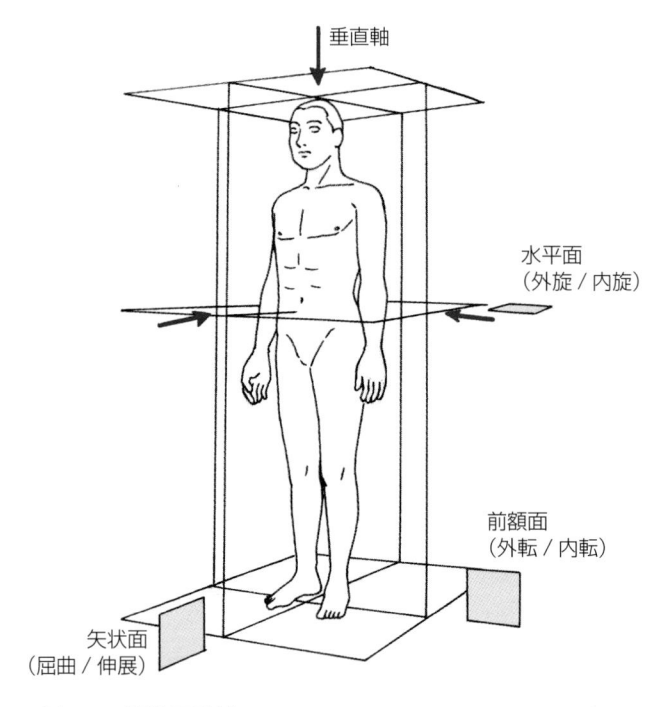

図 2-1 関節可動域
・全関節で解剖学的肢位を 0°として可動範囲を記載する
・矢状面内の運動を屈曲・伸展
・前額面内の運動を外転・内転
・垂直軸回りの運動を外旋・内旋

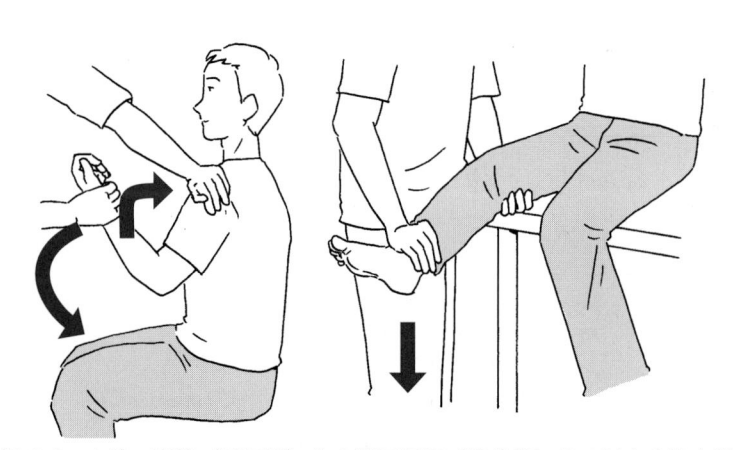

図 2-2 上腕二頭筋（肘屈筋）と大腿四頭筋（膝伸筋）の 4 以上の筋力測定法

向の運動）全可動域を動かせる筋力を 2（Poor），関節に運動は起きないが筋に収縮を認める筋力を 1（Trace）と規定する方法である．上腕二頭筋と大腿四頭筋の 4 以上の筋力測定法を図 2-2 に示す．

c) 痙縮と固縮

錐体路系の運動ニューロンの活動亢進を痙縮といい，錐体外路系の活動亢進を固縮という．前者は伸張反射（腱反射）が亢進した状態なので，筋の腱部を打腱器でスナップを効かせて軽く叩くことによって，伸張反射を誘発して測定する．後者は筋の緊張亢進をみるが，筋腹を触診して硬度（consistency）をみる方法，筋を他動的に伸張して関節可動域の過剰性をみる方法（extensibility），関節を他動的にゆっくりと動かしてそれに対する抵抗をみる方法（passivity）がある．これらは緊張の低下を知る方法としても利用される．Passivity は抵抗の度合いを5段階に評価する Ashworth の方法がリハビリテーションの領域では多用されている．

d) 脳卒中片麻痺の運動機能の評価

米国の理学療法士 Brunnstrom[10] は脳卒中片麻痺に特有な現象である共同運動を基準にして片麻痺運動機能評価法を作成した（表2-4）．脳卒中片麻痺は発病当初は弛緩性麻痺の外観を呈する（stage 1）が，やがて連合運動や緊張性頸部反射に反応して上下肢にわずかな運動を認める（stage 2）ようになる．時間が経過すると上下肢一肢を全体としてのみ動かすことができる原始的な屈曲・伸展パターンによる共同運動が随意的に可能となり（stage 3），次いで共同運動を脱却して各筋を分離した運動がある程度可能になり（stage 4），分離運動が優位となり（stage 5），分離運動が完成する（stage 6）．上田は11段階の評価法[11] を作成し，千野は運動機能と筋緊張，感覚，可動域，疼痛，高次脳機能，健側上下肢機能を包括的に評価する Stroke Impairment Assessment Set（SIAS）[12] を作成し，日本脳卒中学会でも包括的評価法として Japan Stroke Scale（JSS）[13] を作成したが，運動機能評価はいずれも共同運動を評価法の基

表2-4 Brunnstrom stage

STAGE	上肢	手指	下肢
1	弛緩麻痺状態	弛緩麻痺状態	弛緩麻痺状態
2	連合反応 わずかな屈曲・伸展運動	わずかな屈曲運動	連合反応 わずかな屈曲・伸展運動
3	明らかな屈曲・伸展運動	全指屈曲運動	明らかな屈曲・伸展運動
4	手を腰後方にもっていく 肘伸展位で肩挙上90° 肘屈曲位で前腕回内・外	不十分な全指伸展 横摘み	座位で膝屈曲90°以上 座位で足背屈可能
5	肘伸展位で肩屈曲180° 肘伸展位で肩外転90° 肘伸展位で前腕回内・外	指先摘みが可能 全指伸展が全可動域	立位股伸展位で膝屈曲 立位足底接地で足背
6	全関節がスムーズな運動	全指が個別に運動可能	座位で下腿内・外旋 立位で股外転が可能

(Brunnstrom S: Motor testing procedures in hemiplegia. Physical Therapy 46: 357-375, 1966 より)

準に置いている．

e）その他の中枢神経系疾患の運動機能評価

　以下の疾患は他の中枢神経疾患と異なる独自の障害像を呈するので，これについて述べる．このほかに多発性硬化症，筋萎縮性側索硬化症，脊髄損傷，関節リウマチについても独自の包括的評価指標が作成されているが，リハビリテーション医学の立場からはいずれも障害を痙縮，固縮，筋力，可動域，疼痛，その他に分解すれば，既存の評価指標で適切な評価が不可能ではない．

　1）**パーキンソン病**：パーキンソン病の障害評価は Hoehn-Yahr 分類が広く用いられているが，これは移動能力を評価する概念であり，固有の運動障害を心身機能の概念で評価するものではない．最近は包括的に薬剤効果と副作用を検出する目的で作成された UPDRS（Unified Parkinson Disease Rating Scale）が国際的に広く使用されており，日本語[14]にも訳出されている．この評価表はパーキンソン病固有の運動障害を体幹，上肢，下肢全体について把握する項目がなく，運動生理学的に心身機能障害を把握する姿勢に乏しいので，ICIDH や ICF の概念を知るリハビリテーション医学の立場からは満足できる評価法とはいえない．しかしこれに替わって運動機能障害を評価する指標は論文化された報告がないので，表 2-5 にこの評価票から運動能力検査の一部を紹介する．評価項目と尺度の全体像は日本語訳文献に記述されている．

　2）**運動失調**：運動失調固有の運動障害像を評価する指標として Trouillasら[15]は包括的な評価表として ICARS（International Cooperative Ataxia Rating Scale for pharmacological assessment of the cerebellar syndrome）を作成した．これは歩行，歩行速度，立位保持，座位保持，上肢と下肢の測定異常を含む協調運動，構音，眼球運動などについて障害度を点数化するものである．立位保持については片脚，継ぎ足，足を揃えて立つ，開いて立つと条件を変えて段階付けをすべきことを述べているが，それ以外は主観的尺度基準によって採点する方法をとっている．厚労省難治性疾患克服研究事業の「運動失調に関する調査および病態機序に関する研究班」では，ICARS をさらに簡略化した調査票を作成し，ネット上に公開している．

　小林[16]は独自に失調症の運動機能を上肢，下肢，体幹の別に，測定異常については逸れる範囲，直立位保持と移動能力については重心位置に対する支持基底面の広さによって，客観性を重視した具象的な尺度基準を用いて数量的段階付けをする評価票を作成して，妥当性と信頼性を検

表2-5　UPDRSの運動能力検査表

3. 運動能力検査		
	23. 母指示指タップ	0：正常，1：振幅やや小さい，2：早期に疲労，3：開始時躊躇，4：不可能
	24. 指開閉運動	0：正常，1：振幅やや小さい，2：早期に疲労，3：開始時躊躇，4：不可能
	25. 回内外運動	0：正常，1：振幅やや小さい，2：早期に疲労，3：開始時躊躇，4：不可能
	26. 足底床タップ	0：正常，1：振幅やや小さい，2：早期に疲労，3：開始時躊躇，4：不可能
	27. 椅子から起立	0：正常，1：上手くできないことがある，2：腕をつく，3：倒れることがある，4：介助
	28. 姿勢	0：正常，1：軽度前屈，2：中度前屈，3：高度前屈，4：究極の異常前屈
	29. 歩行	0：正常，1：緩慢小刻みもある，2：加速小刻み，3：介助，4：不可能
	30. 姿勢の安定	0：正常，1：後方突進立ち直る，2：後方突進支え要す，3：極めて不安定，4：介助
	31：動作緩慢運動減少	0：なし，1：僅か，2：軽度，3：中等度，4：高度

(折笠秀樹，久野貞子，長谷川一子：Parkinson病の重傷度を測る日本語版 unified Parkinson's desease rating scale（UPDRS）の信頼性評価．神経治療 17：577-591, 2000 より)

討して報告した．ここではその要点を図2-3に提示する．

3) **発達診断**：小児発達を全般的に捉える試みは古典的にはGesellが有名であり，現在はDenver Scale（図2-4）が国際的に広く使用されている．これは粗大運動（体幹下肢移動機能），微細運動（上肢機能），言語，個人-社会（自身と人との関係の成熟）の4評価項目について，発達段階に従った多数の項目があり，各項目の一般的通過率が示された評価表である．日本ではこれ以外に遠城寺式乳幼児発達検査票（図2-5）がある．この評価票は運動（移動と手の機能），社会性（基本的習慣と対人関係），言語（発語と言語理解）の6項目について評価するものである．ただ，これらの評価法だけでは発達の遅れが何によっているか診断を確定することはできない．そこで，小児神経内科学的検査を加えて診断する必要があり，Milani Comperattiの評価法などが利用されている．これについては，脳性麻痺の項で詳しく述べる．

C 心理評価

a) 人格検査

個人独自の行動様式を人格または性格と呼ぶ．人格検査法には，①日常の行動を観察して評価を行う評定法，②質問項目に対する回答から評価を行う質問

【検査日】平成＿＿年＿＿月＿＿日　【検者名】＿＿＿＿＿＿＿＿

フリガナ　年齢　性別
【患者名】＿＿＿＿＿　＿＿歳　M・F　【発病】昭・平＿＿＿年＿＿＿月

【ＩＤ】＿＿＿＿＿＿　【病院名】＿＿＿＿＿＿

【診断名】脊髄小脳変性症（別表に○印を記入），脊髄後索障害
小脳出血・梗塞・腫瘍，その他（病名：　　　　　）

【障害名】＿＿＿＿＿＿＿＿＿＿＿＿＿＿

別表：脊髄小脳変性症の分類

遺伝性	非遺伝性
常染色体優性遺伝のＳＣＤ ☐ MJD　☐ DRPLA ☐ その他（病名；　　　）	☐ ＯＰＣＡ ☐ その他 （病名；　　　）
☐ 遺伝性ＣＣＡ（SCA-6）	☐ ＬＣＣＡ ☐ アルコール性
☐ Friedreich's ataxia　☐ ＦＳＰ	
	☐ Shy-Drager synd.

【右】　【左】

【上肢】

偏倚試験

〔開眼〕☐ 不動　☐ 1横指　☐ 2横指　☐ 1横手　☐ 2横手　☐ 外　☐ 不可　｜　☐ 不動　☐ 1横指　☐ 2横指　☐ 1横手　☐ 2横手　☐ 外　☐ 不可
〔閉眼〕☐ 不動　☐ 1横指　☐ 2横指　☐ 1横手　☐ 2横手　☐ 外　☐ 不可　｜　☐ 不動　☐ 1横指　☐ 2横指　☐ 1横手　☐ 2横手　☐ 外　☐ 不可

指鼻試験

〔開眼〕☐ 鼻尖的中　☐ 鼻翼内　☐ 目尻唇眉内　☐ 顔面内　☐ 外　☐ 不可　｜　☐ 鼻尖的中　☐ 鼻翼内　☐ 目尻唇眉内　☐ 顔面内　☐ 外　☐ 不可
〔閉眼〕☐ 鼻尖的中　☐ 鼻翼内　☐ 目尻唇眉内　☐ 顔面内　☐ 外　☐ 不可　｜　☐ 鼻尖的中　☐ 鼻翼内　☐ 目尻唇眉内　☐ 顔面内　☐ 外　☐ 不可

指指なぞり

〔開眼〕☐ 指背内直線　☐ 指背内蛇行　☐ 指外1横指　☐ 指外2横指　☐ 外　☐ 不可　｜　☐ 指背内直線　☐ 指背内蛇行　☐ 指外1横指　☐ 指外2横指　☐ 外　☐ 不可
〔閉眼〕☐ 指背内直線　☐ 指背内蛇行　☐ 指外1横指　☐ 指外2横指　☐ 外　☐ 不可　｜　☐ 指背内直線　☐ 指背内蛇行　☐ 指外1横指　☐ 指外2横指　☐ 外　☐ 不可

【下肢】

偏倚試験

〔開眼〕☐ 不動　☐ 2横指　☐ 1横手　☐ 2横手　☐ 3横手　☐ 外　☐ 不可　｜　☐ 不動　☐ 2横指　☐ 1横手　☐ 2横手　☐ 3横手　☐ 外　☐ 不可
〔閉眼〕☐ 不動　☐ 2横指　☐ 1横手　☐ 2横手　☐ 3横手　☐ 外　☐ 不可　｜　☐ 不動　☐ 2横指　☐ 1横手　☐ 2横手　☐ 3横手　☐ 外　☐ 不可

踵膝試験

〔開眼〕☐ 的中　☐ 1横手　☐ 2横手　☐ 3横手　☐ 外　☐ 不可　｜　☐ 的中　☐ 1横手　☐ 2横手　☐ 3横手　☐ 外　☐ 不可
〔閉眼〕☐ 的中　☐ 1横手　☐ 2横手　☐ 3横手　☐ 外　☐ 不可　｜　☐ 的中　☐ 1横手　☐ 2横手　☐ 3横手　☐ 外　☐ 不可

踵脛なぞり

〔開眼〕☐ 脛内直線　☐ 脛内蛇行　☐ 下腿内　☐ 下腿外1横手　☐ 外　☐ 不可　｜　☐ 脛内直線　☐ 脛内蛇行　☐ 下腿内　☐ 下腿外1横手　☐ 外　☐ 不可
〔閉眼〕☐ 脛内直線　☐ 脛内蛇行　☐ 下腿内　☐ 下腿外1横手　☐ 外　☐ 不可　｜　☐ 脛内直線　☐ 脛内蛇行　☐ 下腿内　☐ 下腿外1横手　☐ 外　☐ 不可

【下肢・体幹】

立位保持

〔開眼〕☐ 単脚　☐ 継ぎ足立ち　☐ 爪先閉　☐ 爪先開　☐ 開脚　☐ 膝立ち　☐ 腰掛け　☐ 不可
〔閉眼〕☐ 単脚　☐ 継ぎ足立ち　☐ 爪先閉　☐ 爪先開　☐ 開脚　☐ 膝立ち　☐ 腰掛け　☐ 不可

足踏み

〔開眼〕☐ 30×30 cm　☐ 30×60 cm　☐ 60×60 cm　☐ 不可
〔閉眼〕☐ 30×30 cm　☐ 30×60 cm　☐ 60×60 cm　☐ 不可

移動

〔開眼〕☐ 継ぎ足　☐ 線上　☐ 閉脚　☐ 開脚　☐ 膝歩き　☐ 四つ這い　☐ 不可
〔閉眼〕☐ 継ぎ足　☐ 線上　☐ 閉脚　☐ 開脚　☐ 膝歩き　☐ 四つ這い　☐ 不可

【体幹】

腰掛け保持

〔開眼〕☐ 座骨座り動揺無し　☐ 頭幅動揺　☐ 肩幅動揺　☐ 大腿を座に着けて可　☐ 手膝可　☐ 手床可　☐ 保持不可
〔閉眼〕☐ 座骨座り動揺無し　☐ 頭幅動揺　☐ 肩幅動揺　☐ 大腿を座に着けて可　☐ 手膝可　☐ 手床可　☐ 保持不可

体幹前屈

〔開眼〕☐ 手放し直線運動可　☐ 頭幅動揺　☐ 肩幅動揺　☐ 手を膝で可能　☐ 手を床で可能　☐ 不可
〔閉眼〕☐ 手放し直線運動可　☐ 頭幅動揺　☐ 肩幅動揺　☐ 手を膝で可能　☐ 手を床で可能　☐ 不可

図 2-3　運動失調の機能障害評価票

1．**上肢偏倚試験**　座位にて，検者の中指先を基準にして評価側の上肢を水平屈曲 90 度（肩 90 度屈曲，肘伸展，前腕回内位）に保持させ（開眼時），被験者の中指の上下左右に偏倚する範囲を約 5 秒間観察し，その最大幅（基準位置からのずれではなく，最大のふれ幅）を検者の指幅（手幅）で計測する．閉眼時の検査は上記肢位まで誘導した後閉眼させて同様に計測する．

2．**指鼻試験**　座位にて，顔は正面を向かせ，評価側の上肢を水平屈曲 90 度（肩 90 度屈曲，肘伸展）の位置より，示指のみ伸展させた状態より，示指先を鼻尖にゆっくり当てるように指示する．途中の経路は問わず，的中部位で評価する．3 回施行し，ずれの最大部位を記録する．

3．**指指なぞり**　座位にて，非評価側の手は同側の大腿部に指を外転して乗せる．評価側の示指を伸展させ，非評価側の手関節部にほぼ垂直に立て，空中に浮かせないようにして 2—5 指の指背を手関節部から指先まで往復ゆっくりなぞるように指示する．ずれの最大幅を記録する．

4．**下肢偏倚試験**　仰臥位にて，評価側の下肢を約 30 度伸展挙上し，検者の手指を被験者の母趾に接近し，その検者の手指を基準に保持させ（開眼時），偏倚する範囲を約 5 秒間観察し，その最大のふれ幅を検者の指幅（手幅）で計測する．閉眼時の検査は上記肢位まで誘導した後閉眼させて同様に計測する．

5．**踵膝試験**　仰臥位にて，評価側の下肢をできるだけ高く挙上し，踵を非評価側の膝の上へゆっくりと乗せるように指示し，その的中部位で評価する．3 回施行し，ずれの最大部位を記録する．

6．**踵脛なぞり**　仰臥位にて，評価側の踵を非評価側の膝に乗せ（自分で乗せられない時は検者が乗せる），脛骨上を空中に浮かさず，内果までゆっくりとなぞるように指示する．3 回施行し，ずれの最大幅を記録する．

7．**立位保持**　5 秒以上立位保持可能な肢位を記録する．単脚立位可能とは，左右両側の片足立位が可能な場合とする．継ぎ足立位は，左右どちらの足が前でも一方が可能なら可能とする．

8．**足踏み**　数回の足踏みが可能な床面積の広さを記録する．30×60 cm の縦横は，足踏み範囲の前後でも左右でもよい．

9．**移動**　2 m 程度移動可能な移動方法を記録する．

10．**腰掛け保持**　背もたれを使用しない状態で，約 5 秒間の座位保持可能な肢位を記録する．膝はできるだけ接近させて評価する．坐骨座りとは，両坐骨のみで座位を保持し（大腿後面を浮かせた状態），約 5 秒間の動揺を観察し，最大の動揺幅を記録する．5 秒間の坐骨座りが困難な場合は，大腿後面を座面に着けた肢位で評価する（足底は床に接地）．

11．**体幹前屈**　背もたれを使用しない座位で（足底は床に接していてよい）で評価する．腕を組み，背を伸ばし，ゆっくりと腰を最大屈曲させ，もとに戻す．3 回施行し，最大の動揺幅を記録する．

（小林宏高，高塚博，佐鹿博信，他：運動失調の機能障害評価票作成について．総合リハ 28：573-578，2000 より）

図 2-3　付表　運動失調機能障害評価票記入マニュアル

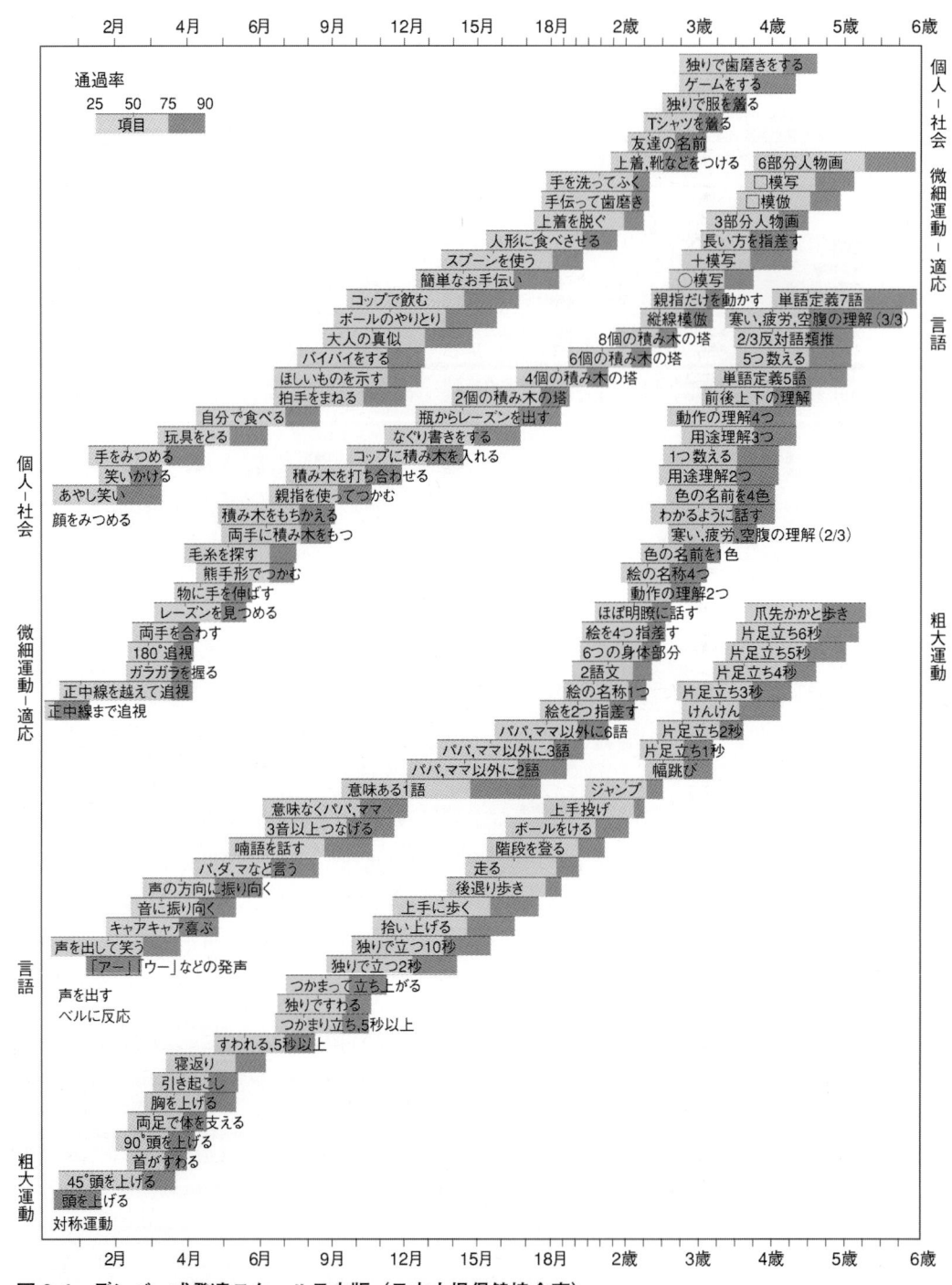

図 2-4 デンバー式発達スケール日本版（日本小児保健協会案）
(前川喜平:写真でみる乳児健診の神経学的チェック法，改訂 6 版. p100, 南山堂, 2003 より)

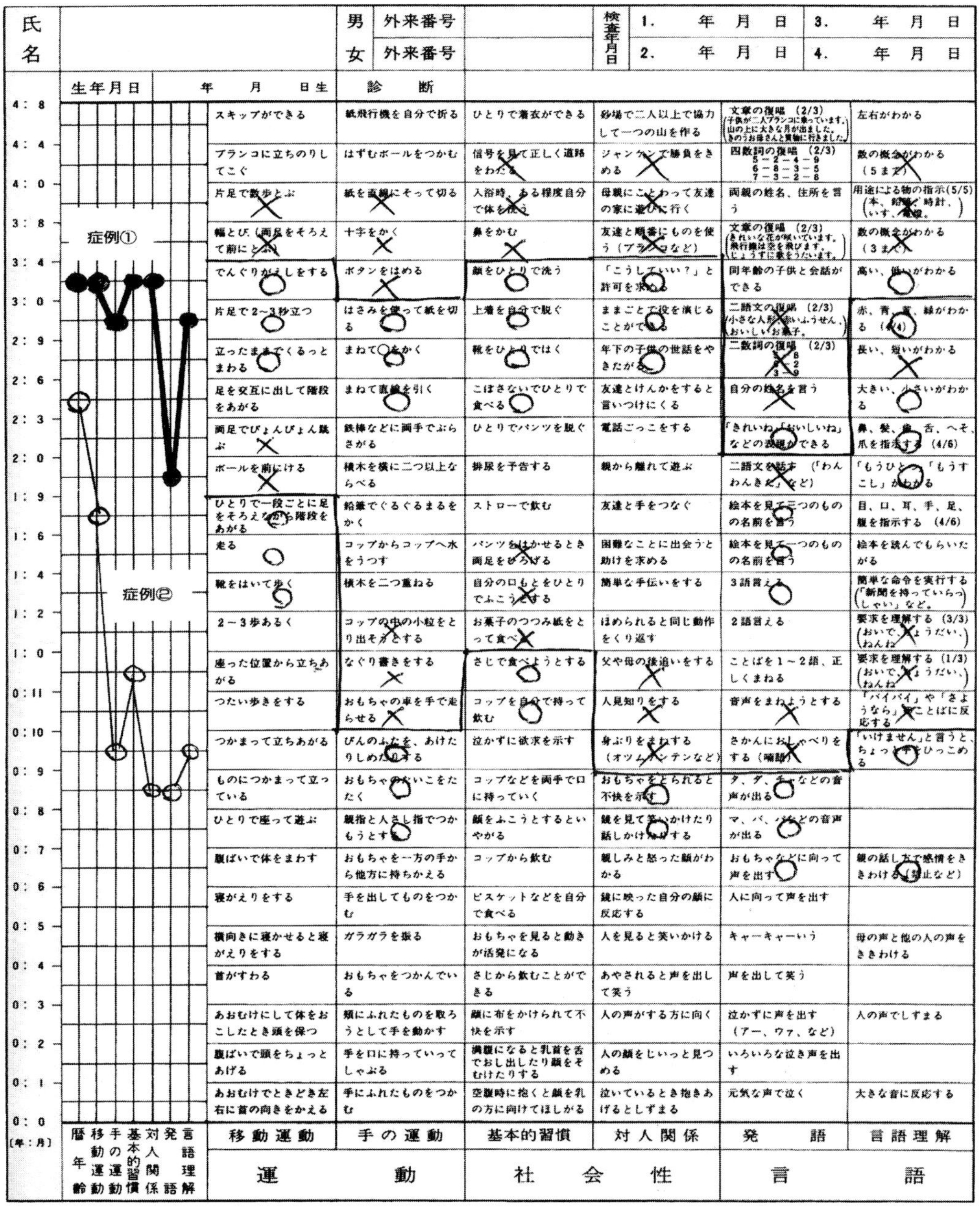

年齢（年：月）	移動運動	手の運動	基本的習慣	対人関係	発語	言語理解
4：8	スキップができる	紙飛行機を自分で折る	ひとりで着衣ができる	砂場で二人以上で協力して一つの山を作る	文章の復唱（2/3）（子供が二人ブランコに乗っています。山の上に大きな月が出ました。きのうお母さんと買物に行きました。）	左右がわかる
4：4	ブランコに立ちのりしてこぐ	はずむボールをつかむ	信号を見て正しく道路をわたる	ジャンケンで勝負をきめる	四数詞の復唱（2/3） 5－2－4－9 6－8－3－5 7－3－2－8	数の概念がわかる（5まで）
4：0	片足で数歩とぶ	紙を直線にそって切る	入浴時，ある程度自分で体を洗う	母親にことわって友達の家に遊びに行く	両親の姓名，住所を言う	用途による物の指示（5/5）（本，鉛筆，時計，いす，電燈）
3：8	幅とび（両足をそろえて前にとぶ）	十字をかく	鼻をかむ	友達と順番にものを使う（ブランコなど）	文章の復唱（2/3）（きれいな花が咲いています。飛行機は空を飛びます。じょうずに歌をうたいます。）	数の概念がわかる（3まで）
3：4	でんぐりがえしをする	ボタンをはめる	顔をひとりで洗う	「こうしていい？」と許可を求める	同年齢の子供と会話ができる	高い，低いがわかる
3：0	片足で2～3秒立つ	はさみを使って紙を切る	上着を自分で脱ぐ	ままごとで役を演じることができる	二語文の復唱（2/3）（小さな人形，赤いふうせん，おいしいお菓子。）	赤，青，黄，緑がわかる（4/4）
2：9	立ったままでくるっとまわる	まねて○をかく	靴をひとりではく	年下の子供の世話をやきたがる	二数詞の復唱（2/3） 5－8 6－2 3－9	長い，短いがわかる
2：6	足を交互に出して階段をあがる	まねて直線を引く	こぼさないでひとりで食べる	友達とけんかをすると言いつけにくる	自分の姓名を言う	大きい，小さいがわかる
2：3	両足でぴょんぴょん跳ぶ	鉄棒などに両手でぶらさがる	ひとりでパンツを脱ぐ	電話ごっこをする	「きれいね」「おいしいね」などの表現ができる	鼻，髪，歯，舌，へそ，爪を指示する（4/6）
2：0	ボールを前にける	積木を横に二つ以上ならべる	排尿を予告する	親から離れて遊ぶ	二語文を話す（「わんわんきた」など）	「もうひとつ」「もうすこし」がわかる
1：9	ひとりで一段ごとに足をそろえながら階段をあがる	鉛筆でぐるぐるまるをかく	ストローで飲む	友達と手をつなぐ	絵本を見て三つのものの名前を言う	目，口，耳，手，足，腹を指示する（4/6）
1：6	走る	コップからコップへ水をうつす	パンツをはかせるとき両足をひろげる	困難なことに出会うと助けを求める	絵本を見て一つのものの名前を言う	絵本を読んでもらいたがる
1：4	靴をはいて歩く	積木を二つ重ねる	自分の口もとをひとりでふこうとする	簡単な手伝いをする	3語言える	簡単な命令を実行する（「新聞を持っていらっしゃい」など。）
1：2	2－3歩あるく	コップの中の小粒をとり出そうとする	お菓子のつつみ紙をとって食べる	ほめられると同じ動作をくり返す	2語言える	要求を理解する（3/3）（おいで，ちょうだい，ねんね）
1：0	座った位置から立ちあがる	なぐり書きをする	さじで食べようとする	父や母の後追いをする	ことばを1～2語，正しくまねる	要求を理解する（1/3）（おいで，ちょうだい，ねんね）
0：11	つたい歩きをする	おもちゃの車を手で走らせる	コップを自分で持って飲む	人見知りをする	音声をまねようとする	「バイバイ」や「さようなら」のことばに反応する
0：10	つかまって立ちあがる	びんのふたを，あけたりしめたりする	泣かずに欲求を示す	身ぶりをまねする（オツムテンテンなど）	さかんにおしゃべりをする（喃語）	「いけません」と言うと，ちょっと手をひっこめる
0：9	ものにつかまって立っている	おもちゃのたいこをたたく	コップなどを両手で口に持っていく	おもちゃをとられると不快を示す	タ，ダ，チャなどの音声が出る	
0：8	ひとりで座って遊ぶ	親指と人さし指でつかもうとする	顔をふこうとするといやがる	鏡を見て笑いかけたり話しかけたりする	マ，バ，パなどの音声が出る	
0：7	腹ばいで体をまわす	おもちゃを一方の手から他方に持ちかえる	コップから飲む	親しみと怒った顔がわかる	おもちゃなどに向って声を出す	親の話し方で感情をききわける（禁止など）
0：6	寝がえりをする	手を出してものをつかむ	ビスケットなどを自分で食べる	鏡に映った自分の顔に反応する	人に向って声を出す	
0：5	横向きに寝かせると寝がえりをする	ガラガラを振る	おもちゃを見ると動きが活発になる	人を見ると笑いかける	キャーキャーいう	母の声と他の人の声をききわける
0：4	首がすわる	おもちゃをつかんでいる	さじから飲むことができる	あやされると声を出して笑う	声を出して笑う	
0：3	あおむけにして体をおこしたとき頭を保つ	頬にふれたものを取ろうとして手を動かす	顔に布をかけられて不快を示す	人の声がする方に向く	泣かずに声を出す（アー，ウァ，など）	人の声でしずまる
0：2	腹ばいで頭をちょっとあげる	手を口に持っていってしゃぶる	満腹になると乳首を舌でおし出したり顔をそむけたりする	人の顔をじいっと見つめる	いろいろな泣き声を出す	
0：1	あおむけでときどき左右に首の向きをかえる	手にふれたものをつかむ	空腹時に抱くと顔を乳の方に向けてほしがる	泣いているとき抱きあげるとしずまる	元気な声で泣く	大きな音に反応する
0：0	運動	運動	社会性	社会性	言語	言語

図 2-5　遠城寺式乳幼児分析的発達検査表

（北原佶：発達機能評価．米本恭三，岩谷力，石神重信，他編：リハビリテーションにおける評価 Ver. 2. p49，医歯薬出版，2000 より）

紙法，これには谷田部ギルフォード（YG）性格検査，不安検査法（MAS），コーネルメディカルインデックス（CMI）などがあり，③一定の作業を課して作業過程を評価する作業検査法，これには内田クレペリン検査，ベンダーゲシュタルト検査などがあり，④投影法はシミ模様に対する被検者の印象から分析するロールシャッハ検査，絵から作った物語を解釈する主題統覚検査法（TAT），

不完全な文章から完成した文章を解釈する文章完成法（SCT）などがある．

b) 知能検査

　知能は言語理解，語の流暢性，数，空間，記憶，知覚速度，推理の7因子の基本的精神能力で構成されるとサーストンは有名な多因子説を述べている．一方，いささか古典的だがヤスパースは，①記銘力，記憶，疲労，運動，言語能力など個人の予備条件と，②後天的に獲得された知識資産と，③判断力，思考力などの本来的知的能力に区分しており，われわれにはこの意見が理解しやすい．

　知能検査法を最初に確立したのはビネーで，鈴木，田中によって日本に導入されて広く知られている．ヴェクスラーは言語性検査と動作性検査に大別され11種の下位検査で構成されるWAIS知能検査法を作成した．**表 2-6**にWAISの概要を示すが，現在はWAIS-Ⅲ[17]が刊行されている．なお小児用の検査法としてWISCⅢがある．臨床の場面ではスクリーニング検査用として長谷川式簡易検査法（HDS-R）（**表 2-7**），Mini Mental State Test（MMS）（**表 2-8**）が広く利用されている．

c) 記憶

　記憶は操作による分類として記銘（覚えること），把持（覚えていること），想起（思い出すこと）に分けられる．またその期間によって短期記憶と長期記憶とさらに情報の選択，一時貯蔵，入・出力，処理，調節を行う作業記憶に分類される．さらにまた形態によって手続き記憶（動作・楽器演奏などの技能記

表 2-6　WAIS知能検査

言語性検査	
1. 知識：1年は何か月？他	言語理解，記憶
2. 数唱：数字の順唱と逆唱	記銘
3. 単語：電車の意味？他	言語理解
4. 算数：7個の積み木を数える	記憶因子
5. 理解：衣服を洗濯する意味？	一般推理，言語，表象
6. 類似：犬とライオンの類似点？	概念形成，言語
動作性検査	
1. 絵画完成	絵画欠如部分の完成
2. 絵画配列	絵画を行為順に配列
3. 積み木模様	積み木を指示模様に配列
4. 組み合わせ	部分画を組合わせて完成
5. 符号	符号を指定位置に転記

（日本版WAISⅢ刊行委員会（藤田和弘，前川久男，大六一志，他）：WAISⅢ成人知能検査．日本文化科学社，2006より）

表 2-7 改訂長谷川式簡易知能評価スケール

	質問項目		評点
1	お歳はいくつですか？（2年以内は正解）		0・1
2	今日は何年の何月何日ですか？ 何曜日ですか？	年 月 日 曜日	0・1 0・1 0・1 0・1
3	私たちが今いるのはどこですか？		0・1・2
4	これから言う3つの言葉を言ってみてください． あとでまた聞きますのでよく覚えておいてください． 　1：(a) 桜　　(b) 猫　　(c) 電車 　2：(a) 梅　　(b) 犬　　(c) 自動車	(a) (b) (c)	0・1 0・1 0・1
5	100から7を順に引いてください． 100－7は？　それからまた7を引くと？	(93) (86)	0・1 0・1
6	私がこれから言う数字を逆さから言ってください． 　たとえば　　6－8－2　　3－5－2－9	(286) (9253)	0・1 0・1
7	先ほど覚えてもらった言葉をもう一度言ってください． 　　ヒント；(a) 植物　　(b) 動物　　(c) 乗り物	(a) (b) (c)	0・1・2 0・1・2 0・1・2
8	5つの物品テスト これから5つの物品を見せます．それを隠しますので，何があったか言ってください． 　例：　時計，鍵，タバコ，ペン，硬貨		0・1・2 3・4・5
9	知っている野菜の名前をできるだけ多く言ってください． 　～5個；0点　　6個以上1個ごとに1点		0・1・2 3・4・5
		合計得点	

（加藤伸司，他：改訂長谷川式簡易知能評価スケールの作成．老年精神医学，2:1339-1347,1991 より）

憶），意味記憶（知識の記憶）とエピソード記憶（事象の記憶）と後二者の統合概念である宣言記憶に分類される．以上を図2-6に示した．記憶検査にはヴェクスラー検査法（WMSR），三宅式記銘検査法，ベントン視覚記銘検査法などがある．

d) 注意

　注意という概念を分類すると，①注意を集中，維持し変化に対応する「持続」，②特定の情報に集中し，他の刺激を排除する「選択」，③注意対象を他に切り替える「転換」，④複数の情報を同時に制御する「配分」に分かれる．浜田[18]はこの検査法を机上検査と日常生活場面に分けて，机上検査を

（1）覚醒水準 (alertness)
　1）視覚性検査：抹消検査 (canscellation test)，continuous performance test
　2）聴覚性検査：audio-motor method，等速打叩検査
（2）選択的注意 (selective attention)

表 2-8 Mini-Menntal State

	質問内容	回答	得点
1（5点）	今年は平成何年ですか． 今の季節は何ですか． 今日は何曜日ですか． 今日は何月何日ですか．	年 曜日 月 日	
2（5点）	ここは，何県ですか． ここは，何市ですか． ここは，何病院ですか． ここは，何階ですか． ここは，何地方ですか（例：関東地方）	県 市 病院 階	
3（3点）	物品名3個（相互に無関係）． 検者は物の名前を1秒間に1個ずつ言う． その後，被検者に繰り返させる． 正解1個につき1点を与える．3個すべて言うまで繰り返す（6回まで） 何回繰り返したかを記せ_____回		
4（5点）	100から順に7を引く（5回まで），あるいは「フジノヤマ」を逆唱させる．		
5（3点）	3で提示した物品名を再度復唱させる．		
6（2点）	（時計をみせながら）これは何ですか． （鉛筆をみせながら）これは何ですか．		
7（1点）	次の文章を繰り返す． 「みんなで　力を合わせて　綱を　引きます」		
8（3点）	（3段の命令） 「右手にこの紙を持ってください」 「それを半分に折りたたんでください」 「机の上に置いてください」		
9（1点）	（次の文章を読んで，その指示に従ってください） 「目を閉じなさい」		
10（1点）	（何か文章を書いてください）		
11（1点）	（次の図形を書いてください）		
		得点合計	

（北村俊則訳　Trouillas P, Takayanagi T, Hallett M et al : International cooperative ataxia rating scale for pharmacological assessment of the cerebellar syndrome. J Neurol Sci 45 : 205-211, 1997 より）

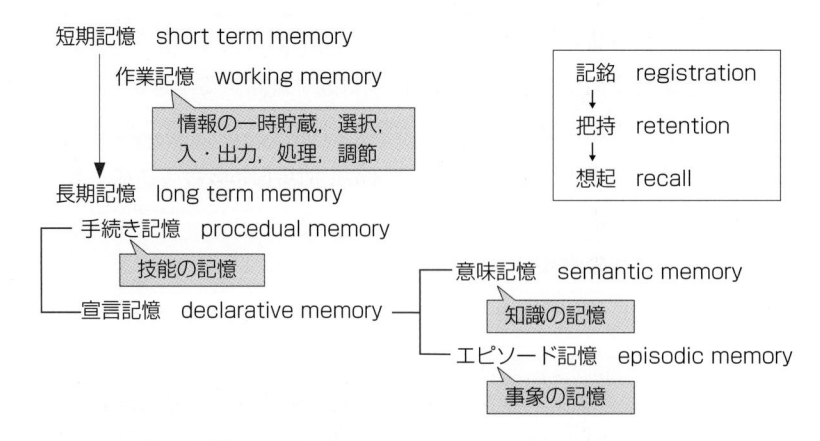

短期記憶　short term memory
　作業記憶　working memory
　　情報の一時貯蔵，選択，入・出力，処理，調節

長期記憶　long term memory
　手続き記憶　procedual memory
　　技能の記憶
　宣言記憶　declarative memory
　　意味記憶　semantic memory
　　　知識の記憶
　　エピソード記憶　episodic memory
　　　事象の記憶

記銘　registration
↓
把持　retention
↓
想起　recall

図 2-6　記憶の形態による分類

1）視覚性検査：抹消検査，trail making test
2）聴覚性検査：聴覚検出課題
(3) 転換的注意 (alternating attention)
1）視覚性検査：letter cancellation test，TMT，高・中・低テスト，漢字平仮名課題
(4) 分配的注意 (divided attention)
1）視覚性検査：trail making test，symbol digid modalities test
2）聴覚性検査：Paced Auditory Serial Addition Task（PASAT）

などをあげ，また日常生活場面の検査についても先崎による評価スケールその他を紹介している．

D 言語評価

言語障害には高次脳機能障害としての失語症と言語発達遅滞，運動機能系の障害としての麻痺性構音障害，脳性麻痺に伴う言語障害，運動失調性言語障害があり，他に聴覚性言語障害，口蓋裂による言語障害，吃音などがある．失語症は自己と他者の意思を言語という口頭音声，文字表象に符号化したり口頭言語を聴取し，文字言語を解読する能力の障害であり，麻痺性構音障害は符号を音声に変換する運動器官の麻痺による障害である．

a) 失語症

失語症はブローカ失語が解剖学的局在から明らかにされた歴史的経緯もあって，当初は病巣局在による分類が重視されてきた．その後はSchuellによる治療主体の臨床的言語病理学に基づく分類が盛んとなった．現在は画像診断と神経生理学の進歩に支えられて局在診断も進歩しているが，多くの失語症分類は臨床症状と病巣局在の組み合わせで行われている．

失語症の臨床症状は，①構音失行（発語における失行症），②流暢性の障害，③喚語困難（自己の概念を語に変換して表出できない），④復唱障害，⑤統語機能障害（文法の障害），⑥錯語（誤った単音，単語，全く意味をなさない言葉を表出する字性錯語，語性錯語，ジャルゴン），⑦聴覚理解障害，⑧読解障害，⑨書字障害などを含む．

代表的な失語症の種類を列挙すると，以下のとおりである．

1) **全失語**：聴覚・視覚言語理解と口頭・書字言語表出のすべてが障害された状態

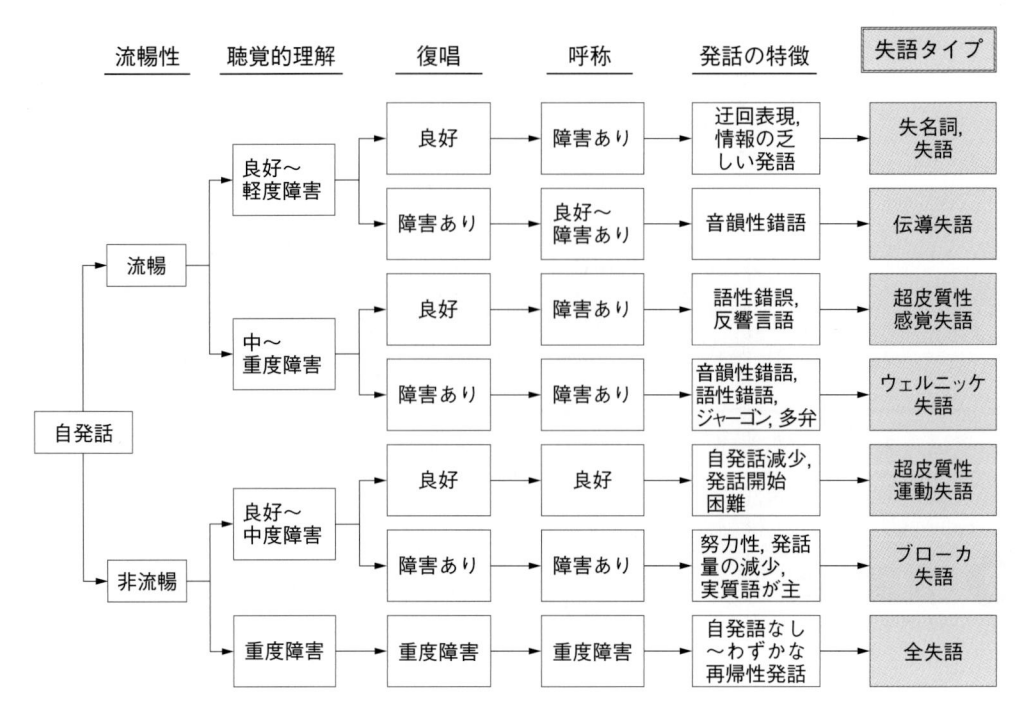

図 2-7 失語タイプの臨床的判定過程
(竹内愛子編:失語症臨床ガイド. 協同医書出版社, p26, 2003 より)

2) **ブローカ失語**:自己の意思を言語表象に変換する中枢の障害によって音声・文字言語の表出が特に障害され流暢性を失った状態
3) **ウェルニッケ失語**:音声,文字言語を理解する能力の障害で,言語性フィードバックが機能しないので,表出言語も,流暢だが意味不明の発語になる
4) **伝導失語**:特に復唱の障害が大きい表出障害である
5) **超皮質性運動失語**:ブローカ失語と似るが復唱能力は高い
6) **超皮質性感覚失語**:ウェルニッケ失語と似るが復唱能力は高い
7) **健忘失語(失名詞失語)**:日常会話は流暢で復唱,言語理解も良好だが,喚語困難が著しい

分類を臨床症状によって区分する竹内のチャート(図 2-7)[19]は障害像を簡便に区別する上でも理解しやすい.

評価法は聴覚理解(聞く),口頭表出(話す),音読と読字理解(読む),自発書字と書き取り(書く)機能を包括的に検査する方法が採られている.国内で最も広く利用されている評価法は標準失語症検査(SLTA)[20]と WAB 失語症検査[21]であろう.図 2-8 に SLTA の評価チャートを示す.表中の細い実線は非失語症の平均値,破線は-1 標準偏差を示す.漢字と仮名の区別,単音,単語,文章レベルの能力を知ることができる.

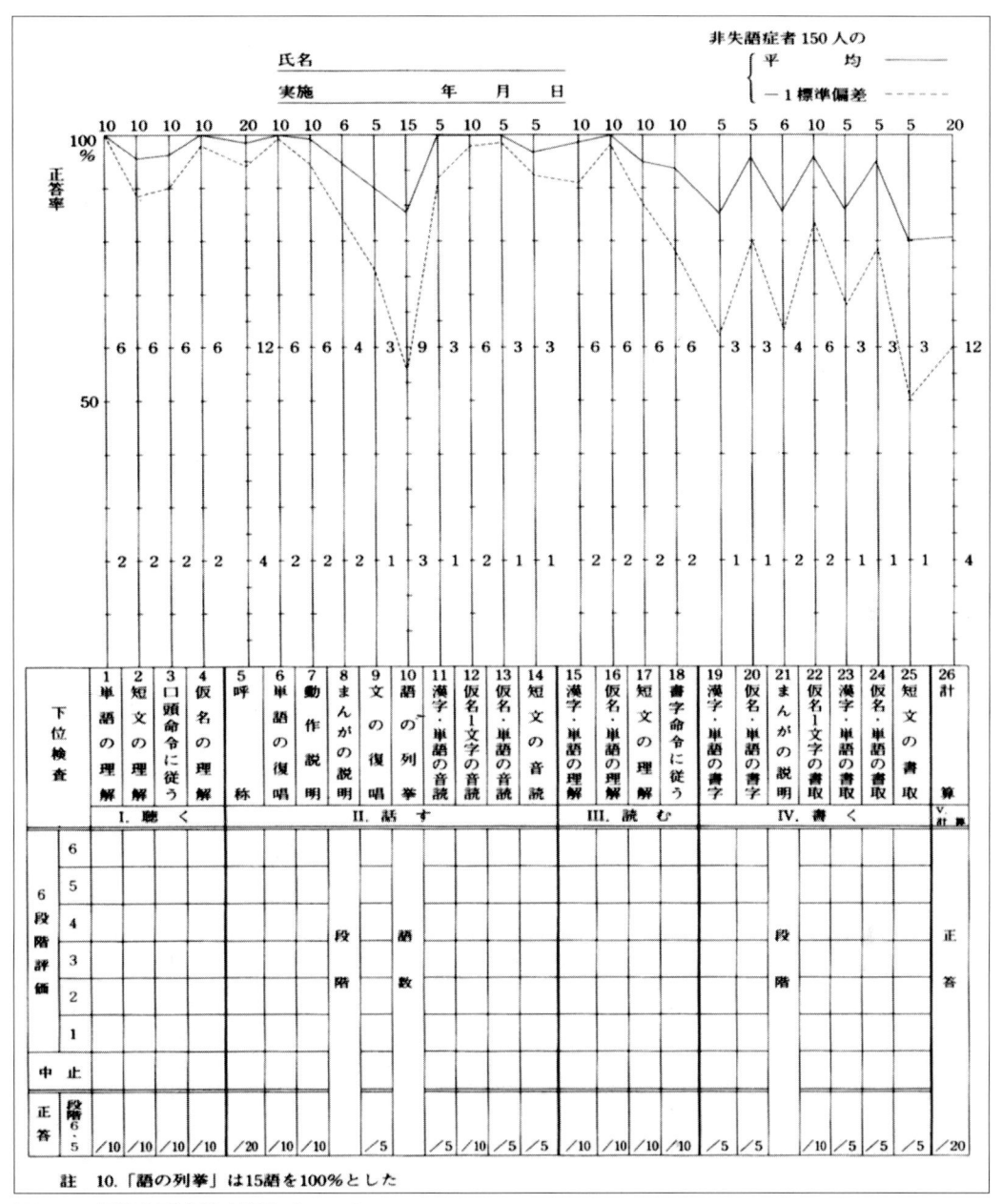

図 2-8 標準失語症検査記入チャート
（標準失語症検査作成委員会：標準失語症検査手引．鳳鳴堂書店，1977 より）

　　　　　言語にかかわる能力を日常場面の生活の中で人と意思を疎通する実用性を客観的に評価する目的で開発されたのが実用コミュニケーション能力検査（Communication ADL Test：CADL）（図 2-9）であり，綿森ら[22]によって日本語訳と標準化作業が行われている．

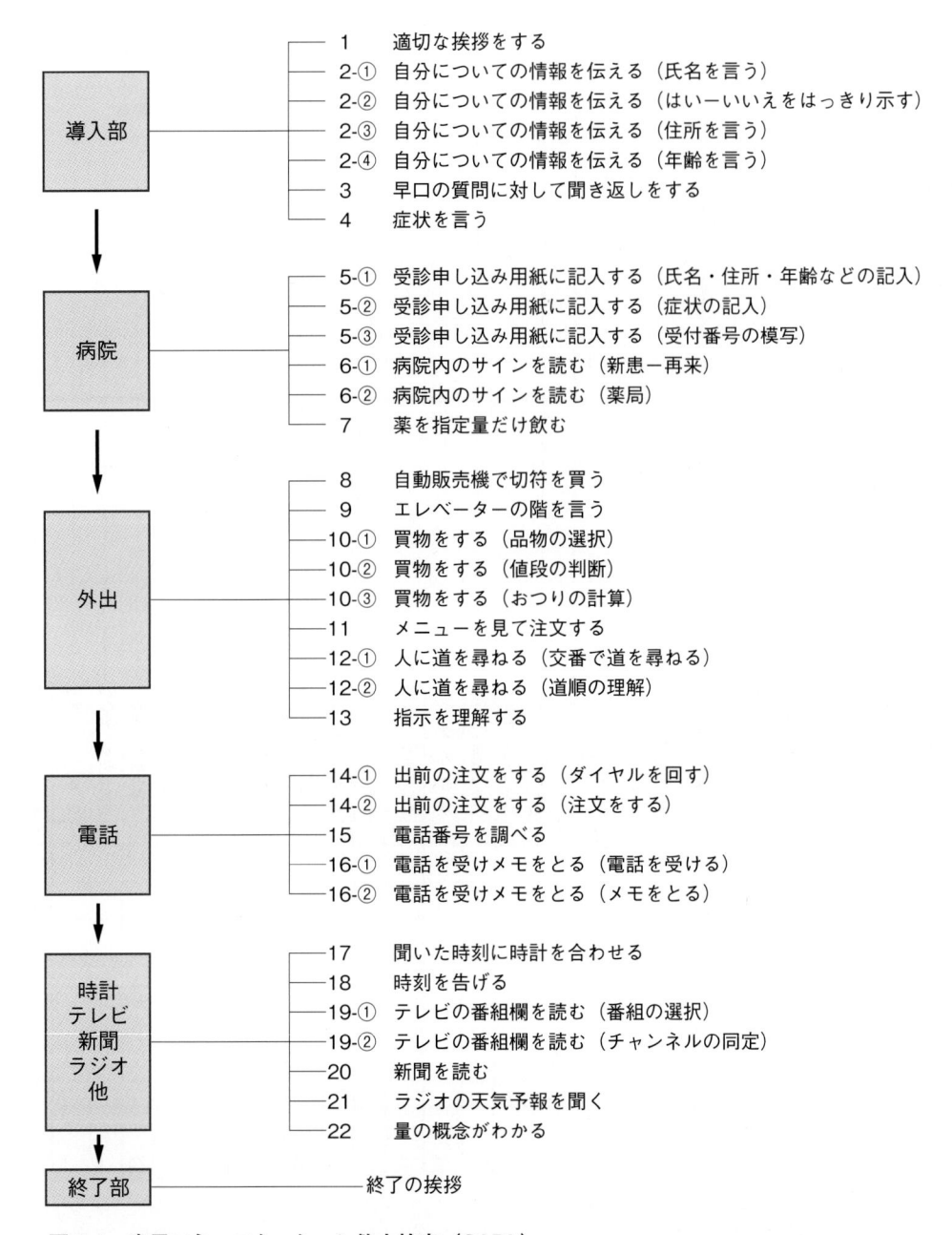

導入部
- 1　適切な挨拶をする
- 2-①　自分についての情報を伝える（氏名を言う）
- 2-②　自分についての情報を伝える（はい―いいえをはっきり示す）
- 2-③　自分についての情報を伝える（住所を言う）
- 2-④　自分についての情報を伝える（年齢を言う）
- 3　早口の質問に対して聞き返しをする
- 4　症状を言う

病院
- 5-①　受診申し込み用紙に記入する（氏名・住所・年齢などの記入）
- 5-②　受診申し込み用紙に記入する（症状の記入）
- 5-③　受診申し込み用紙に記入する（受付番号の模写）
- 6-①　病院内のサインを読む（新患―再来）
- 6-②　病院内のサインを読む（薬局）
- 7　薬を指定量だけ飲む

外出
- 8　自動販売機で切符を買う
- 9　エレベーターの階を言う
- 10-①　買物をする（品物の選択）
- 10-②　買物をする（値段の判断）
- 10-③　買物をする（おつりの計算）
- 11　メニューを見て注文する
- 12-①　人に道を尋ねる（交番で道を尋ねる）
- 12-②　人に道を尋ねる（道順の理解）
- 13　指示を理解する

電話
- 14-①　出前の注文をする（ダイヤルを回す）
- 14-②　出前の注文をする（注文をする）
- 15　電話番号を調べる
- 16-①　電話を受けメモをとる（電話を受ける）
- 16-②　電話を受けメモをとる（メモをとる）

時計テレビ新聞ラジオ他
- 17　聞いた時刻に時計を合わせる
- 18　時刻を告げる
- 19-①　テレビの番組欄を読む（番組の選択）
- 19-②　テレビの番組欄を読む（チャンネルの同定）
- 20　新聞を読む
- 21　ラジオの天気予報を聞く
- 22　量の概念がわかる

終了部
- 終了の挨拶

図2-9　実用コミュニケーション能力検査（CADL）
（綿森淑子，竹内愛子，福迫陽子，他：実用コミュニケーション能力検査；CADL検査．医歯薬出版，1990より）

b）麻痺性構音障害

　　口唇，舌，頬，下顎，軟口蓋，喉頭等の構音器官を支配する神経の麻痺によっておきる障害であり，構音器官の運動麻痺である．麻痺は皮質運動野，内包，舌咽・迷走・舌下神経核，三叉神経・顔面神経核，延髄とここに発する神経線維のいずれかの損傷でおきる．したがって麻痺型も痙縮，固縮，失調，協調運

動障害など多様な形をとり得る．臨床症状は発声，共鳴（鼻音），調音（歪み），プロソディー（アクセント，抑揚，高低，強弱，速度），明瞭度で表示される．構音障害には麻痺性構音障害のほかに器質性構音障害，機能性構音障害がある．

E 失行，失認の評価

運動麻痺，知的機能低下がないにもかかわらず目的に適った運動・動作・行為ができない状態を失行と呼ぶ．手足を用いて作業を行う動作を企画する中枢神経機能の障害と考えれば理解できよう．また感覚・知覚，知的機能，意識障害がないにもかかわらず対象の認知ができない状態を失認と呼ぶ．失行，失認は運動，感覚を統合する大脳機能の障害であり，高次脳機能障害に分類される．スクリーニング検査として日本失語症学会が作成した検査法[23,24]がある．

a）失行

1) **肢節運動失行**：比較的単純だが目的のある協調運動，習熟運動ができず，特定の指を立てたり，物を摘んだりする運動を模倣でも，自動運動でもできない状態をいう．

2) **観念運動失行**：この障害の定義は研究者によって相異があるが，一般には道具を使用しない運動を言語指示でも模倣でも不可能な状態をいい，社会的慣習動作の敬礼，投げキッス，手招き，さようならができず，道具を使う習慣的な動作の歯磨き，整髪，飲水，書字などを道具を使わずに行うことを指示するとできない状態をいう．

3) **観念失行**：定義に差がある概念だが，一般には道具を使用する動作の障害と考えられ，単品（コップ，眼鏡，歯ブラシ）の使用動作，複数の道具（ライターと煙草，茶筒と急須と湯飲み）を使用する動作を指示して可否を検査する．

以下は異なる概念の複合だとする意見もあるが，臨床的には独立した概念であると理解されている．

4) **構成失行**：二次元，三次元の物体を描写したり，組み立てることができない状態をいう．菱形，赤十字の印，立方体の模写，積み木の組み立てなどを指示して検査を行う．

5) **着衣失行**：身体認知障害，半側空間無視，構成失行によっても衣服の着脱は不可能になり得るので，これが独立した概念か議論が多い．しかし衣服の部位を弁別し，対応する四肢の動作ができずに，着衣ができない

状態を着衣失行と呼んでいる.

b) 失認

1) **左半側無視**：視覚の伝達系に損傷があると視野欠損や同名半盲が起きて、その部分の視覚が欠損するが、それとは異なって半側の視空間を認識できない状況を半側無視という．右大脳半球の損傷で左半側におきることが多く、日常の診療活動で遭遇する機会が多い障害である．左側の空間の認識が欠如した状態なので、注意（空間認識）がまず右に行ってしまい、左に注意を移動できない．日常の場面では話しかけても右ばかりを向き、左側の食べ物を食べ残し、左側にある道具を利用・操作できず、左の障害物を無視して蹴つまずいてしまう．検査は線分抹消試験，文字・印抹消試験，図形模写試験，描画試験，線分二等分試験など[25]がある．目覚まし時計の模写，人物画の自発描画を指示すると左側を書き落とすことが多く、スクリーニングテストに利用しやすい．

2) **相貌失認**：記憶障害，意識障害，知的障害がないにもかかわらず，よく知っている人の顔を判別できない状態をいう．この場合に声や服装に見覚えがあるとそれを手がかりに認識できることがあるという．

3) **地誌的失認**：この場合にも記憶障害，意識障害，知的障害がないにもかかわらず，見慣れたはずの建物，風景を認知できない，方角がわからないために道に迷ってしまう障害をいう．

4) **バリント症候群**：視力自体の障害はないのに視野のごく一部しか認識できず，複数の事物を認識できない．また注視した対象から視線を移動することができない．そして見えている対象に手を伸ばして掴み，操作することができず，地面に引かれた線に沿って歩くこともできない．三番目の障害を視覚失調ともいう．視覚性頭頂連合野の障害であるとされている．

F 意識障害の評価

通常の意識障害は覚醒の不良な状態を指す．意識水準は中脳の腹側から延髄に至る脳幹網様体が調整している．網様体から大脳皮質の活動を活性化する系を上行性網様体賦活系と呼ぶ．脳外傷，脳内出血でこの部が損傷を受けると意識障害がおきる．その程度と経過は障害の重症度とも相関があり，早期に積極的訓練を開始する可否判断の基準にも用いられる．また軽度遷延性の意識障害と知能障害との鑑別は必ずしも容易ではないが，意識障害は改善の可能性を期待すべきであるのに対して，知能障害は別の介入方法を考慮する必要もあり，

表2-9　Glasgow Coma Scale

大分類	小分類	スコア
A. 開眼 (eye opening)	自発的に（spontaneous） 言葉により（to speech） 痛み刺激により（to pain） 開眼しない（nil）	E4 3 2 1
B. 言葉による応答 (verbal response)	見当識あり（orientated） 錯乱状態（confused conversation） 不適当な言葉（inappropriate words） 理解できない声（incomprehensible sounds） 発声がみられない（nil）	V5 4 3 2 1
C. 運動による応答 (best motor response)	命令に従う（obeys） 痛み刺激部位に手足をもってくる（localizes） 四肢を屈曲する（flexes） 　逃避（withdraws） 　異常屈曲（abnormal flexion） 四肢伸展（extends） まったく動かさない（nil）	M6 5 4 3 2 1

表2-10　Japan Coma Scale

Ⅰ 刺激しないでも覚醒している状態（1桁で表現） 　（delirium, confusion, senselessness） 　1. だいたい意識清明だが，いまひとつはっきりしない 　2. 見当識障害がある 　3. 自分の名前，生年月日がいえない
Ⅱ 刺激すると覚醒する状態・刺激をやめると眠り込む（2桁で表現） 　（stupor, lethargy, hypersomnia, somnolence, drowsiness） 　10. 普通の呼びかけで容易に開眼する 　　　合目的的な運動（たとえば右手を握れ，離せ）をするし，言葉も出るが間違いが多い 　20. 大きな声または体を揺さぶることにより開眼する 　　　簡単な命令に応ずる，たとえば離握手 　30. 痛み刺激を加えつつ呼びかけを繰り返すと辛うじて開眼する
Ⅲ 刺激しても覚醒しない状態（3桁で表現） 　（deep coma, coma, semicoma） 　100. 痛み刺激に対し，はらいのけるような動作をする 　200. 痛み刺激で少し手足を動かしたり，顔をしかめる 　300. 痛み刺激に反応しない

経過を厳密に把握することが求められる．欧米ではGlasgow Coma Scale（GCS）（表2-9），日本ではJapan Coma Scale（JCS）（表2-10）が広く用いられる．

4 ADLの評価

A ADLの意義

　リハビリテーション医学の目的は疾病の究明ではなく，疾病の結果としておきる日常生活の不自由を改善することであり，この点は現在も不変である．日常生活動作（Activities of Daily Living；ADL）の概念はニューヨークのDeaver, Brownによって生み出され，Rusk, Lawtonによって発展されたという[26]．ニューヨーク大学で開発され国際的にも広く知られた当時のADL評価表はADLの改善にかかわる治療計画の立案を企図したもので，食事，排泄，更衣などの動作項目は使用する用具・材質などによって評価項目を細分化し，それぞれに必要な移動動作を含み，全体の項目数も非常に多いものであった．このADLというリハビリテーション特有の概念は，リハビリテーションの普及とともに世界各国で受け入れられて，瞬く間に広く世界に普及していった．ADLは身体臓器の生物学的機能を表現する検査指標とは異なり，個人の日常生活にかかわる活動機能を示す概念であるから，個人が生活する環境の影響を強く受ける．そのためにこれを評価する指標は，文化，生活様式，習慣，評価を行う場によって規定される．そのために多くの国々でそれぞれの国情，地域，生活習慣を反映し，さらには異なる評価目的によっても，数多くのADL評価法が考案され使用されてきた．

　日本リハビリテーション医学会[27]はADLの概念を以下のように規定した．

　「ADLは一人の人間が独立して生活するために基本的なしかも各人共に共通に繰り返される一連の身体的の動作群をいう．この動作群は食事，排泄等の目的をもった各作業（目的動作）に分類され，各作業はさらにその目的を実施するための細目作業に分類される．リハビリテーションの過程やゴール決定にあたって，これらの動作は健常者と量的・質的に比較され記録される」．

　続けて「身体運動機能を伴わない他の独立した障害（精神，視力，聴力，言語等のみの障害）における日常生活動作あるいは生活機能に関する評価は別に考慮される必要がある」として，日常生活動作を身体機能のみに限定し，高次脳機能と感覚系の機能を別に評価すべき概念とし，さらに，「交通機関の利用，家事動作等は日常生活関連動作というべきであろう」と日常生活関連動作の概

念を設けて，日常生活動作を居室周辺の身の回り動作に限定した．

しかし，先に述べた国際生活機能分類（International Classification of Functioning；ICF）は活動と参加を同一の概念に分類し，運動と移動，セルフケア，家庭生活という項目を設定し，運動と移動には交通機関の利用も含め，家屋内の生活と屋外の活動とを項目によって区分しない方式を採用した．この方式に従えば，日常生活の概念は社会参加を含む概念へと拡大されたことになる．一方で，家庭の核家族化と社会の年齢構成の高齢化で単身生活をする高齢者がとみに増加し，これに伴って高齢者の社会的な生活能力を評価する必要性も大きくなっている．

そのような状況を反映してIADL（手段的ADL：Instrumental ADL），EADL（拡大ADL：Extended ADL）などの概念と評価法が開発され，IADLの概念がわが国の介護保険法での評価概念に導入されるに及んで，ADLの概念は拡大して解釈される傾向が生じている．ここでは日本リハビリテーション医学会の定義に従うADLを基本的ADLとし，IADL，EADLを含むADLを拡大ADLとして，まず基本的ADLについて評価法作成の歴史的経過も含めて述べ，続いて拡大ADLについて述べることにする．

B ADL評価法の発展小史

障害状況と改善状況を量的に表現し，簡潔，具体的かつ分析的な評価法の確立を目的にKenny評価法がShoeningら[28]によって作成された．これは，6個の大項目を動作の順序に配列した7個前後の小項目に細分し，評価結果の中間位を幅広く取って，評価の鋭敏性を確保しようとするものであった．

同じ頃に，高齢者のADL自立度を段階付けして定量的に表現することを目的にKatz評価法[29]が作成された．この評価法ではADLを入浴，更衣，トイレ，移動，排尿・排便，食事の6動作に分類し，各項目は自立と介助に区分し，自立項目の数によってA〜Gの7段階に分類する方法である．

一方，Klein-Bell評価法[30]は自立度を定量的に表現することで情報伝達に役立ち，さらに状態像の変化に対応する鋭敏性を考慮し，障害状況も把握できるよう，小項目が要素的動作で構成されて分析的観察を可能にした評価表として作成された．具体的にはズボンを履く動作では爪先を通し，脚を通し，腰まで引き上げ，ジッパーを上げ，留め具をとめる一連の要素的動作項目で構成されている．項目数は多いが連続的動作を評価するので，検査自体は比較的短時間で終了し，問題点を把握できる評価法である．

現在，国際的にも広く利用されているBarthel評価法はBarthel, Mahoneyらによって開発・報告[31]された．この評価法はADL自立度を指数で表現する

表 2-11　Barthel Index

項目	点数	記述	基準
1. 食事	10	自立	皿やテーブルから自力で食物をとって，食べることができる．自助具を用いてもよい．食事を妥当な時間内に終える．
	5	部分介助	なんらかの介助・監視が必要（食物を切り刻む等）．
2. 椅子とベッド間の移乗	15	自立	すべての動作が可能（車いすを安全にベッドに近づける．ブレーキをかける．フットレストを持ち上げる．ベッドへ安全に移る．臥位になる．ベッドの縁に腰かける．車いすの位置を変える．以上の動作の逆）．
	10	最小限の介助	上記動作（1つ以上）最小限の介助または安全のための指示や監視が必要．
	5	移乗の介助	自力で臥位から起き上がって腰かけられるが，移乗に介助が必要．
3. 整容	5	自立	手と顔を洗う．整髪する．歯を磨く．髭を剃る（道具はなんでもよいが，引出しからの出納も含めて道具の操作・管理が介助なしにできる）．女性は化粧も含む（ただし髪を編んだり，髪型を整えることは除く）．
4. トイレ動作	10	自立	トイレの出入り（腰かけ，離れを含む），ボタンやファスナーの着脱と汚れないための準備，トイレット・ペーパーの使用，手すりの使用は可．トイレの代わりに差し込み便器を使う場合には便器の清浄管理ができる．
	5	部分介助	バランス不安定，衣服操作，トイレット・ペーパーの使用に介助が必要．
5. 入浴	5	自立	浴槽に入る，シャワーを使う，スポンジで洗う．このすべてがどんな方法でもよいが，他人の援助なしで可能．
6. 移動	15	自立	介助や監視なしに45m以上歩ける．義肢・装具や杖・歩行器（車つきを除く）を使用してよい．装具使用の場合には立位や座位でロック操作が可能なこと．装着と取りはずしが可能なこと．
	10	部分介助	上記事項について，わずかの介助や監視があれば45m以上歩ける．
	5	車いす使用	歩くことはできないが，自力で車いすの操作ができる．角を曲がる，方向転換，テーブル，ベッド，トイレ等への操作等．45m以上移動できる．患者が歩行可能なときは採点しない．
7. 階段昇降	10	自立	介助や監視なしに安全に階段の昇降ができる．手すり，杖，クラッチの使用可．杖をもったままの昇降も可能．
	5	部分介助	上記事項について，介助や監視が必要．
8. 更衣	10	自立	通常着けている衣類，靴，装具の着脱（こまかい着かたまでは条件としない；実用性があればよい）が行える．
	5	部分介助	上記事項について，介助を要するが，作業の半分以上は自分で行え，妥当な時間内に終了する．
9. 排便自制	10	自立	排便の自制が可能で失敗がない．脊髄損傷患者等の排便訓練後の坐薬や浣腸の使用を含む．
	5	部分介助	坐薬や浣腸の使用に介助を要したり，ときどき失敗する．
10. 排尿自制	10	自立	昼夜とも排尿自制が可能．脊髄損傷患者の場合，集尿バッグ等の装着・清掃管理が自立している．
	5	部分介助	ときどき失敗がある．トイレに行くことや尿器の準備が間にあわなかったり，集尿バッグの操作に介助が必要．

（今田拓：日常生活活動（動作）の概念・範囲・意義．土屋弘吉，他編：日常生活活動（動作）―評価と訓練の実際―．第3版，p17，医歯薬出版，1992 より）

ことによって，患者の改善状況を量的に提示する目的で作成された能力評価（できるADL）である．評価表は表2-11に示すとおり10項目で構成され，各項目には5点刻みで評点が付けられ，すべてが可能なら100点が与えられる．移動関連動作と排泄関連動作が重視されて高い得点が付与されている．

Grangerらを中心に米国リハビリテーション医学会はBarthel評価法を発展させて，意思疎通と社会的認知の項目を加え，新たなFIM (Functional Independence Measure) 評価法を開発した．FIMはUniform Data System for Medical Rehabilitation (UDS)[32]の中核をなすADL評価法で，国際的にも多数の国で使用されるようになり，日本でも慶應義塾大学の千野ら[33]が日本語

表 2-12 機能的自立度評価法（FIM）

レベル		介助なし
	7 完全自立（時間，安全性含めて） 6 修正自立（補助具使用）	介助なし
	部分介助 　5 監　視 　4 最小介助（患者自身で75％以上） 　3 中等度介助（50％以上） 完全介助 　2 最大介助（25％以上） 　1 全介助（25％未満）	介助あり

セルフケア　　　　　　　　　　　　　入院時　　　　退院時　　　フォローアップ時
　A．食　事　　　　箸
　　　　　　　　スプーンなど
　B．整　容
　C．清　拭
　D．更衣（上半身）
　E．更衣（下半身）
　F．トイレ動作

排泄コントロール
　G．排尿コントロール
　H．排便コントロール

移　乗
　I．ベッド，椅子，車いす
　J．トイレ
　K．浴槽，シャワー　　浴　槽
　　　　　　　　　　シャワー

移　動
　L．歩行，車いす　　歩　行
　　　　　　　　　　車いす
　M．階　段

コミュニケーション
　N．理　解　　　　　聴　覚
　　　　　　　　　　視　覚
　O．表　出　　　　　音　声
　　　　　　　　　　非音声

社会的認知
　P．社会的交流
　Q．問題解決
　R．記　憶

　　合　　計

注意：空欄は残さないこと，リスクのために検査不能の場合はレベル1とする．

Copyright 1990 Research Foundation of the State University of New York
（千野直一監訳：FIM：医学的リハビリテーションのための統一データセット利用の手引．慶應義塾大学医学部リハビリテーション科，1991，より）

訳と標準化作業を精力的に行って，広く普及した実行状況（しているADL）を評価する評価法である．評価項目と採点基準を表2-12に示す．

ADLの評価項目と尺度を統一して点数表示することの意義は，

1) 個別の患者について，①治療成果を数量的に明示すること，②その結果を情報として数量的に的確に他職種・他施設に伝達すること，
2) 研究目的として，①多数症例について治療成果を集計し，治療技法の開発に役立てること，②リハビリテーションの効果を治療者間・施設間・国際間で比較検討すること，
3) 政策目的で，結果を①施策検討，②治療費用算定，③治療施設・治療者間の優劣判定に役立てることなどがある．

ADL評価にあたって注意すべきは，評価の目的を治療と判定の別，治療と扶助と補償の別，評価の基準を自立度と介助量の別，能力と生活実態の別で峻別しないと，どのように優れた評価表であってもこれらすべてを満たすものはあり得ないと理解すべきことである．

C 治療を目的とする評価の留意点

治療計画立案を目的として評価する場合には，問題となる行為を食事・排泄などの動作項目として可否を指摘するだけでなく，その行為の要素となる身体機能・動作環境・福祉用具・介助技法の問題点を発見して解決法を検討する努力が必要である．できれば評価表自体にこの要求を満たす条件が備わっていることが望ましい．そうでないと評価結果は評価者の力量と意欲によって左右され，目的とはかけ離れて単に自立度を羅列して，解決すべき問題点の指摘すらできない結果に終わることになる．それでは単なる測定であって評価とは呼べない．ベテランにとっては評価表の既成概念に拘束されない白紙の状態で評価に臨むのが，障害の深層を把握する最良の方法かもしれないが，新人にはそれを期待できないし，常にスーパーバイザーがつくことも不可能である．個々の活動・動作の何処に問題があり，それはなぜなのかを考察できるヒントを与える評価表が必要である．そのような目的で作成されたADL評価表として梅村[34]の報告があるが，これ以外には厳密に計量心理学的技法を用いて標準化が完成した満足すべき評価法はまだない．ここでは以下に，治療を目的にする評価の方法について要素的動作に重点を置いて述べることにする．

a) 摂食動作

動作は，①食器を持ち，②食物を把持し，③口に運び，④口に入れて，⑤咀嚼・嚥下に分解される．この際に姿勢，食器の種類，固定または把持の方法，操作能力，リーチ，食物の大きさ，硬さ，粘稠度，自助具余地も確認を要する．

b）整容動作

洗面所に出ることと手の届く範囲が食事動作と大きく異なる．

c）更衣動作

特徴は，①寝返り・起座・座位保持が基礎となり，②四肢体幹の可動域と筋力が必要で，③衣類の材質・形態・自助具の工夫が左右し，④複数の手順と方法を確認する必要がある．上半身では袖を上腕まで上げてから，背中と頭を通す作業，あるいはその逆の順序の作業，下半身では爪先を通すことと腰まで上げて留め具を固定することが要点になる．

d）トイレ動作

動作は，①布団を出て，②便所まで移動し，③衣類を下げ，④便座に座り，⑤排泄後に清拭または洗浄して水を流し，⑥衣服を着る動作に分解される．便所までの通路・段差・扉・便所の広さ・手すり・便器の種類と附属器具・福祉用具と自助具の使用・介助者の空間確保，携帯便器を利用する場合にはその安定性と手すりの有無が大きく影響する．洋式便器と洗浄器の普及が多くの障害者に役立っている．収尿器，人工肛門などストマの処理，間欠自己導尿の可否も確かめる．

e）入浴動作

浴槽の出入りには高さ・深さ・大きさ・手すり・腰掛けられるプラットホームの影響を確認する．プラットホームがなければ，浴槽縁に板を置き，脇に椅子を置く効果も確めたい．洗い場の移動は手すり・座位移動・床面の材質・シャワーチェアの可能性を検討する．脱衣室と洗い場の段差が支障なら脚の長い簀の子が代用できる．

f）起居移動動作

移動動作は遂行手段だが，基本動作として独立した項目として評価されることが多い．以下に従来から指導されてきた古典的方法を述べる．これ以上に優れた方法もあるのだが，患者が動作方法の指示なしでは不可能な場合に，この方法を口頭指示，誘導，あるいは一部介助して確認すれば，可能性の有無を予測できよう．

1) 寝返り：寝返りは下肢で床を回転とは逆方向に押して，まず肩を捻って体幹を軽く屈曲しつつ，続いて腰を回旋させる．この際に膝を立てることができれば，足底で床を押す力も利用できる．脳卒中片麻痺の寝返り

と起座の古典的方法は，あらかじめベッド上で患側に体幹を寄せておき，健側下肢を患側下肢の下に差し込んでおき，麻痺側上肢を前方に移し，健側上肢の肩を直角に外転してベッドの端を掴み，上肢で体幹を引き起こすようにして，肘の上に上半身の体重を乗せていって片肘をつく姿勢になる．肘の直上に重心を保持しつつ，肘を伸ばして上半身を起こす．この際に上半身を早い時期に回旋させていないと，麻痺側上肢の屈筋の緊張が不必要に高まってしまう．パーキンソン病では無動と，肩甲帯・中部体幹・下部体幹・下肢の分節的回旋運動の可否が動作の可否に影響するので，動作練習に先立って，その練習を徹底することが必要である．脊髄損傷対麻痺では左右上肢を大きく振ってその回転する慣性力を利用する．リウマチでは疼痛のある上肢への負荷を避ける目的で，下肢を勢いよく振り上げ振り下ろしてその反動で起き上がる人が多いのだが，頸椎にリウマチ病変がある人では，この方法は頸椎の病変を増悪させかねないので，寝返って起き上がる方法を指導したい．上肢の体重負荷が不可能な場合には，電動ベッドを早期に導入することも考えたい．

2) **起座動作**：起座動作は，脊髄損傷対麻痺では上肢を強く左右に振って，その慣性で寝返り，外転した上肢の方向に体幹の回旋を続けながら肘の直上に体重心を乗せて片肘をつく．片肘の直上に上半身の体重を乗せ，肘を伸ばしていく方法がある．一方，仰臥位の姿勢から寝返らずに，両肩を強く水平外転させて両肘に体重を乗せて，体幹を捻って一方の肘に体重を乗せておいて，他方の肩を外旋した状態で肘を伸ばし，手掌をできるだけ後方について，そちらに体重を移して起き上がる方法，腹臥位から両肘に体重を乗せて股関節を強く屈曲して尻を持ち上げて座位になる方法などを確認する．片麻痺の古典的方法とパーキンソン病，リウマチの起座動作はすでに述べた．

3) **起立動作**：起立動作は，片麻痺の古典的方法では後方に引いた健側下肢の直上で体重を支え，患側足部を前外方に開いて患側への転倒を防ぎ，体幹を強く前屈して起立する．片麻痺，パーキンソンでは足を手前に引いて床につき，腰部体幹を大きく前屈して重心位置を足底の直上に移動して起立する．前屈が不足して重心が後方に残ると，動作途中で尻もちをついてしまって立ち上がれない．リウマチではベッドの高さが強く影響する．車椅子への移乗動作は一般に起立動作の可否が決定的影響を与えるが，起立が不可能で上肢筋力が弱い対麻痺の場合には，車椅子の座面がベッドの高さと一致し，車椅子の足台を開いて座面がベッドに密着できること，車椅子をつける位置，体幹の回転方向が重要である．

D 拡大 ADL

まず拡大 ADL という概念を整理して，評価表が満たすべき条件を列挙してみたい．

1) 地域での単身生活の可否を判断するためには屋内外の家事に加えて，生活必需品の購入，家計管理などの可能性を評価する必要がある．
2) 社会生活の自立を判断するためには通勤・通学，就労，レクリエーション，対人関係の把握が必要である．
3) 自立生活（ILM：Independent Living Movement）の可否を判断するなら，動作の自立性ではなく，介助を要請したり拒否する対人関係における自律性が重要になる．また拡大 ADL においては可能性ではなく実行性を評価する必要がある．

これまでに作成されている代表的な拡大 ADL 評価法を紹介する．IADL（Instrumental ADL）は Lawton[35]によって高齢者が地域で生活するための手段として必要な活動能力を知る指標として作成された評価法である．指標は電話，買い物，食事支度，家屋維持，洗濯，外出，服薬，家計の 8 項目で構成され，1 人ですべて行う，準備があれば行う，不十分，しないの 4 ないし 3 段階に評価するものである．

Frenchay Activities Index[36]は表 2-13 に示すとおり，屋外を含む家事を中心とする作業を過去 3 か月間と 6 か月間の実行頻度を確認し，生活の活動度を把握しようとするもので，作成者は家事，レジャー，屋外作業の要因を抽出できたと述べている．

Nouri らが extended ADL として作成した Nottingham Extended ADL Index[37]は，屋外移動，台所仕事，家事関連作業，レジャーの 4 項目で，各項目に 4～6 小項目，全体で 21 小項目を含み，各小項目を介助有無 4 段階で評価する方法である．

古谷野ら[38]は高齢者の生活実態に即した活動能力を体系化して，地域生活上で必要とされる活動能力に関する指標を老研式活動能力指標として報告した．評価票は表 2-14 に示す手段的 ADL 5 項目，知的能動性 4 項目，社会的役割 4 項目，計 13 項目で構成されている．

表 2-13　Frenchay Activities Index

最近の3か月		最近の6か月	
＿＿食事の支度 ＿＿食器洗い	1＝しない 2＝1回以下／週 3＝1～2回／週 4＝毎日のように	＿＿旅行／車運転	1＝しない 2＝1～2回／6か月 3＝3～12回／6か月 4＝毎週2回以上
＿＿洗濯 ＿＿家事 ＿＿重作業の家事 ＿＿近隣の買い物 ＿＿近所付き合い ＿＿屋外歩行15分 ＿＿活動的趣味 ＿＿運転またはバス利用	1＝しない 2＝1～2回／3か月 3＝3～12回／3か月 4＝毎週1回以上	＿＿庭仕事 ＿＿家事作業／車の手入れ	1＝しない 2＝少し 3＝中程度 4＝全部
		＿＿読書	1＝しない 2＝1回／6か月 3＝1回以下／2週 4＝1回以上／2週
		＿＿就労	1＝ない 2＝10時間以内／週 3＝10～30時間／週 4＝30時間以上／週

(Holbrook M, Skilbeck CE：An activities index for use with stroke patients. Age Ageing 12：166-170, 1983 より改変)

表 2-14　老研式活動能力指標

毎日の生活についてうかがいます．以下の質問のそれぞれについて「はい」「いいえ」のいずれかに○を付けてお答え下さい．質問が多くなっていますが，ご面倒でも全部の質問に答えてください．	
手段的 ADL	
（1）バスや電車に乗って1人で外出できますか．	はい・いいえ
（2）日用品の買い物ができますか．	はい・いいえ
（3）自分で食事の用意ができますか．	はい・いいえ
（4）請求書の支払いができますか．	はい・いいえ
（5）銀行預金，郵便貯金の出し入れが自分でできますか．	はい・いいえ
知的能動性	
（6）年金などの書類が書けますか．	はい・いいえ
（7）新聞を読んでいますか．	はい・いいえ
（8）本や雑誌を読んでいますか．	はい・いいえ
（9）健康についての記事や番組に興味がありますか．	はい・いいえ
社会的役割	
（10）友達の家を訪ねることがありますか．	はい・いいえ
（11）家族や友達の相談にのることがありますか．	はい・いいえ
（12）病人を見舞うことができますか．	はい・いいえ
（13）若い人に自分から話しかけることがありますか．	はい・いいえ

(古谷野亘，柴田博，中野克治，芳賀博，須山靖男：地域老人における活動能力の測定；老研式活動能力の指標の開発．日本公衛誌 34：109-114, 1987 より一部改変)

5　リハビリテーション治療総論

　医学的リハビリテーションは身体的機能，知的機能，日常の活動能力の改善と社会生活への参加復帰を支援し，さらには環境改善と社会資源活用を支援するものであり，多数職種の共同作業を必要とする．加えて短い期間で高い成果をあげるためには発病直後からの開始が重要であり，手術が予定されている場合には術前からの予防的介入が有効である．このためには主治医である診療各科の理解と協力が欠かせない．また地域社会への復帰を企画する段階では，地域の福祉士・保健師・ケアマネジャー，復職・復学を実現する場合には職場，学校の人々との情報交換が必要である．このように医師を含めて多数職種のチームワークで行われることがリハビリテーションの大きな特徴である．病院内でリハビリテーションにかかわる職種には各診療科医師，リハビリテーション科医師，看護師，理学療法士，作業療法士，言語聴覚士，臨床心理士，医療ソーシャルワーカー，義肢装具士が含まれる．これら各職種は医系，文系，工学系など広い領域にまたがっており，それぞれがサービス方法を検討する際に根拠とする思考過程と技術方法論はその教育背景に大きく依存する．したがって異なる領域の専門職種が共通の目標に努力を集中するためには，緊密なチームワークを組む努力を要し，チームを1つにまとめるリーダーが必要である．

　リハビリテーション科医師は，各診療科からの依頼を受けて患者を診察・評価し，環境因子の情報も得て，心身機能・活動・参加の概念別に目標を設定して，各職種別に目的だけでなくその方法を具体的に明示し，身体的・精神的負荷の限界を量的・具体的に明示し，進行管理に責任をもつ．重複障害をもつ，特に急性期の患者では，脈拍・不整脈頻度・血圧・血液酸素飽和度について教科書の指標が役に立たない場面にしばしば遭遇する．また障害内容・病巣局在・生活歴・生活環境によって精神的負荷への耐性も異なる．これに対処するには主治医・病棟・リハビリテーション部各職種との情報交換と連携協力が欠かせない．医学的リハビリテーションは医師の指示の下に行われるが，指示とは以上のすべてに対して責任を負うということである．

　リハビリテーション看護師は通常の看護業務に加えて，患者の病棟生活での活動能力を把握して家庭復帰後の生活を想定して日常生活の自立を技術指導し，本人と家族に対する心理的支援を行う．この役割を果たすには他の専門職

理学療法士（PT）は温熱療法，水治療法，光線療法，電気治療，牽引，マッサージなどを補助手段に用いて，運動療法によって身体機能の改善を図る．運動療法には関節可動域増大練習，筋力増強練習，神経生理学的機能回復練習のほかに，寝返り・起座・起立・歩行その他の起居・移動動作練習が最も重要な比重を占める．内容をまとめて表2-15に示す．

作業療法士（OT）は手芸・革細工・木工・金工等の各種作業を用いて理学療法と同様の機能回復を図り，発病直後から家庭復帰までの日常生活のセルフケアを技術指導し，また各種作業を応用して職業前評価・練習指導を行い，さらに精神科的作業療法を行う．表2-16はICFの心身機能，活動，参加の概念別に作業療法の内容をまとめたものである．作業療法とは心身機能の回復だけでなく，日常生活の活動，就労，社会生活，地域活動に及ぶ広い守備範囲をもつものである．最近の作業概念には著しい進展がある一方で，上肢の機能訓練のみに守備範囲を限定する傾向がみられる．作業療法本来の役割を忘れてしまっては，その必要性を否定される危険性が危惧される．

言語聴覚士（ST）は言語概念の障害である失語症と言語発達遅滞，発声障害，

表2-15　理学療法

運動療法	関節可動域練習	他動運動，自動運動
	筋力増強練習	等尺運動，等速運動，PNF
	協調性練習	巧緻練習，神経筋再教育
	神経生理学的練習	PNF，ボバース，ボイタ
	呼吸練習	呼吸練習，排痰練習
	移動動作練習	寝返り・起座・起立・歩行練習
物理療法	温熱療法	ホットパック，渦流浴，超短波
	寒冷療法	アイスパック
	光線療法	赤外線，紫外線
	電気刺激	治療的，機能的電気刺激

表2-16　作業療法

心身機能支援	運動機能	関節・筋力・巧緻性作業練習
	感覚機能	表在深部覚，視聴覚，感覚統合
	心理的	精神科作業療法，社会技能練習
	認知機能	注意・理解・思考・記憶・解決練習
日常活動支援	ADL	身の回り動作練習
	対人関係	コミュニケーション
社会参加支援	就労	職業前評価・指導
	社会生活	趣味娯楽開発，集団活動
	地域活動	地域活動支援，地域資源

麻痺性構音障害，吃音，難聴に伴う言語障害に対する言語治療を行う．この中で失語症は聴覚，視覚性の言語理解または音声，書字による言語表出にかかわる言語中枢の障害による言語概念それ自体の障害であり，質量ともに言語療法の中核的位置を占める．代表的治療技法を表2-17にまとめた．最近では急性期からの言語療法の重要性が認識されて積極的に実施[39]されている．また咀嚼・嚥下障害に対する練習指導も言語聴覚士を中心にして行われる．誤嚥性肺炎発生の危険を伴う嚥下訓練を積極的に進めるには，嚥下造影検査による障害像の把握と，その結果を参考に間接練習と直接練習の別，練習用食材の決定など具体的指示が欠かせない．

　臨床心理士は認知機能（知的機能，失認・失行，注意障害など）と情緒機能（性格など）の評価を行い，これらの機能不全に対して心理学的に治療と支援を行う．大学の心理学科の教育課程で医学領域に必要な臨床心理学を教育するコースが存在しない現実と，臨床心理士の国家資格が全然なく，診療報酬制度にも臨床心理士によるアプローチが認められていない状況は，医療機関での心理学の体系的支援が極めて貧しい要因となっており，言語聴覚士の身分が確立して言語聴覚治療と咀嚼嚥下治療が充実しつつある事実と対比して，1日も早い現状打開策が望まれる．

　医療ソーシャルワーカー（MSW）は患者の社会的ニーズを把握し，本人が属する社会と家庭の環境を調査・調整して，そこへの復帰を環境調整的な側面から支援する．患者・家族の心理・社会的カウンセリングも重要な役割である．MSWについても身分制度の充実と診療報酬の認知が望まれる．医療に要求されるサービス内容がこれだけ広範になり，社会保障制度も猫の目のように目まぐるしく変化し，専門知識がなければ活用できないほど横に広がりをもち，患者・家族による個人的努力では社会的自立は到底不可能な現状をみても，MSWは医療機関に不可欠な情勢であることを直視して，専門職制度を早急に構築すべきである．

表2-17　失語症に対する言語療法

刺激法
①強力な聴覚刺激
②理解力対応最適刺激
③刺激の反復
④反応を引き出す
⑤反応の強化
⑥矯正をしない
行動変容療法
機能再構成法
実用主義法
認知神経心理学法

その他の専門職種にリハビリテーション工学系の技術者がある．義肢装具士は個々の患者に適合する義肢と装具を製作する専門職である．その他車椅子製作技術者，種々の福祉機器製作技術者，建築家がある．

6 職種間連携（チームワーク）

　リハビリテーションがチームで行われる理由は，先に述べたとおり身体的・心理的機能，日常の活動の能力改善と社会生活への参加復帰を実現し，家庭と社会の環境改善も支援する広範な活動を含むものだからである．しかしながら，教育的背景が異なり，したがって思考過程と技術方法論が異なる専門職種間のチームワークは，決して容易ではない．それでもチームは緊密でなければならない．それには情報の共有と意見の交換が不可欠であり，意見の交換はときに激論を戦わさなければ，よい結論は出ないはずである．意見交換はチーム相互が対等でないと十分には行えない．チームリーダーは最終結論をまとめる知識と技量をもつ責任者であって，もちろんマネジャーではないが，絶対君主でもないと自覚しないと，複数の職種から有益な意見を引き出せない．リーダーがどれほど優れていても，十分な意見交換もなしによい結論を出せると思うのはまやかしである．逆に意見の正否を判断し，有益な意見を引き出す知識と技術をもつものがリーダーでないと，議論は空転する．小田原評定でもなく，大勢の船頭が船を山に上げてしまわない意見交換の場を保証することがチームワークの第一の要であろう．

　その一方，検討すべき対象患者が100名を超える病院では，意見交換にどのようにして時間と頻度を十分にかけることが可能かを検討する必要もある．複数職種で技術方法論まで含めて厳密に頻回に検討しなければならない対象，専門職種内で技術方法論を深めるべき対象，複数職種間で経過を確認しつつ変化には即応すべき対象，ある一定の間隔で経過を確認すればよい対象などに検討の濃度と頻度を区分して対処しないと，ただ機械的に検討会に上程する方法では，チーム間の検討が極めて希薄な内容に終わってしまったり，検討から漏れてしまう対象が生じたり，間違った結論に陥る危険など過ちを犯す可能性もあり，対象に応じて複数種類の意見交換の場を設定し，その他の手段を使い分けて駆使することも必要である．

チームワークはこのようなリハビリテーション部内の症例検討会だけでは十分といえない．病棟で行われる看護師主催の検討会にもリハビリテーション部の代表者が出席して意見を述べ，受けた情報をリハ部門担当者に伝達し，医師の回診にも代表者が参加して意見を述べ，情報伝達に努める必要がある．しかしながら，十か所を超える病棟・診療科，集中治療部，救急病棟を抱える医療機関では，これらすべてへの参加は不可能であり，それぞれの状況に応じた固有の対応が必要になる．

また情報の伝達手段についても，医師はできるだけ書面で依頼を出し，リハビリテーション部門は出された依頼には書面で回答することも重要であり，評価結果や経過にかかわる情報伝達も可能な限り書面で行うべきである．書類では間に合わない緊急情報も当然ながら極めて多い．しかしその場合でも後追いの確認は書類で果たすべきである．緊急時の薬物投与の意思伝達方式を見ならって，その方法をリハビリテーションの領域でも採用すべきである．コンピュータが普及すればやがて書面は画面に置き換わるであろうが，そこで起きる危険性は画面を開かずに時間が経過してしまうことである．確実な情報伝達は難しい課題だが，口頭だけの依頼と情報の伝達は必ず過誤を招く．情報を発信し，それを受け，実行し，実行を確認する作業はあまりに煩瑣ではあるが，間違いを防ぐためのシステムとして構築することが望まれる．

■引用・参考文献

1) 上田敏：リハビリテーションを考える：障害者の全人間的復権．青木書店，1983
2) 中村隆一編：入門リハビリテーション概論．第6版増補，pp153-173，医歯薬出版，2006
3) 安藤徳彦：リハビリテーション診断学．津山直一監修：標準リハビリテーション医学．第2版，pp122-155，医学書院，2000
4) 岡本安晴：計量心理学．培風館，2006
5) 森實敏夫：臨床医のためのEBMアップグレード．医学書院，2002
6) Guyatt G, Renny D（古川壽亮，山崎力監訳）：臨床のためのEBM入門．医学書院，2003
7) 名郷直樹：続EBM実践ワークブック．南江堂，2002
8) 日本リハビリテーション医学会：関節可動域表示ならびに測定法．リハ医学 32：207-217，1995
9) Hislop HJ, Montgomery J（津山直一訳）：新徒手筋力検査法．第7版，協同医書，2003
10) Brunnstrom S：Motor testing procedures in hemiplegia. Physical Therapy 46：357-375, 1966
11) 上田敏：目で見るリハビリテーション医学．第2版，東大出版会，1994
12) 千野直一：脳卒中患者の機能評価；SIASとFIMの実際．シュプリンガーフェラーク東京，1997
13) 日本脳卒中学会Stroke Scale委員会；日本脳卒中学会脳卒中重症度スケール（急

性期）Japan Stroke Scale（JSS）．脳卒中 19：2-5，1997
14）折笠秀樹，久野貞子，長谷川一子：パーキンソン病の重症度を測る日本語版 unified Parkinson's disease rating scale（UPDRS）の信頼性評価．神経治療 17：577-591，2000
15）Trouillas P, Takayanagi T, Hallett M et al：International cooperative ataxia rating scale for pharmacological assessment of the cerebellar syndrome. J Neurol Sci 45：205-211，1997
16）小林宏高，高塚博，佐鹿博信，他：運動失調の機能障害評価票作成について．総合リハ 28：573-578，2000
17）日本版 WAIS Ⅲ 刊行委員会（藤田和弘，前川久男，大六一志，他）：WAIS Ⅲ 成人知能検査．日本文化科学社，2006
18）浜田博文：注意障害の評価．田川皓一編：神経心理学評価ハンドブック．pp99-110，西村書店，2004
19）竹内愛子編：失語症臨床ガイド．協同医書出版社，p26，2003
20）標準失語症検査作成委員会：標準失語症検査手引．鳳鳴堂書店，1977
21）WAB 失語症検査（日本語版）作成委員会：WAB 失語症検査日本語版．医学書院，1986
22）綿森淑子，竹内愛子，福迫陽子，他：実用コミュニケーション能力検査；CADL 検査．医歯薬出版，1990
23）日本失語症学会失認症検査法検討委員会：標準高次視知覚検査（Visual Perception Test for Agnosia；VPTA）．新興医学出版社，1997
24）日本失語症学会失行症検査法検討委員会：標準高次動作性検査．医学書院，1985
25）石合純夫：半側空間無視の評価．田川皓一編：神経心理学評価ハンドブック．pp230-244，西村書店，2004
26）土屋弘吉，今田拓，大川嗣雄編：日常生活活動（動作）．第 3 版，医歯薬出版，1992
27）日本リハビリテーション医学会：ADL 評価について．リハ医学 13：315-320，1976
28）Shoening HA, Anderegg L, Bergstrom D et al：Numerical scoring of self-care status of patients. Arch Phys Med Rehab 46：689-697，1965
29）Katz S, Ford AB, Moskowitz RW et al：Studies of illness in the aged；The index of ADL；A standardized measure of biological and psychosocial function. JAMA 185：914-919，1963
30）Klein MR, Bell B：Self care skills；Behavioral measurement with Klein-Bell ADL scale. Arch Phys Med Rehab 63：335-338，1982
31）Mahoney FI, Barthel DW：Functional evaluation；The Barthel index. Md State Med J 14：61-65，1965
32）Data management service of the Uniform Data System for Functional Assessment Research：Guide for Use of the Uniform Data Set for Medical Rehabilitation. Ver.3.1, State University of New York at Buffalo, Buffalo, 1990
33）千野直一監訳：FIM；医学的リハビリテーションのための統一的データセット利用の手引き（FIM version 3.0 日本語版）．慶應義塾大学医学部リハビリテーション科，1991
34）梅村文子，他：評価の実際．伊藤利之，江藤文夫編：新版日常生活活動（ADL）（評価と支援の実際）．pp48-59，医歯薬出版，2010
35）Lawton MP, Brody EM：Assessment of older people；Self-maitaining and

instrumental activities of daily living. Gerontologist 9：179-186, 1969
36) Holbrook M, Skilbeck CE：An activities index for use with stroke patients. Age Ageing 12：166-170, 1983
37) Nouri FM, Lincoln NB：An extended activities of daily living scale for stroke patients. Clinical Rehabilitation 1：301-305, 1987
38) 古谷野亘, 柴田博, 中野克治, 他：地域老人における活動能力の測定；老研式活動能力の指標の開発. 日本公衛誌 34：109-114, 1987
39) 鶴田薫：STROKE UNITでの急性期リハビリテーション；言語聴覚療法の実際. Medical Rehabilitation No.66：69-76, 2006

III

医学的リハビリテーション「各論」

1 脳性麻痺

A 脳性麻痺の定義

　　脳性麻痺の新たな定義について2005年に国際的な作業部会[1]が開催された．作業部会が提示した素案の内容は以下のとおりである．

　　脳性麻痺とは胎児期から新生児期の発達中の脳に生ずる非進行性の障害に起因する，運動，姿勢の発達の障害群であり，活動（ICF概念のactivityの意）の制限を生じるものである．脳性麻痺の運動障害はしばしば感覚，認知，意思疎通，知覚，行動，てんかん発作などの障害を伴う．

　　この素案は日本の厚生省脳性麻痺研究会が作成した定義と共通点が多い．特に母体の胎盤に受精卵が着床する受胎から，出生後4週までの新生児期に生じた，病変が増悪しない脳の非進行性病変に基づく，運動と姿勢の発達の障害だとする表現はほぼ重なり合う．注目すべきは，障害が日常の活動を制限するという記述，具体的に併存症をあげてこれがしばしば随伴するという記述を定義の本文中に明記している点である．これは脳性麻痺の障害像を広く捉えて障害学の観点から対処したいとする立場に拠っていると推測される．この定義は，原因究明を放棄して曖昧模糊とした概念をさらに拡大する非科学的なものであると，批判の対象にされかねないものではあるが，社会参加の機会を充実させるために，総称的呼称を残して制度の発展をより重視する立場を明確にしたものだと思われる．

B 脳性麻痺の発生頻度，危険因子，麻痺型

　　脳性麻痺の発生頻度は従来は出生1,000対2強であった．その後周産期の分娩管理，新生児管理が効を奏して1980年には0.6前後まで減少したが，超低出生体重児の増加に伴って最近では再び2.0強になっている[2,3]．危険因子には妊娠後期の出血，貧血，高血圧，子癇前症，分娩時の早産，胎盤早期剥離，低酸素脳症，異常胎盤があげられている．以上に述べた原因と状況から障害部位別の分類では片麻痺（左右いずれかの半身の麻痺），四肢麻痺（両側上・下

肢と体幹の麻痺)，両麻痺（両側下肢と体幹の麻痺)，麻痺型別にみた分類では痙直型（痙性麻痺)，ジスキネジア型（アテトーゼなどの不随意運動型)，失調型など複数が存在する．

C 診断と評価

　中枢神経系の発達は受胎から出生後数年間に及ぶ．神経系は受胎後第4週の胚子期に外胚葉から形成を開始して次第に完成していき，第5週で大脳半球の形成が始まり，左右の半球を結合する脳梁は第10週で出現し，急速に後方に拡大していく．線条体の形成は胎生2か月前後で，大脳皮質からの運動神経伝導路である錐体路の神経線維束がこの線条体を貫通して，内包を形成していく．大脳半球は胎生末期で急速に発達し，回と溝が形成されるが，出生時の前頭葉・側頭葉はまだ未熟で，3〜6か月で発育が良好になる．前頭葉その他の各葉がほぼ完成するのは出生2歳前後で，神経線維の髄鞘化はこれに並行しつつやや遅れて進行する．また神経細胞相互の興奮伝達を果たすシナプスは出生5歳前後までは著しく増加し，以後減少に転じる．以上の発達過程は神経系の重要な構造は出生前からすでに発達しているが，繊細な機能は出生後に完成するという事実と，したがってこの時期の発育の重要性と，一方で新生児の脳には著しい可塑性があるという事実とを示している．

　脳性麻痺の診断方法は運動発達の遅れの有無を認識することに始まり，その原因が中枢神経系の成熟の遅れに基づくものであるか否かを神経学的に確認することによって成り立っている．Milani-Comparetti[4]は姿勢のコントロールの状態について，諸神経反射・反応の出現との関係を検討して発達診断図表（図3-1）を作成した．この評価票は障害の有無を確定するだけでなく，障害児の目標を設定し，治療計画を立案することに活用される．

　図3-1を説明する．把握反射は小指側手掌を軽く圧すると手指を屈曲する反射，ATNR（非対称性緊張性頸部反射）は頸を一方に回旋すると顔面側の上下肢が伸展し後頭側の上下肢が屈曲する反射，Moro反射は仰臥位に抱えた児の頭を落とすように頸部を急激に過伸展させると，両側上肢が速い速度で伸展外転し，その後ゆっくりと内転屈曲する反射運動である．これらの原始反射は出生前からすでに存在し，生後3か月または6か月以内に消退する．Landau反応は児の腹部を下にして横抱きにすると，頸部・体幹・四肢が軽度屈曲しているのが生後1.5か月までみられる第1相の現象で，第2相では頸部を水平にするが体幹・四肢は軽度屈曲しており，この現象は生後3, 4か月までみられる．第3相は頸部・体幹を伸展し，四肢を軽度伸展する反応で，生後6か月頃には完成する．迷路性立ち直り反応は閉眼で，視覚性立ち直りは開眼で体幹を

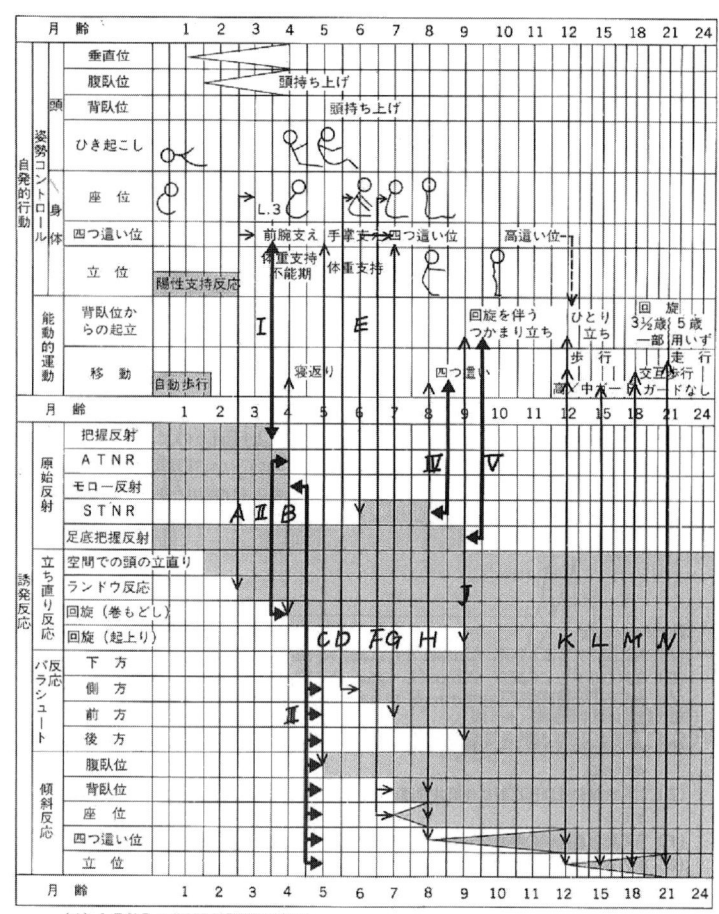

図3-1 運動発達評価表（Milani-Comparetti）

(津山直一監修，上田敏，明石謙，緒方甫，安藤徳彦編集：標準リハビリテーション医学．第2版，医学書院，2000より)

(A) 矢状面の立ち直り反応（Landau I）は屈筋共同運動から伸展への発達を助長する．
(B) 身体の巻きもどし反応（derotative righting）は体軸の回旋を可能とする．
(C) 腹臥位での傾斜反応が出現すれば，肘を伸展位で手掌で身体を支えることができるようになる．
(D) 側方向へのパラシュート反応が出現していることが，手で支えて座位できるための必要条件である．
(E) 対称性緊張性頸部反射は伸筋共同運動を崩して四つ這い位（four foot kneeling）を可能にさせる．
(F) 背臥位と座位での傾斜反応が座位保持に必要である．
(G) 前方へのパラシュート反応が座位保持に必要である．
(H) 座位平衡が完全に取れることと，四つ這い位で傾斜反応が存在することとが，四つ這い移動（crawling）が可能となる必要条件である．
(J) 後方へのパラシュート反応が獲得された後に，起立は可能となる．
(K) 四つ這い位での傾斜反応が完成し，立位での傾斜反応が出現してから，歩行は可能となる．
(L), (M) 立位での傾斜反応が増強するにつれて，guard（立位での上肢挙上）は消失する．guardが完全に消失した後に歩行時の上肢の交互運動がみられるようになる．
(N) 立位での完全な傾斜反応を，走ることができる前に獲得する．
(I) 手の把握反射は，腹臥位で肘で体重を支えられる以前に，消失していなければならない．
(II) 非対称性緊張性頸部反射は，巻きもどし反応が可能となる前に消失している必要がある．
(III) 上肢のMoro反応は，パラシュート反応が傾斜反応が可能となる以前に，消失する必要がある．
(IV) 対称性緊張性頸部反射は，四つ這い移動が可能となる以前に，消失する必要がある．
(V) 足の把握反射は，立てるようになる以前に消失する必要がある．

傾斜させると頭頸部を垂直位に保つ反応である．図中のBは身体の巻き戻し（derotative righting）反応で，これが対軸の回旋を可能にする．Cは腹臥位の傾斜反応で，手掌で体幹を支える基礎となる．Dのパラシュート反応は垂直に抱いた児を前方に傾けると両手を伸ばし，後方に傾けると後方に伸ばす反応で，起座，起立動作を実現させるものだが，この形状は落下傘に似ている．EのSTNR（対称性緊張性頸部反射）は頸部を過伸展すると上肢が伸展して下肢が屈曲し，頸部を屈曲すると上肢が屈曲して下肢が伸展する反射で，四つ這いの前段階を保証するものだが，四つ這い移動が可能になる前に消退する．Jの後方へのパラシュート反応は立位を実現する基礎になる．Kの四つ這い傾斜反応の完成と立位傾斜反応の出現が歩行を可能にさせる．

D 脳性麻痺の治療的訓練

　わが国の脳性麻痺に対する運動療法は1980年頃までは学齢期以後を対象に古典的基本動作訓練が行われていた．1970〜80年にかけてBobath法が日本にも紹介され，引き続いてVojta法が紹介され，熱心な普及活動が行われるに及んで，これらの神経生理学的訓練技法が急速に国内各地に広まっていった．しかしながら，早期診断による中枢性障害児の概念の過剰な拡大と，治療成果を過大に評価する傾向，訓練だけに生活を集中させる犠牲，技術の正確な習得を重視して講習会の受講を義務づけたことが徒弟制度的と誤解され，批判的な見解が相次いで提起された．実際に，治療成果をEBMに基づいて厳密に証明する報告はほとんどないという現実もあり，現在は批判の意見が大勢を占めているようである．しかしながらその効果を訓練室で見る限り，訓練直後の成果は多くの疾患で顕著であり，効果を証明する根拠の提示技法に吟味の余地があるのかもしれず，EBMがないことをもって無効と断定してよいか，批判には疑問を感じさせる側面もある．Bobath法は現在も講習会・研究会が定期的に開催され，これを用いる理学療法士・作業療法士はかなり多い．

　麻痺の有無にかかわらず，早産のいわゆる未熟児は呼吸器合併症，不良肢位での関節拘縮などの発生予防，運動発達の促通，家族支援を目的に，NICU在室中からリハビリテーションの介入が必要であり，その重要性は徐々に認識されつつあるが，普及度はまだ低く，技術方法論それ自体も開発・発展すべき余地を残している．

　脳性麻痺に対して，中島[5]はVojta法を基本にした発達運動促進法として練習指導技法を著述しており，ここではその概略を紹介してみたい．著書の前半は神経生理学的基礎として脊髄単シナプス反射に始まり，緊張性頸部反射などの原始反射，立ち直り反応，平衡運動反応などと，これに関連させて姿勢と運

動の発達を詳述している．この目的は技術の基礎医学的根拠を示すことではなく，練習指導に対する反応を細かく観察して吟味すべき手段を提供することにあると推測される．

練習指導の実際は追視練習から記述が始まる．肘立て姿勢で緊張性迷路反射でなく迷路性立ち直り反応を誘発する方法，頭部を挙上させる方法，重心移動，姿勢調節，顔面・手の感覚運動連関，肘立て，バランス獲得，四つ這い，体幹・上下肢の姿勢調節（パラシュート反応），寝返り，方向転換，四つ這い，静的・動的直立位へと具体的記述を進めている．

これらの訓練成果を翌日に確実に蓄積させるためには，家族指導を徹底して，訓練以外の時間帯に成果が消えてしまわないための配慮が欠かせない．Bobath 法では Finnie[6] が『脳性麻痺児の家庭療育』という名著を執筆しているが，脳性麻痺に限らず他のすべての障害について，家族と本人を対象にした指導書と実践がないと，練習効果を翌日に繋げて効果を永続させることはできないと思われる．

E 身体障害者更生施設（現障害者自立支援施設）を利用して職業前指導と社会生活指導を意図した事業

昭和 54 年以来，すべての障害児に就学の機会が保障されているが，養護学校高等部を卒業しても一般就労できずに在宅生活を送る脳性麻痺が少なくない．この人々に ADL 練習を改めて行い，社会生活上の対人関係の技能を確立し，職業前評価と指導を行って，就労と社会的自立を実現する目的で，神奈川県肢体不自由者更生施設（七沢更生ホーム：当時）は養護学校卒業生を主対象に受託評価的入所訓練事業を昭和 59 年に開始した．詳細は水落[7] が報告しているが，概略を改めて紹介する．

対象の平均年齢は 21.1 ± 6.3 歳，麻痺型は痙直型とアテトーゼ型で約 80％を占め，両者ほぼ同数である．ADL は全介助，部分介助，ほぼ自立，全自立が各 12，31，25，31％を占める．この人々に 18.1 ± 9.9 か月の期間をかけて評価・訓練を行った結果，社会性と自立心は向上したが，数値の上で量的に示せるほどの変化はなく，また，ADL 上は大多数が不変で，軽度介助の約 1/3 のみがほぼ自立に変化している．そして就労にかかわる成果は一般就労は 1 名に過ぎず，職業訓練校は 2 名，授産施設入所が 10 名，地域小規模共同作業所が 34 名，在宅生活が 18 名という結果であった．

神奈川県肢体不自由者更生施設は神奈川県総合リハビリテーションセンターとして，附設のリハビリテーション病院の全面的な協力の下にリハビリテーションを実施しており，PT，OT，ST，臨床心理だけでなく体育，職業前評

価・練習指導も十分に実施できる体制にあって，生活指導も含めて事業を行っている．それだけでなく，障害者更生相談所とも定期的な会合をもち，連携を密にすることにも積極的である．身体障害者授産施設，職業訓練校との関係も疎遠ではない．それでなおかつ一般就労がほとんど実現せず，将来の可能性を期待できる施設への引き継ぎさえも十分にできなかったという現実は，脳性麻痺の職業的自立の困難性を如実に物語っている．これは限られた施設の個別の努力では不可能で，社会全体の仕組みを変革しない限り解決できない課題ではないかと思わせる．

F 成人脳性麻痺の二次障害

これまで成人脳性麻痺の生活実態はほとんど明らかにされていなかった．治療対象とされる脳性麻痺の機能障害は小児神経学の領域であり，成人を治療対象にする各診療科は脳性麻痺に関して治療経験と障害に関する知識が皆無に等しく，成人脳性麻痺がさまざまの訴えをもって受診してきても，適切に対応できない現実があった．元来，脳性麻痺は非進行性であると定義づけられているが，成長に伴う加齢現象によって青壮年期ですでに四肢体幹と内臓器の障害が発生し，身体機能の低下が起きることが少なくない．その原因は呼吸器・消化器疾病，頸椎症，変形性関節症，関節拘縮など多様なのだが，これらの発生率，原因，治療法ともに明らかでなかった．

神奈川県療護施設入所中の40歳以上の脳性麻痺53名を調査して，安藤[8]は運動機能の低下者が17名存在し，その原因は頸椎症が10名，骨折臥床が3名，関節の変形拘縮が1名と報告した．頸椎症の内訳は頸椎症性脊髄症が5名，Keegan型の解離性上肢運動麻痺が3名，環軸椎亜脱臼が1名，頸椎根症が1名であり，障害程度の変化は発症前には歩行可能であった7名中全例が車椅子利用者になり，車椅子自立者であった3名中2名が全介助になり，障害程度の変化が非常に大きいことが特徴的だと述べた．

また，同施設入所中に死亡した成人脳性麻痺11名の調査結果では呼吸器合併症4名，消化器合併症3名，不明3名だったが，死亡診断に剖検を欠くことから，状況把握を目的に入所者の合併症発生率を検討した．その結果，半数近くが呼吸器感染症で年2回以上の発熱を繰り返して罹病期間が長く，発熱時に嘔吐して誤嚥と重なる例もあった．また大多数が便秘傾向にあり，1/3以上が下剤，坐薬，浣腸を連用して，下痢と便秘を反復させて急性腹症を疑わせる症状を起こし，さらに1/3以上は毎年転倒を繰り返し，5名が骨折しており，このように比較的健康管理が行き届いた施設であっても，さまざまの合併症が発生していることを明らかにした．

脳性麻痺は養護学校を卒業しても企業雇用はもとより，福祉工場にも授産施設にも就労できない場合が非常に多く，この人々に対して両親，養護学校教師，ボランティアが就労の場として地域に小規模な作業所を作ってきた．しかし，この人々に運動機能の低下，しびれ，痛みなどの二次障害が発生して，多数の人々が不安を訴え，現状打開を望んでいた．これに対して共同作業所全国連絡会（きょうされん）は障害者労働医療研究会を発足させて，脳性麻痺の二次障害の実態調査を1990年に開始した．脳性麻痺部会は当時の東大リハビリテーション科教授上田敏氏を中心にきょうされんの小野浩，産業医大の蜂須賀研二，国立精神神経センターの山口明，耳原鳳病院の大井通正，日本体育大学桜井忠義その他全国の医療機関，地域作業所の方々の協力で聞き取り調査，直接検診，労働環境調査，追跡調査[9]を実施した．

　第1回調査は111か所336名から聞き取り回答を得ることができ，低下出現率35.7％，障害が重度の人，年齢の増加，無認可小規模作業所で出現率が高いという結果を得た．第2回調査は医師が現地を訪問して，163名を診察調査した．低下出現率は35.5％で，出現率は作業施設，作業台・工具・作業姿勢などの作業環境の優劣，障害程度の軽重，頭頸部の不随意運動，動作時の異常動作パターン・頭頸部の筋緊張亢進者が有意に関係するという結果を得た．その後，さらに現地訪問による労働環境調査を行い，作業姿勢，作業台に加えて照明，騒音などにも問題があることを実測して確認した．さらにまた，第2回調査と同一対象の5年後の変化を追跡調査し，5年間でさらに8名に機能低下を認めた．その内容は手放し歩行60名中2名が杖歩行，1名が介助歩行，1名が車椅子に変化し，車椅子自立者の6名中3名が全介助になり，電動車椅子使用者4名中1名が使用不可能になっていた．

　以上の結果から成人脳性麻痺には，非常に高い確率で頸椎症などの二次障害が発生していること，発生しやすい障害像には動作時に頸部の筋緊張の亢進などの特徴があること，これには作業環境が関係し，その改善が必要なことなどを明らかにした．労働医療研究会の活動はひとまず終了したが，現在きょうされんは障害者自立支援法の問題に精力的に取り組んでいる．

　なお，日本リハビリテーション医学会では，『脳性麻痺リハビリテーションガイドライン』[10]を2009年に監修刊行している．

■引用・参考文献

1) Bax M, Goldstein M, Rosenbaum P et al：Proposed definition and classification of cerebral palsy, April 2005. Dev Med Child Neurol 47：571-576, 2005
2) 北原佶, 落合靖男：脳性麻痺. 総合リハ 32：19-28, 2004
3) Odding E, Roebroeck ME, Stam HJ：The epidemiology of cerebral palsy；Incidence, impairments and risk factors. Disabil Rehab 28：183-191, 2006

4) Comparetti AM：Pattern analysis of motor development and its disorders；Routine developmental examination in normal and retarded children. Dev Med Child Neurol 9：625-630，631-638，1967
5) 中島雅之輔：発達からみた脳性運動障害の治療．新興医学出版社，1992
6) Finnie NR（梶浦一郎，鈴木恒彦訳）：脳性麻痺児の家庭療育．第3版，医歯薬出版，2000
7) 水落和也，安藤徳彦，小川喜道：地域における障害者の進路；更生施設の現状；脳性麻痺者について，総合リハ 17：681-687，1989
8) 安藤徳彦：老年者とリハビリテーション；脳性麻痺．総合リハ 19：369-371，1991
9) Norihiko Ando，Satoshi Ueda：Functional deterioration in adults with cerebral palsy. Clinical Rehabilitation 14：300-306，2000
10) 日本リハビリテーション医学会監修：脳性麻痺リハビリテーションガイドライン．医学書院，2009

2 脳卒中片麻痺

A 脳卒中とは

脳卒中という単語の原義は脳が突然の害に遭遇する（中は当たるの意）ことである．脳卒中とほぼ同義の脳血管障害という呼称は脳内の血管の循環不全が原因でおきる疾病のすべてに用いられる．脳血管障害では米国の National Institute of Neurological Disorders and Stroke（NINDS）が定めた臨床と病理

表 3-1 脳血管障害分類（NINDS）

Ⅰ．臨床的分類	（2）心原塞栓性（cardioembolic）
A．無症状性脳血管障害 　（asymptomatic dysfunction）	（3）ラクナ（lacunar）
	（4）その他（other）
B．局所性脳機能障害 　（focal brain dysfunction）	c）閉塞血管による症候 　（symptoms and signs by sites）
1．局所性脳虚血発作 　（transient ischemic attacks；TIAs）	C．血管性認知症（vascular dementia）
2．脳卒中（stroke）	D．高血圧性脳症 　（hypertensive encephalopathy）
a．経過・病期（temporal profile）	Ⅱ．病理（pathology）
1）回復期（improving）	A．心・血管の病理的変化 　（pathologic alteration in heart and blood vessels）
2）悪化期（worsening）	
3）安定期（stable stroke）	
b．脳卒中の病型（type of stroke）	B．脳・脊髄の病理的変化 　（pathologic alteration in brain and spinal cord）
1）脳出血（brain hemorrhage）	
2）くも膜下出血 　　（subarachnoid hemorrhage；SAH）	1．硬塞（infarct）
	2．出血（hemorrhage）
3）動静脈奇形よりの頭蓋内出血 　　（intracranial hemorrhage from arteriovenous malformation；AVM）	3．虚血性神経細胞壊死 　（ischemic neuronal necrosis）
	4．虚血性白質障害 　（ischemic leukoencephalopathy）
4）脳梗塞（brain infarction）	Ⅲ．危険因子・予防 　（risk factors and prevention）
a）発症機序（mechanisms）	
（1）血栓性（thrombotic）	Ⅳ．患者診察（clinical assessment）
（2）塞栓性（embolic）	Ⅴ．臨床検査（evaluation）
（3）血行動態性（hemodynamic）	Ⅵ．後遺症の評価 　（status of patients following stroke）
b）臨床病型（clinical categories）	
（1）アテローム血栓性 　　　　（atherothrombotic）	Ⅶ．解剖（anatomy）

DS Committee：Classification of cerebrovascular disease Ⅲ．（National Institute of Neurological Disorders and Stroke：Classification of Cerebrovascular Diseses Ⅲ．Stroke 21：637-676, 1990 より）

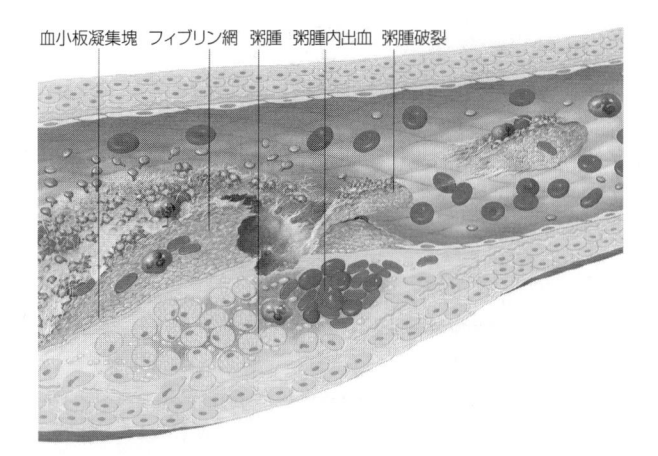

図3-2 血栓の発生機序
血管の粥状硬化で血管内皮が損傷される．
①血小板の粘着・凝集が起きて血小板凝集塊が形成される．
②損傷した血管内皮細胞表面で血液凝固反応が進む．
③トロンビン，フィブリン複合体が血栓を形成する．

(内山真一郎：血栓形成のメカニズム；脳血管障害の臨床．日本医師会雑誌特別号 125：S5, 2001 より)

分類[9]（表3-1）が国際的にも広く用いられている．脳血管障害は脳血管の出血と梗塞に分かれる．前者は脳内の出血，くも膜下腔への脳動脈瘤破裂（血管内圧の亢進に対する抵抗性を失った脳動脈がこぶ状に拡張して，これが破裂する）による出血，脳動静脈奇形の破綻による頭蓋内出血があり，後者は発生機序によって血栓と塞栓，臨床病型によってアテローム血栓と心原性塞栓，ラクナに分類される．血管内にアテローム血栓が形成される機序は内山の図解説明（図3-2）が理解しやすい．血栓はこの説明の機序で血管が詰まるもので，塞栓は別の部位に生じた血栓が他の部位に流れてその部を閉塞して血行が阻害される状態，ラクナは径3〜15 mmの小梗塞をいう．

　脳梗塞に対する治療法は発生機序に対応して行われ，これまでウロキナーゼ，ヘパリン，ワルファリンなどが使用されてきた．最近では発病3時間以内では組織プラスミノーゲンアクチベーター（t-PA）（血栓溶解薬）を静脈から全身投与する方法あるいは経動脈的に局所に投与する方法と，狭窄部位をバルーンで拡張してステントを留置する方法が行われ始めている．また，くも膜下出血に対してはクリッピング手術が現在も行われるが，脳動脈瘤内にマイクロカテーテルによってコイルを充填して血液流入を遮断する方法が行われ始めている．脳内出血では大きな血腫には救命目的で開頭血腫除去術が，また小さな血腫には定位血腫吸引術が行われている．これらの有効性については新しく出版される予定の脳卒中治療ガイドライン第2版に詳しい．

B 脳卒中片麻痺の機能障害と障害評価，目標設定

　大脳皮質の機能を概観すると図3-3でみるように部位別に局在しており，また運動野を出た運動神経線維で構成される錐体路は図3-4にみるように特定の走行を経て効果器である四肢体幹の筋を支配している．中枢神経は効果器に向かう錐体路のような投射線維だけでなく，感覚系・運動前野と結ぶ連合線維と帯状束，左右の大脳半球を結ぶ交連線維によって複雑な統合的機能を果たしている．

　脳卒中はこのような機能が損傷を受けることで障害が発生する．運動機能の障害を判断するために開発されたBrunnstrom stage test，上田の11段階評価法，慶應義塾大学のSIAS，脳卒中学会のJSSをすでに第2章で紹介した．脳卒中は運動麻痺に加えて感覚麻痺，失語症，失行（右麻痺に多い観念失行，観念運動失行など）・失認（左麻痺に多い左半側空間無視など）が合併する頻度も高く，病巣局在とその広がりによっては意識障害，知的機能低下が起きることもある．脳卒中片麻痺のリハビリテーション治療計画は，以上を的確に診断・評価して総合的に障害像を明らかにし，目標・目的・方法・期間を設定し，生命的リスク管理の限界値も確認して設定する．

　運動機能は上に述べた共同運動を基準にする評価によって，現在の改善状況を把握し，それまでの時間経過を参考にして将来を予測することができる．移動能力の予測に関して二木[10]は発病早期にリハビリテーションを開始した患者を障害程度別に層別化して検討しており，資料は古いが表示して紹介する（表3-2）．入院1か月以内に起座が可能になった人の93%，2か月後起座が可

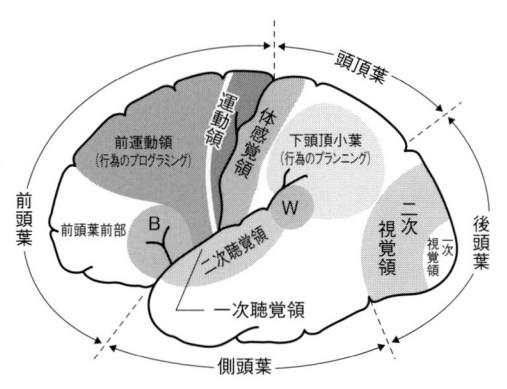

B：Brocaの「運動性」言語中枢　W：Wernickeの「感覚性」言語中枢

図3-3　大脳皮質の機能局在

（上田敏：目で見るリハビリテーション医学．第2版，p22，東京大学出版会，1994より）

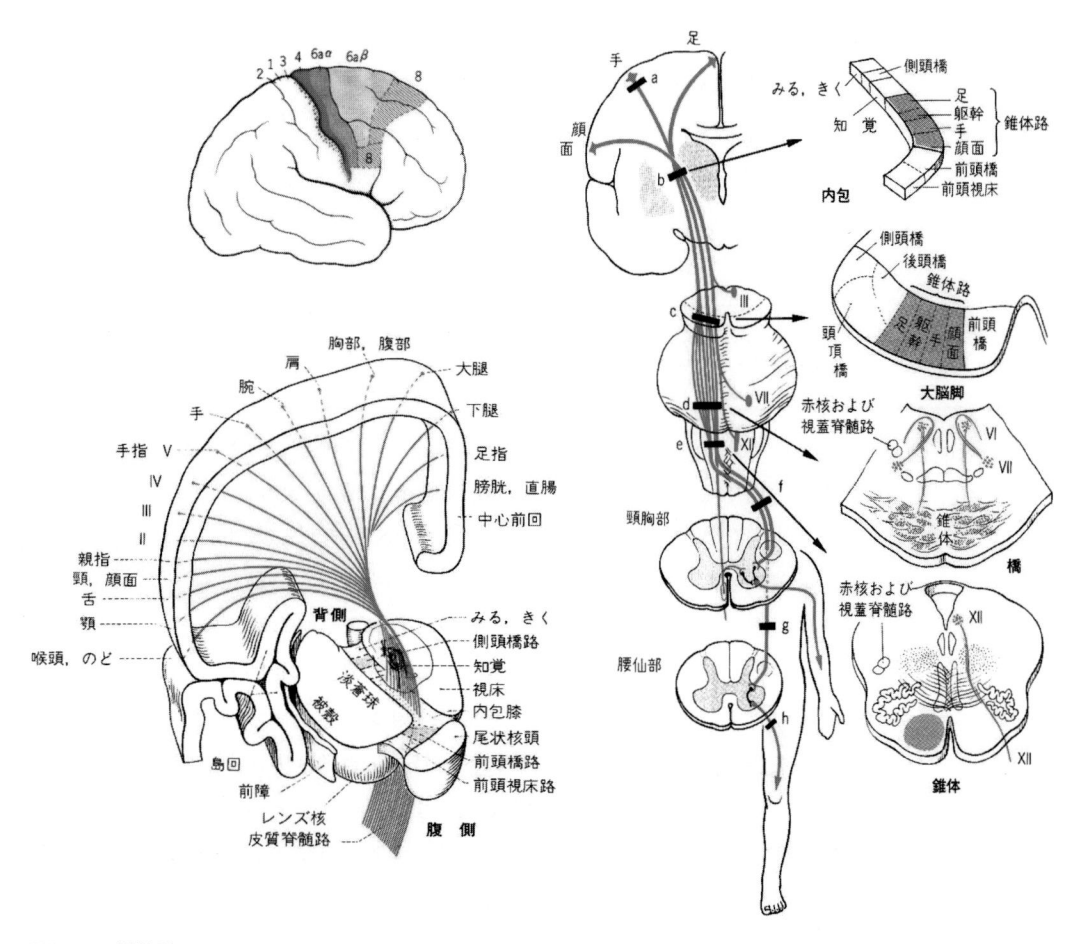

図 3-4 錐体路

大脳皮質運動野から放線冠，内包，大脳脚，橋，延髄錐体，脊髄前角を通る運動系経路を錐体路と呼ぶ．錐体路は大部分が延髄で交差する．

〔Peter Duus（半田肇監訳）：神経局在診断．第2版，pp39-47，文光堂，1982より〕

表 3-2 歩行自立度予測

・入院時に
1. ベッド上起座可能なら歩行自立
2. 起座不可能で食事・尿意・寝返り2項目可能なら歩行自立
3. 同上でも Brunnstrom stage 4～6 なら自立
4. 同上でも Brunnstrom stage 3 なら53%が自立
5. 同上でも Brunnstrom stage 1～2 で50歳以下なら自立
・入院2週間で
1. 起座不可能で食事・尿意・寝返り可能なら71%が歩行自立
2. 同上でも食事・尿意・寝返りの2項目が可能なら55%が自立
・入院後1か月で起座可能なら歩行自立
・入院後2か月で起座可能なら50%が歩行自立

（二木立：脳卒中リハビリテーション患者の早期自立度予測．リハ医学 19：201-223，1982より）

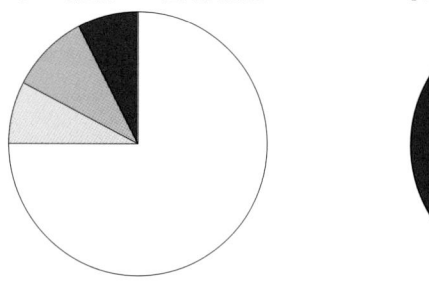

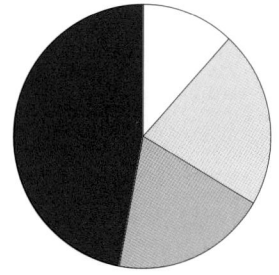

図 3-5　上肢機能の目標設定
Copenhagen study　調査対象 515 人　74.5 ± 11.1 歳
(Nakayama H, Jorgensen HS, Raaschou HO：Recovery of upper extremity in stroke patients；The Copenhagen stroke study. Arch Phys Med Rehab 75：394-398，1994 より作成)

能になった人の50%は歩行が自立し，また入院時に起座は不可能でも食事・尿意・寝返りのうち2項目が可能な人は97%で歩行が自立し，2週後に2項目が自立した人の55%で歩行が自立したと述べ，さらに上下肢の運動機能の回復経過も予測因子に加えて報告している．

Stineman[11]はADL評価法のFIMを指標に入院時37以上なら退院時に食事・整容・上半身更衣・排泄が自立し，55以上なら下半身更衣・入浴・車椅子移乗・トイレ移乗が自立，合計62以上で認知機能が30以上なら階段昇降，浴槽出入りが可能だと報告している．

上肢機能について，Nakayama[12]は4週後の機能について入院時に上肢を挙上できない人の20%は機能が喪失状態に終わり，24%は部分喪失となり，11%は完全に回復したと述べ，挙上可能例では5%が機能喪失，10%が部分喪失，77%が完全回復に至った（図3-5）と報告している．

以上に紹介した報告はどれも多数症例を対象にした信頼のおける資料ではあるが，いずれも確率論であって個別の患者にこれを当てはめるには，さらに詳細で慎重な検討が必要である．個別の患者の目標設定に当たっては，運動機能だけでなく高次脳機能も含めて個々の障害をあらゆる角度から包括的に細かく評価して，時間的経過と対比しながら目標を予測しないと，間違いを犯す危険性が大きいと知るべきである．

C　病院でのリハビリテーション

脳卒中発病直後の急性期では救命治療に重点が置かれるが，より高い治療成果を上げるために急性期からリハビリテーションも開始されるようになった．そして早期から多職種が連携・協力して質の高い包括的なリハビリテーション

表 3-3 脳卒中急性期のクリニカルパス

	発症日～2日	発症3～5日	発症5～7日	発症8～13日	発症14～20日	退院週
他科医	□診断・治療 □併存疾患管理 □合併症予防 □家族説明・症状・予後 □リハコンサルト	□診断・治療 →	□訓練室リスク再検討 →	→ (リハ科に転科)	→	□退院予定 □生活指導
訓練場所	ベッドサイド(BS)	ベッドサイド(BS)	訓練室・ベッドサイド	訓練室	訓練室	訓練室
リハ医	□リハ診療・評価 □リスク管理検討(担当医と) □リハ処方(BS)	□座位開始(車椅子) □リスク管理 □モニター(EKG/BP/HR) □家族面談 リハ治療計画	□リハカンファレンス(RCC)(ゴール・期間) □RCC □訓練室リハ処方 □リハ進行度チェック(モニター) □下肢装具処方	(主治医として治療) □RCC □リハ処方 □リハ進行度チェック □家族面接 予後予測・リハ期間	□RCC □週末外泊計画 (家屋訪問評価)	□退院後指導 □生活指導 □外来リハ □ホームプログラム
看護師	(良肢位保持) (体位変換) □看護プラン作成 □ADL介助	□ADL指導介助	□ADL指導介助 □心理的支持 □訓練状況把握	□ADL自立支援 □週末外泊	□ADL自立支援 □退院準備	
理学療法士(PT)	□評価 □関節可動域(ROM)	□座位耐性・バランス □車椅子駆動 □関節可動域 □自動介助運動	□立ち上がり訓練 □基本動作訓練 □筋再教育訓練 □車椅子駆動 □装具クリニック □家族指導	□立ち上がり訓練 □基本動作訓練 □歩行訓練(訓練装具) □筋再教育・筋力強化 □家族指導	□立ち上がり訓練 □歩行訓練(装具使用) □応用歩行・階段歩行 □筋再教育・筋力強化 □家族評価 □家族指導	□ホームプログラム □家族指導
作業療法士(OT)		□ADL訓練(移乗に重点) □家族指導	□ADL訓練(移乗・排泄中心) □機能的作業療法 □高次脳機能評価・訓練 □家族指導	□ADL訓練 □機能的作業療法 □片手動作・利き手交換 □高次脳機能障害訓練 □支持的作業療法	□ADL訓練 □機能的作業療法(家事動作訓練) □片手動作・利き手交換 □家屋(改造)評価 □高次脳機能障害訓練	□ホームプログラム □家族指導
言語聴覚士(ST)		□言語評価	□言語訓練 □嚥下評価	□言語訓練(嚥下評価)	□言語訓練 □評価	
ソーシャルワーカー(MSW)		□家族状況把握 家屋・介助能力 経済状態・雇用			□受け入れ体制整備 □社会資源利用(ベッドなど)	□確認 受け入れ体制

(岡田恒夫他:脳卒中.米本恭三,石神重信,石田暉編:リハビリテーションクリニカルパス実例集.Clinical Rehabilitation別冊,pp16-21,2001より)

を提供できるように,参加職種すべての介入内容を定めたクリニカルパスを組織的に作成して,これに基づいて治療を進行させることが多くの病院で行われている.表3-3はその一例である.脳卒中片麻痺では発病直後の急性期から食事・排泄・整容・着替えなどかかわるべき課題は非常に多いが,従来は病棟の看護師だけが対応してきた.今後はADLについては作業療法士と,摂食・嚥下練習では言語聴覚士との連携・協力を深める中で技術方法論を確立していくことが是非とも必要である.クリニカルパスによって急性期に多数職種が参加して,一定以上の水準の治療を提供する意義は非常に大きい.しかし急性期を過ぎた後は,個々の障害を詳細に評価して個別にプログラムを立て,さらに高度の技術を提供する工夫が必要である.それを怠ってクリニカルパスに拘束されると,半側空間無視や失語症などの高次脳機能障害,社会環境の要因の大きい患者に対する適切な技術と時間と社会資源の提供が疎かになる危険性が

訓練前

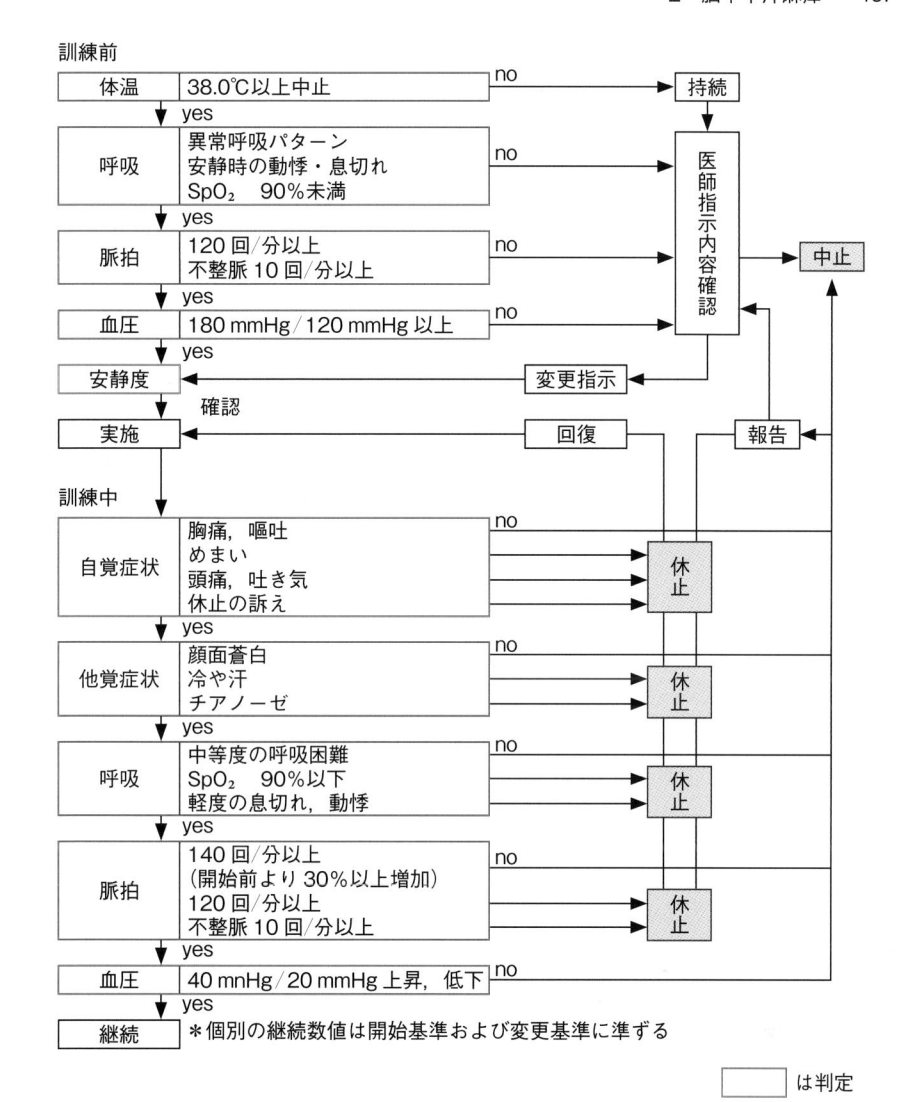

判定	基準
体温	38.0℃以上中止
呼吸	異常呼吸パターン / 安静時の動悸・息切れ / SpO₂ 90％未満
脈拍	120回/分以上 / 不整脈10回/分以上
血圧	180 mmHg/120 mmHg以上

→ no：持続 / 医師指示内容確認 → 中止 または 変更指示 → 安静度 確認 → 実施

訓練中

判定	基準
自覚症状	胸痛，嘔吐 / めまい / 頭痛，吐き気 / 休止の訴え
他覚症状	顔面蒼白 / 冷や汗 / チアノーゼ
呼吸	中等度の呼吸困難 / SpO₂ 90％以下 / 軽度の息切れ，動悸
脈拍	140回/分以上（開始前より30％以上増加）/ 120回/分以上 / 不整脈10回/分以上
血圧	40 mmHg/20 mmHg 上昇，低下

→ no：休止 → 報告 → 医師指示内容確認 → 回復 → 実施
→ yes：継続

＊個別の継続数値は開始基準および変更基準に準ずる

□ は判定
yes：問題なし　no：問題あり

図3-6　リハビリテーション開始基準および重症患者管理基準（中枢神経疾患用）
（山田勝雄：ICUからの作業療法．OTジャーナル 39：210-215，2005 より）

高い．

　ところで急性期は生命的リスク管理が極めて重要な時期でもある．積極的練習指導を開始あるいは中止する基準を定めておくことが不可欠であり，すでに古くなったアンダーソンの基準に代わって新しい指標が必要である．図3-6は作業療法士が提示する開始基準だが，医師が提示する開始・中止基準よりも現場からの要請をよく反映した内容になっている．先に第1章の安全管理の項で紹介した日本リハビリテーション医学会の安全管理ガイドラインもほぼ同様の内容を提示している．しかし現実には，この基準にあてはまらない症例も多

く，その場合には個々に条件を設定し，個別に脈拍数，血圧，心電図，血中酸素飽和度をモニターして上・下限を定め，病棟と連携して管理する必要がある．

練習は寝返り，起座，起立，歩行と進めるが，この間にも車椅子を用いて早期離床を図り，食事・排泄を本来の場所でできるだけ自立して行える方向で練習を進めたい．歩行能力の回復が遅れていても座位保持が可能になったら歩行を開始して，希望を失わせない精神的配慮も必要である．麻痺の回復技法にPNFやBobath法が一時期もてはやされ，その反省期を経て下火になった感がある．しかしこの技術方法論の優秀性を否定し去るのは残念なことである．リハビリテーションチームで合議して計画的に活用すべき有効な技術だと考える．また，最近の医療経済施策を反映して入院期間の極端な短縮化に伴って，作業療法が本来の役割を見失っているらしい傾向には疑問を覚える．作業による多面的な効果を発揮する役割，ADL自立に向けた指導，家庭生活での活動性と社会生活での参加支援に関して作業療法士に対する期待は極めて大きい．

高次脳機能障害に対する介入の概略はすでに述べた．咀嚼嚥下障害・言語障害に対する言語聴覚士の活躍が目覚ましい．それに対して臨床心理士の医療機関への配置が非常に少なく，高次脳機能障害，精神・心理的問題を抱えることが多い脳血管障害，脳外傷に対する心理学的支援が極めて希薄な状況は一刻も早い解決が期待される．

障害が重度の場合には家族に対する介護法の指導も絶対に欠かせない．全面的介助は本人の機能を維持することに有益とはいえ，家族も不必要に大きな肉体的負担を負うことになるので，患者が有する機能を最大限に発揮できる方法による介助法を指導する必要がある．この習得には練習室や病棟で家族に実際に介助を繰り返し実行してもらって，実技を身につけてもらう必要がある．夜間の介護を経験することも必要で，リハビリテーション専門病院なら，院内に家族と患者が共に過ごせる数室の宿泊施設があってもよかろう．

脳卒中に対する治療に関して日本脳卒中学会，日本脳神経外科学会，日本神経学会，日本神経治療学会，日本リハビリテーション医学会の5学会の協力の下に『脳卒中治療ガイドライン2009』[13]が作成された．ガイドラインは予防，診断，治療，リハビリテーションに関して，根拠に基づく（EBM）有益な資料を提供しており，リハビリテーションに関しては体制，評価，予後予測，発症後期間別，そして想定されるすべての障害内容別にリハビリテーションを検討対象にしている．

また日本リハビリテーション医学会では急性期からの一貫したリハビリテーション医療を効果的に提供するシステム構築に向けて，複数医療機関が連携する『脳卒中リハビリテーション連携パス』[14]を刊行した．ここで述べられている概略を紹介する．まず，連携に必要な情報としては病型分類とその根拠，重

症度,治療内容,包括的評価結果,合併症,ADL自立度,環境因子があげられ,連携を成立させる条件として相互信頼,連続性,迅速性,逆紹介,情報の保護と公開が必要だとしている.連携医療を広域システムとして成立させるためにはITが強力な武器になるが,診療情報提供書の規格化,情報管理システムの確立,利用者認証,監査証跡,電子署名システムの確立の必要性も指摘され,実践事例と障害別ユニットパスが示されている.施設間・職種間・医療機関相互の広域情報授受システムを構築するからには厳密なセキュリティー対策を確立する必要があり,その詳細も検討されるべきだろう.

D 脳卒中片麻痺のQOL

　脳卒中へのリハビリテーションの成果とその後の生活状況をQOL指標を用いて総合的に把握する必要性は高い.われわれの関心は身体機能の改善と維持だけに注意が集中してしまいがちだが,患者は日常の生活に戻れば,誰でも家庭内の役割があり,買い物に出て,欲しいものを買い,趣味・娯楽を楽しみ,可能ならスポーツにも参加し,親類・友人・地域の人々と親しく交わり,必要なら元の職業に復帰したいと願う.それを達成することが満足感・幸福感・自尊心などの主観的QOLも充足させる十分条件にはなり得ないが,大多数の人々には必要条件になる.実際に多くの報告が,退院後の患者は身体機能だけでなく,社会的活動性,知的要素,動因,情動,特にうつ気分,生活満足度が低下すると述べている.このためにも,本人への介入だけでなく,家族への援助,社会資源の活用支援が必要である.

　脳卒中のQOL指標を展望してBuck[15]は,患者を中心に発展させたものがないと述べた後に,Newcastle Stroke-Specific Quality of Life Measureが患者本位のQOL指標として受容できると述べている.

　ところで,脳卒中固有の障害の一つに失語症がある.これはQOLを把握することに大きな阻害因子になり,それに対してわれわれは有効な手段をもち得ないが,Hilari[16]はWilliamsが作成した12領域(体力,家族関係,言語,移動,気分,性格,セルフケア,社会的役割,思考,上肢機能,視覚,就労)78項目からなる指標を元にレイアウトを検討して質問を理解しやすく改変し,回答肢の表現を変更して軽度〜中等度失語症患者のQOLを評価できるStroke and Aphasia QOL Scale-39(SAQOL-39)を作成している.疾病固有のQOL指標は他の疾患や健常者のQOLと比較検討できない短所が大きいが,脳卒中失語症のように特殊な障害を有する患者には,これをさらに発展させて,そのQOLを把握できるようにする検討が必要であろう.

　佐伯ら[17]は健康状態や治療結果に対する患者自身の選好の度合いを量的に

示した主観的評価値である「効用」の代表的尺度として「質的調整済み延命（QALY）」の概念を提示し，その効用値は基準的賭け法，時間得失法，評定尺度法によって測定されることを紹介している．これも新しい貴重な指標の1つといえよう．

E 社会生活支援

多くの医療機関が健康管理と身体機能の維持を中心に地域リハビリテーションを実施しており，それについては地域リハビリテーションの章で述べた．しかし脳卒中片麻痺はリハビリテーション医療をもはや必要としない活動性の高い人々も存在する．この人々に対して福祉施設や行政機関は身体機能の維持だけでなく，健常者が営む社会生活と同等の娯楽・就労その他の社会参加を支援する作業を主体にして，活動的な社会生活を保障する事業を展開できないものだろうか．民間では多くの人々が働く場としての法人施設を立ち上げている．木村[18]は脳卒中の人々が中心となって地域共同作業所「麦の会」を設立し，自主製品を開発・生産して販売し，地域啓発・行政交渉なども実施している状況を報告している．公的補助の不足，個人の収入が低額，医療・リハビリテーションとの連携が困難，重度障害者を対象にできないなど，全国各地に点在する地域共同作業所に共通する悩みを課題だとしているが，家庭で孤立しがちな障害者にとって，この組織は非常に大きな救いになっていることであろう．これとは別に全国規模の全国脳卒中者友の会連合会，日本脳卒中協会などが各地に支部を作って脳卒中片麻痺の人々の情報交換，交流，相互支援，レクリエーションを目的に積極的な活動を行っている．

■引用・参考文献

9) National Institute of Neurological Disorders and Stroke：Classification of Cerebrovascular Diseases Ⅲ．Stroke 21：637-676，1990
10) 二木立：脳卒中リハビリテーション患者の早期自立度予測．リハ医学 19：201-223，1982
11) Stineman MG，Fielder RC，Granger CV：Functional task benchmarks for stroke patients．Arch Phys Med Rehab 79：497-504，1998
12) Nakayama H，Jorgensen HS，Raaschou HO：Recovery of upper extremity in stroke patients；The Copenhagen stroke study．Arch Phys Med Rehab 75：394-398，1994
13) 篠原幸人，吉本高志，福内靖男，他編：脳卒中治療ガイドライン 2009．協和企画，2009
14) 日本リハビリテーション医学会監修：脳卒中リハビリテーション連携パス．医学書院，2007
15) Buck D，Jacoby A，Massey A et al：Development and validation of NEWSQOL,

the Newcastle Stroke-Specific Quality of Life Measure. Cerebrovasc Dis 17：143-152, 2004
16) Hilari K et al：Measuring quality of life in people with aphasia; The stroke specific quality of life scale. Int J Lang Commu Disord 36（supple）：86-91, 2001
17) 佐伯覚, 岡崎哲也, 蜂須賀研二：健康関連 QOL とリハビリテーション；脳卒中. 総合リハ 33：1003-1007, 2005
18) 木村敏子：作業所活動による生きがいづくり. 総合リハ 32：1141-1144, 2004

3 脳外傷

A 脳外傷の発生機転，分類

　脳は毛髪・皮膚・皮下組織・筋肉が外傷に対してクッションの役割を果たして衝撃を吸収する．強固な頭蓋骨は脳を覆って外力から脳を保護し，硬膜・くも膜・軟膜間にある髄液は脳を浮遊させて外力を分散・吸収する機能も果たす．これらの保護機構を超える強烈な外力が加わるときに脳は損傷を受ける．損傷には弾丸や鋭利な金属などが被覆を突き破って起こす開放性損傷と，鈍力が働いて開放創がなく脳が損傷を受ける閉鎖性損傷とがある．閉鎖性損傷は力の働くメカニズムによって並進損傷と回転損傷に分けられる．並進損傷は頭蓋が強打されると頭蓋直下に直撃損傷（coup injury）が加わるが，その衝撃は反対側の脳に伝播して対側の頭蓋との間に損傷が起きる．これを反衝損傷（対側損傷）（contrecoup injury）と呼ぶ．これは硬い頭蓋内に浮遊する形で保護されている柔らかい脳に衝撃的な外力が加わって急激な加速と減速が生じておきる特有の損傷様式である．また急激な外力は頭蓋内の脳に回転角加速度を生じさせて，これが脳実質に剪断力を及ぼし，脳幹・脳梁・深部白質などさまざまな部位が損傷され，びまん性軸索損傷を起こす．以上を図3-7に示す．

　脳外傷は脳振盪（一過性の意識障害），脳挫傷（外傷性の神経組織の局所損傷），頭蓋内出血（硬膜外，硬膜下，脳内に分類）とさらにびまん性軸索損傷に分類される．脳外傷ではこのように損傷部位が局所に限定せず広範に及ぶことが非常に多く，知的障害も含む複雑な障害像を呈することが，脳卒中と大きく異なり，またリハビリテーションを困難にさせている要因にもなっている．日本に疫学統計はないが，人口2.8億人の米国の資料（米国脳外傷協会 http://www.biausa.org/）では年間入院患者数23.5万人，死亡者数5万人，受傷は多数が若年層だと報告されている．

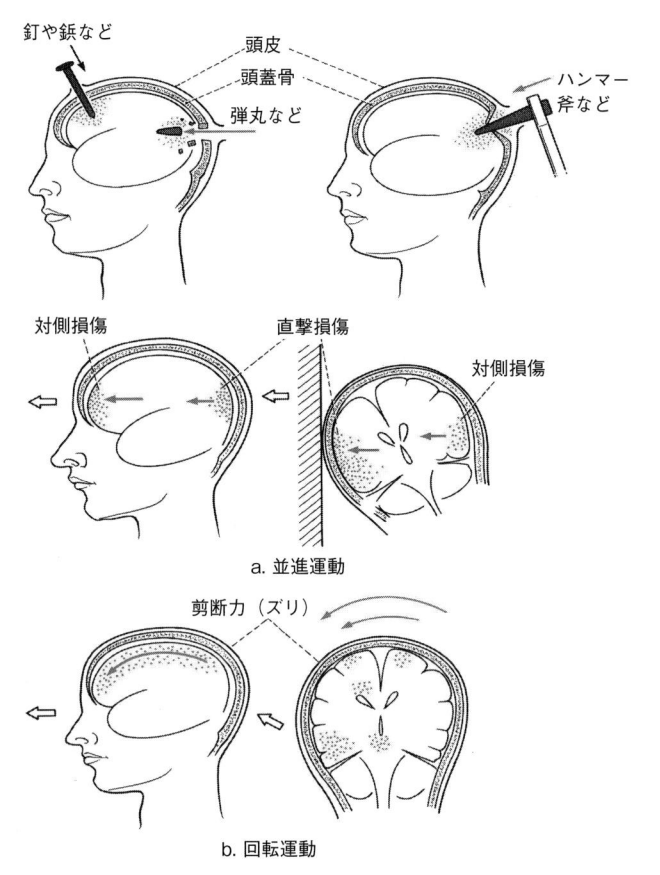

図3-7 脳損傷の起き方
(重森稔:頭部外傷. 山浦晶, 他編:標準脳神経外科. 第10版, p276, 医学書院, 2005より)

B 脳外傷の障害像と対応

　脳外傷では出血や挫傷により片麻痺, 運動失調, 失語症, 失行症などの局在徴候が発生することもあるが, それは比較的少なく, 高次脳機能障害と呼ばれている認知機能, 行動障害がむしろ問題になる. 認知障害とは注意障害, 記憶障害, 遂行機能障害, 思考判断の障害, 知的低下, コミュニケーションの障害であり, 行動障害とは依存, 退行, 欲求の制御低下, 感情制御低下, 対人技能低下, 固執, 意欲・発動の低下, 抑うつ, 感情失禁であると阿部[19]は述べて, それぞれを説明している.

　Rancho Los Amigos病院では受傷直後からの認知・行動障害を把握することを重要視して, すでに30年以前から表3-4に示す評価基準を提示している. すべての脳外傷患者がここに提示されたとおりの経過を辿るわけではないが, 意識障害が回復してきた患者が興奮しやすく, 攻撃的で, 周囲の状況を理解できず, 治療に非協力的であることを, 治療者は理解しないと対応を誤ることに

表 3-4 認知能力の評価基準

1. 反応なし	昏睡状態，刺激に反応欠如
2. 全身的反応	疼痛などの刺激に対する一貫性のない，無目的，画一的な反応
3. 局所的反応	刺激に特有の反応はするが一貫性がない
	音に顔を向け，痛みに手足を引っ込める
	閉眼・握手などの命令に応じるが，不確実で遅れる
4. 混乱・攻撃的時期	情報処理能力が欠如した状態での興奮状態
	状況に不的確な行動．攻撃的．対象を識別せず，治療に非協力的
	会話内容は支離滅裂，不適切．注意は集中せず，周囲に無関心
	記憶力欠如．目的行為は不可能
5. 混乱・不適切反応時期	覚醒しており単一指示に従う．刺激に興奮し攻撃的
	注意散漫で集中作業が不能．作話を含む不適切な会話
	著明な記憶力障害．学習不能
6. 混乱・適切反応時期	合目的的行為が可能だが，環境に依存
	簡単な指示に確実に従う．記銘力障害による不正確な反応
	遠隔記憶は保持．見当識出現
7. 自動的・適切反応時期	院内環境では適切な反応．学習能力を有するが減退．周囲環境を理解するが，洞察力は欠如．ADL は自立
	整備された社会活動に参加可能．判断力の障害残存
8. 合目的的・適切反応時期	過去の出来事を想起し，周囲に注意を払い，学習能力がある
	抽象思考・緊迫事態不耐性・緊急時判断力は病前より劣る

(Rancho Los Amigos Hosp：Rehabilitation of the Head Injured Adult, Rancho Los Amigos Hospital, 1980 より)

なる．興奮期は物的・人的環境を整えて興奮させず，適切対処期には課題の難易度と時間を調整して，合目的的な行動を誘導する必要がある．国内でも脳外傷に関する統一的資料を収集し，治療法の開発に役立てるべく脳外傷データベース[20]の作成が試みられている．脳外傷の神経心理学的リハビリテーションに関する書物は，その専門用語の読解に多くの人が難渋するものだが，中村[21]によるプリガターノの名著の翻訳版は大いに役立つことと思われる．

理学療法，作業療法は受傷直後から介入することが重要であり，介入の概要を表 3-5 に示す．受傷直後の徐脳硬直に粗暴な他動運動は異所性骨化の危険があり，姿勢反射や Marie Foix 現象を活用することも邪道とはいえまい．そのほかに呼吸理学療法，多数の挿入ルートへの対処，リスク管理上の負荷限界の認識，興奮期の暴言と暴力への対処法など急性期リハビリテーションには慎重な対応が必要である．

阿部[22]は社会的行動障害への対応として以下を述べている．

1) 環境調整．そのために，①規則と説明を一定に構造化する．②支援体制を整える．③身近に支援者を置く．④自尊心を満足させる．

表 3-5 急性期から回復期の理学療法と作業療法

1. 意識喪失期
関節可動域維持,呼吸理学療法,姿勢保持
2. 意識回復期（混乱期）
座位・立位訓練,覚醒度と知的機能に合致する難易度と負荷量の作業を選択 　　注意事項：意識レベル,バイタル,ライン（呼吸器・点滴・脳ドレーン・カテーテル）に注意
3. 意識覚醒期（混乱・不穏・不安・興奮）
基本動作・起立・歩行訓練,注意訓練,記憶代償訓練〔外的補助・内的（視覚・言語）補助による〕遂行機能訓練 　　注意事項：混乱・不安・興奮・転倒・暴力に注意し,落ち着いた訓練環境と対応を配慮
4. 回復期
移動動作の完全自立,痙性麻痺,運動失調への介入企画,遂行,忍耐,問題解決,対人協調問題解決課題,推理ゲーム,視覚探索課題,職業関連課題

2) ①認知と行動の異常を即時に自覚して対応できるよう指導する．②長期にフォローする．③患者自身と周囲のための説明書を作成する．

3) 管理．①適切な行動を強化する．②周囲環境の調整,自己選択,行動開始の手がかりを設定する．

　受傷直後の興奮期の脳外傷患者には病棟の看護担当者が対処に途方に暮れることもあり,回復期に入った患者も特異な認知・行動障害を理由に医学的リハビリテーションの対象からさえも除外されることがある．さらにまた復学・復職も家庭生活復帰も容易でないことが多い．この解決には長期的支援が重要であり,社会制度上の自立支援体制の構築も必要である．特異な障害像を呈する脳外傷ではその回復と社会適合に長期間を要し,通常の病院の短い入院期間と身体機能回復訓練しかできない治療環境では社会的自立に向けた支援は不可能である．地域の障害者支援施設（旧更生施設）の指導体制も十分とはいえない場合が多いが,可能ならこれと連携して生活技能の再習得を目指したい．また復職・復学にあたっては職場・学校に対する情報提供を行って本人を支援したい．

　このような状況に対して日本脳外傷友の会は医師・専門職も巻き込んで全国的に熱心な運動を展開してきた．それが功を奏して,厚生労働省は高次脳機能障害者支援モデル事業を立ち上げ,全国にモデル医療機関を指定し,評価と治療開発と社会的自立支援の政策検討に向けた実践的取り組みが始まった．これによる成果は蜂須賀[23]が詳説している．友の会には社会的に孤立しがちな脳外傷患者とその家族を支援する活動の展開も大いに期待したい．

C 社会生活支援

　脳外傷は青壮年齢層に多いために，社会的生活の自立が強く望まれる．しかし，身体的障害の軽重にかかわらず，上に述べた高次脳機能障害は知的機能だけでなく性格変化も伴い，しかも自身の障害像を認識できず，これが受傷前の生活環境に戻った際に，対人関係に大きな阻害因子となることが非常に多い．医療機関は退院後も患者と家族の状況を追跡して指導しないと十分に責任を果たしたことにならない．

　就労に関して小川[24]は仕事で必要とされる能力と自己の能力とのミスマッチを冒す危険が極めて大きいので，評価を適切に行い，正規雇用前に試行的雇用による実習を通じてマッチングを確かめる必要性を述べている．また，就労現場に出向いて作業の訓練指導，職場環境の物的・人的調整，通勤・休憩・家族・関係機関の調整などを行う職種をジョブコーチ（職場適応援助者）と呼ぶが，記銘力低下が主体の脳外傷では担当職員を指導・養成したり，記憶の代償手段を設置したり，同僚の理解と協力を要請することが特に重要だと述べている．

　また野々垣[25]は高次脳機能障害を主対象に地域作業所を運営し，作業を通じて社会のルール，対人関係，代償手段を習得するばかりでなく，誰もが立ち寄ってのぞける職場環境を作り，商店街と交流し，地域自治会活動に参加して社会との一体化に努力している様子を報告している．抱えている問題は少なくないようだが，全国に10か所前後しかない同様施設の運営に障害者自立支援法が壁になっているという矛盾が解決されることを強く期待したい．

■引用・参考文献

19) 阿部順子，長野友里，阿部亜紀子：外傷性脳損傷のリハビリテーション実践マニュアル；認知・行動障害の評価とアプローチ．MB Med Reha 25：16-22，2003
20) 都丸哲也，本田哲三，山田深，他：データベースによる総合的評価；脳外傷の障害評価．総合リハ 31：129-138，2003
21) Prigatano，GP（中村隆一監訳）：神経心理学的リハビリテーションの原理．医歯薬出版，2002
22) 阿部順子：高次脳機能障害リハビリテーション実践マニュアル；各症候に対するリハビリテーションの実際；行動障害．MB Med Reha 70：127-133，2006
23) 蜂須賀研二：高次脳機能障害支援モデル事業の成果と今後の課題．総合リハ 35：851-857，2007
24) 小川浩：高次脳機能障害に対する社会的支援の実際―就労支援の現状と課題．OTジャーナル 40：699-702，2006
25) 野々垣睦美：高次脳機能障害に対する社会的支援の実際―障害者地域作業所での取り組み．OTジャーナル 40：711-713，2006

4 パーキンソン病

A パーキンソン病の発生機序

　パーキンソン病は壮年期以後，多くは60歳前後に発病する，振戦（手足の震え），固縮（手足が固く動かしにくい），無動（寡動ともいい動作が緩慢または動かせない状態），立直り反応（崩れかけたバランスを立て直す機能）の障害を主な症状（以上を四大徴候という）とする疾患である．これ以外の症状として自律神経症状，精神症状，幻覚・妄想，記憶障害がおきることも多い．振戦は緊張が亢進すると出現しやすいが，安静時にも観察され，これを静止時振戦と呼ぶ．固縮は検査者が他動的に患者の手足を屈伸させるときに生じる鉛管様（比較的軟らかい金属を曲げようとするときに感じる抵抗）あるいは歯車様（回りにくい歯車を回すときに感じる断続的な抵抗）の抵抗である．無動は動作の開始が遅く，速度が遅く，動きが小さく，大きく反復する変換運動ができない現象をいい，そのために顔貌も仮面様で表情の表出が乏しく（仮面様顔貌），大きな文字を書けない（小字症）で，発声は呼吸筋と構音器官にもパーキンソン病特有の障害が生じるために，小声，早口で不明瞭である．立直り反応の障害は起居・移動動作時に出現し，寝返る・起き上がる・立ち上がる・座る動作に際して重心位置を前後左右回旋方向に適切に移動できないために，崩れたバランスを立て直せない現象を招き，これが室内の動作を著しく阻害する．また，一方から強く押されると立ち止まれずに突進（突進現象）してしまう．歩行の障害も特徴的な症状で歩行開始時あるいは歩行中に足が地面に張り付いたようになって踏み出せず（すくみ足現象），ステップは小さく（小刻み歩行）大股で歩けない．脂顔，低血圧，便秘，排尿障害などの自律神経症状もみられる．

　無動の発生機序は中脳の黒質緻密層でドーパミン〔シナプスの神経接合部で興奮（刺激）を伝達する物質〕の産生が不足した結果，大脳基底核の線条体にドーパミンの欠乏状態が起き，これが淡蒼球内節と黒質網様体に対する抑制を低下させて過剰な活動を引き起こし，視床に対する抑制性の入力が増大して，大脳皮質への興奮性入力が減少し，大脳皮質の活動性が低下することによるという．この機序を篠遠[26]は図3-8によって非常にわかりやすく説明している．

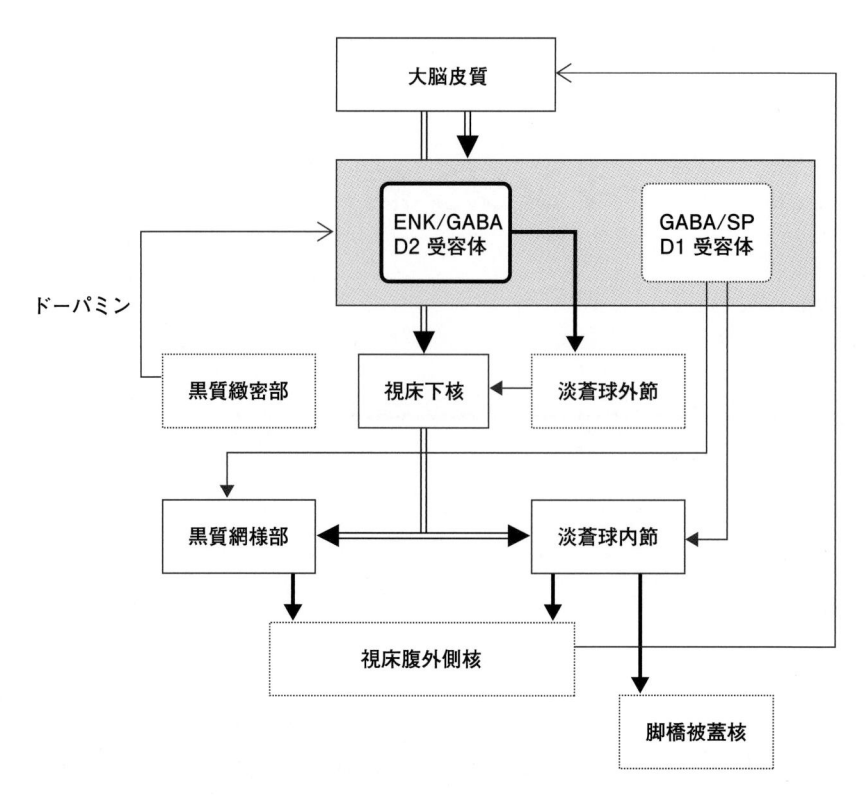

図 3-8 パーキンソン病における大脳基底核

この図では直接路と間接路の両方の経路を示している．破線は機能の低下した脳部位を表し，太枠は機能の亢進した脳部位を表す．黒質線条体ドーパミンニューロンの機能低下によって，両経路を介して淡蒼球内節/黒質網様部の活動が異常に亢進することになる．視床腹外側核に過剰な抑制がかかることになり，大脳皮質への促通性の入力が減弱する．
(篠遠仁：パーキンソン病の病態生理．MB Med Reha 21：21-27, 2002 を一部改変)

根本的治療法はまだなく，欠乏するドーパミンは血液脳関門を通過できないので，その前駆体の L-dopa として経口服薬して補充する方法，ドーパミン受容体を刺激するタリペキソール，プロモクリプチンなど，ノルアドレナリン前駆体のドロキシドーパ，振戦を押さえる抗コリン剤などが使用され，ドーパミンの分解を防ぐ COMT 阻害剤が開発中である．

B 心身機能評価

上に述べた症状は診断上で重要であるが，パーキンソン病をリハビリテーション医学的に純粋に心身機能障害として把握するには，四肢体幹機能を量的に客観的に評価する必要がある．それを満たす適切な評価指標はまだない．Hoehn-Yahr 重症度分類は国際的に広く使用されており，実際に障害状況を簡便に表現する指標として非常に優れている（表 3-6）．しかしこれは症状と心身機能と活動能力の概念が混在する評価指標であり，運動療法の効果を心身機

表 3-6　生活障害度および Hoehn-Yahr 重症度分類

生活障害度		Hoehn-Yahr 重症度	
Ⅰ度	日常生活，通院にはほとんど介助を要しない	Stage 1	一側性障害のみ．通常，機能障害は軽微またはなし
		Stage 2	両側または身体中心部の障害．ただし，体のバランス障害は伴わない
Ⅱ度	日常生活，通院に部分介助を要する	Stage 3	姿勢反射障害の初期兆候がみられるもの．これは患者が歩行時に向きを変えるときの不安定や，目を閉じ足をそろえて立っている患者を押してみることで明瞭となる 身体機能は，やや障害されているものの職業の種類によっては，ある程度の仕事も可能である 身体的には独立した生活を遂行することができ，その機能障害はまだ軽度ないし中等度にとどまる
		Stage 4	病気が完全に進行し，機能障害高度 患者はかろうじて介助なしで起立および歩行することはできるが，日常生活は高度に障害される
Ⅲ度	日常生活に全面的な介助を要し，独力では歩行起立不能	Stage 5	介助がない限り寝たきり，または車椅子の生活を余儀なくされる

(菅野学，眞野行生：中枢神経系変性疾患．米本恭三，岩谷力，石神重信，他編：リハビリテーションにおける評価 Ver. 2．p217，医歯薬出版，2000 より)

能（ICF の body functions）のレベルで検出するには適していない．薬剤効果とその副作用を定量的に把握する方法として作成された UPDRS の一部を利用するのが，次善の策であることを第 2 章の心身機能の評価の項で述べた．

C　リハビリテーションの実際

　パーキンソン病の薬物療法は非常に進歩している．しかしそれは欠乏するドーパミンに対する補充療法であり，疾患それ自体を根源的に治癒させる治療法はまだないので，リハビリテーションの介入を欠かせない．また，パーキンソン病では筋緊張亢進が主体であるために，筋の短縮に伴って関節の拘縮が非常に起きやすい．脊柱の前屈位拘縮と回旋制限は起立姿勢を不良にするだけでなく，寝返り・起き上がり動作を阻害する．胸郭の拘縮は呼吸機能を大きく制限し，発話と嚥下機能にも大きな影響を及ぼす．手指の強い屈曲拘縮が起きることも稀でなく，すべての身の回り動作を不可能にしてしまう．このような拘縮は，顕在化する前の早い時期に予測的に評価して介入予防すべきものである．
　まず起居動作の基本を述べる．この疾患の機能障害の主因は固縮，無動，立直り反応障害であり，歩行が可能な段階ですでに基本的な諸動作に異常が見られることが多いので、歩行障害だけに注意を奪われずに，体幹・胸郭・手指の

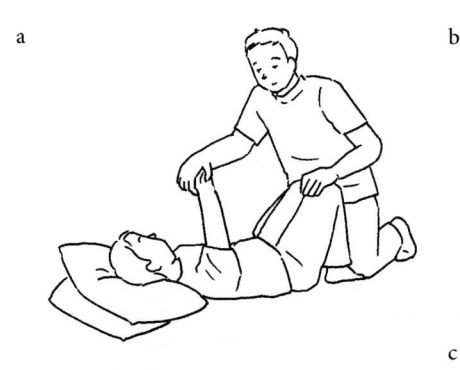

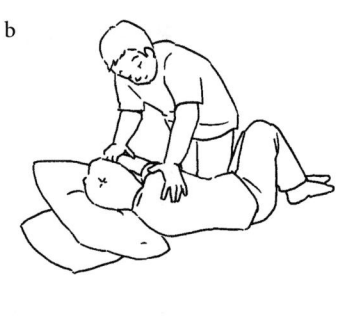

図 3-9 パーキンソン病,寝返り動作
a. 上肢を誘導して上部体幹の回旋を促す.動作練習としては上部体幹と下部体幹を分節的に回旋することが重要で,そのためには骨盤を固定しておいて,上部体幹だけを回旋するよう動作を誘導する.膝をあらかじめ立てておくと動作がしやすい.
b. 肩甲帯・上部体幹の大きな回旋運動を誘導する.
c. 最後に骨盤を回旋させる.
　人によっては骨盤の回旋を先に,肩甲帯の回旋を後から行うのが容易なこともある.いずれにしても,体幹を丸太のようにただ回転するのではなく,できるだけ上部体幹と下部体幹の分節的な回旋運動を行うよう繰り返し指導・練習する.

可動域維持と基本動作練習指導を早い時期に実施しておきたい.

a) 関節可動域維持

　具体的な動作練習を開始するに先だって,これを阻害する固縮や無動とそれによる拘縮を軽減しておく.体幹,胸郭,肩甲帯と骨盤帯を含む上下肢の可動域増大と亢進している筋の緊張を緩める筋弛緩練習を,動作練習を行うたびごとに,これに先立って行っておく必要がある.

b) 寝返り動作(図 3-9)

　寝返り動作は反対側上肢と肩甲帯の回旋を介助誘導し,引き続いて体幹,骨盤帯の順で分節的な捻りによって寝返るよう,動作を指導する.あらかじめ膝を立てておくと寝返りがしやすい.回旋は腰から先でもよいのだが,体幹を分節的に回旋することが練習としては重要である.

c) 起き上がり動作(図 3-10)

　起座動作は寝返り動作の延長線上で行う.あらかじめ下腿をベッドから出しておき,寝返る側の肩をほぼ直角に外転しておき,上に述べた方法で寝返り動作を行い,対角線上に肩甲帯・上部体幹を強くさらに捻り,寝返った側の肘の

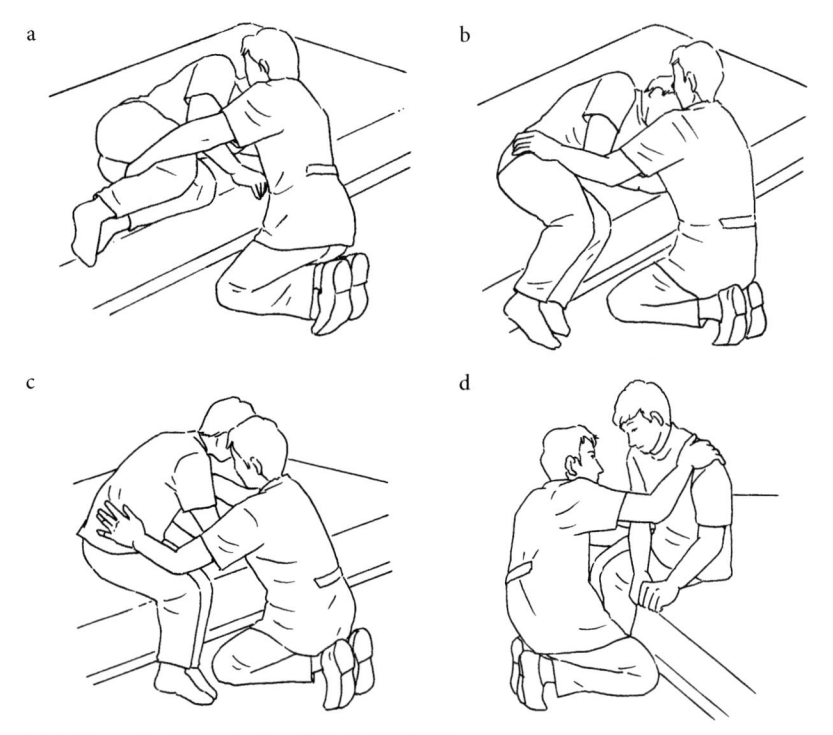

図 3-10　パーキンソン病，起き上がり動作
a. あらかじめ下腿をベッドから出しておく．
b. 体幹を前方に回旋させながら，片肘を起こして，その上に上半身の体重を乗せていく動作を誘導する．
c. 片肘を起こして体重を乗せていくためには，体幹を寝返るようにして前方に回旋することが重要なので，一方の手で骨盤を固定し，他方の手で肩甲帯を誘導して上部体幹の回旋運動を誘導する．
d. 肘を伸ばして体幹を垂直に起こしていく．肩甲帯に置いた手の重要な役割は，体幹の引き起こし介助よりもむしろ，上部体幹の回旋運動を誘導することである．

直上に体重を乗せていって片肘を起こす．反対側上肢の手掌を前方の床につき，同側の肘を伸ばして起き上がる．介助者は肩甲帯，上部体幹の回旋運動を上手に誘導する必要がある．患者はベッドから転げ落ちる危険に恐怖感を抱くので，ベッド縁との距離にも配慮する必要がある．

d）起立動作（図 3-11）

　　腰掛け座位からの起立動作も，体幹を大きく前屈して両足の直上に重心を乗せないと立ち上がれない．そのためには足を十分に手前に引いて，股関節・体幹を強く屈曲して重心を十分に前方に移動してから，脊柱を伸展させつつ股・膝関節を伸展する．この際もやはり立ち直り反応が基本になる．患者はこの動作が困難なだけでなく，体重心位置の思い切った前方移動に際して，転倒への恐怖感を感じてしまい，期待どおりの動作ができないことも多い．動作を誘導するだけでなく，安全な場面を設定して転倒を防ぐ誘導法を採用して，心理的

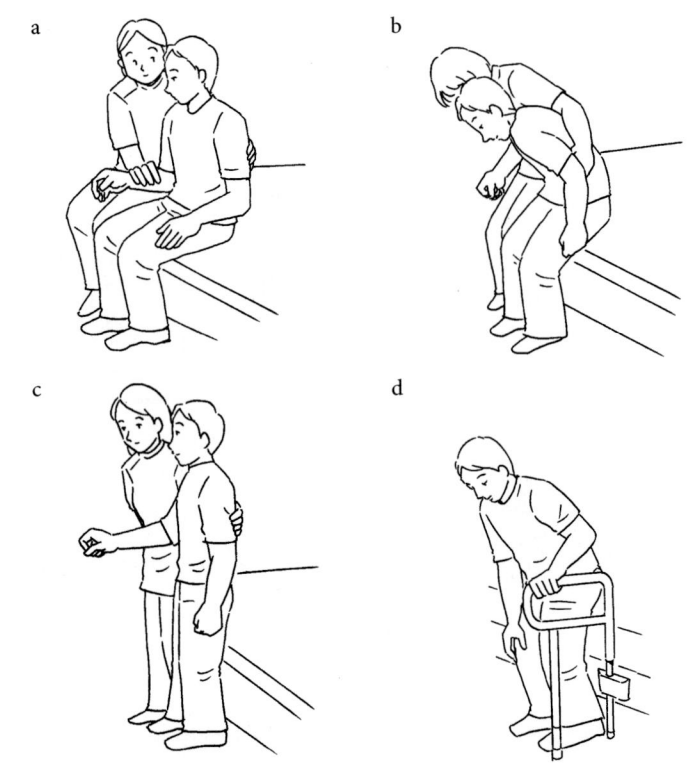

図3-11 パーキンソン病，立ち上がり

a. 足を後方に引き，体幹を伸展して準備姿勢をとる．
b. 介助者は背中と手を持って，体幹を伸展したまま深く前傾姿勢をとりながら起立するよう動作を誘導する．体幹の前傾が足りないと，体重心が後方に残ってしまって，動作途中で尻餅をつくことになり，起立できない．
c. 頸部，体幹を伸展して正しい起立位を保つ．家族にも寝返り，起座，起立動作の介助を患者に対して実際に行ってもらい，介助方法の体得を図る．
d. 回転式のベッド柵：ベッド柵を付ける場合には，柵の回転軸をベッドに固定して側方に90度回転するものがよい．

不安を軽減することも重要だと思われる．

作業療法に関して，パーキンソン病にどのような作業を選択すべきか，セルフケア，家事をどのように行うべきか，種目の羅列はあるが，方法を具体的に記述した書物・論文は残念ながら非常に少ない．

日本神経学会は，EBMのレベルに基づいて文献を検索して分類し，治療ガイドラインを刊行した．リハビリテーションに関しては真野ら[27]が1966～2001年の文献を詳細に検討し，運動療法と集団作業療法は有効だが，言語，嚥下，呼吸訓練ではEBMで有効性を証明できていないと報告している．尾花[28]はそれ以後の研究を展望している．リハビリテーションで厳密な二重盲検法を実施するのは不可能に近く，特にこの疾患でベースラインと介入方法の統制は難しい．しかし有効性を実証する工夫と努力の継続が今後も必要である．リハビリテーション室の現場で神経生理学的技術を活用した理学療法，作業療

法の効果を観察していると，寝返りも困難であった患者が練習を終了する頃にはスムーズに立ち上がり，綺麗な歩容で，発話も明瞭度を増して病室に帰って行く．しかし，翌日は元の動けない状態で来室するのが現実である．練習成果を蓄積できない原因は練習指導技術それ自体の限界を示すものか，わずか20分単位の練習時間と頻度が不足しているのか，あるいは生活指導の不足によるものか，厳密な検討がまだ十分でないようにも思われる．いずれにしてもこの疾患では，長期間にわたる機能維持練習と生活指導が欠かせない．

　摂食・嚥下に関して口唇，舌，軟口蓋，咽頭・喉頭の機能もパーキンソン病がもつ特有の症状と同様の障害像を呈する．しかしそれだけでなく，体幹と頸部の姿勢保持，呼吸のコントロールの影響が非常に大きい．これらを無視して口腔・咽頭の嚥下訓練だけを実施しても成果を上げられない．東嶋[29]はその事実を，患者の問題点をよく観察して，作業療法士の立場から詳述している．

　地域生活を支援する活動として全国パーキンソン病友の会がある．全国各地に支部をもち，情報交換・互助活動・親睦だけでなく，社会的活動も実施しており，特に難病医療費補助の対象から軽症患者を除外する厚労省案を全国的な運動を展開して撤回させることに成功している．

■引用・参考文献

26) 篠遠仁：パーキンソン病の病態生理．MB Med Reha 21：21-27, 2002
27) 真野行生, 中馬孝容：リハビリテーション．日本神経学会監修, 日本神経学会「パーキンソン病治療ガイドライン」作成委員会編集：パーキンソン病治療ガイドライン：マスターエディション．pp281-300, 医学書院, 2003
28) 尾花正義：パーキンソン病；各種疾患における最近の帰結研究．総合リハ 32：415-421, 2004
29) 東嶋美佐子：パーキンソン病の摂食・嚥下障害に対する対応．OTジャーナル 39：123-130, 2005

5 脊髄小脳変性症

A 運動失調および脊髄小脳変性症

　運動失調とは運動の方向（direction），位置（space），速度（timing），強度（grade）を制御する機能の異常をいう．運動失調は小脳と橋，脊髄の後索，平衡を支配する内耳の中枢である前庭迷路系の障害が，変性，脱髄，あるいは脳血管障害，脳腫瘍，感染症，代謝性疾患，中毒などの原因によって発生する．運動失調の原因の中で代表的位置を占める脊髄小脳変性症とは小脳系の変性によっておきる運動失調を主徴とする疾患である．この疾患の特性は緩徐進行性で，錐体路症候である痙縮，錐体外路症候である固縮，自律神経症候，末梢神経症候を伴うことがある．薬物治療では，過去に脳内ノルアドレナリン代謝を促進する甲状腺刺激ホルモン放出ホルモン（TRH）の有効性が期待されたが，顕著な効果が得られてはいない．

B 症状

　運動失調は小脳，脊髄，前庭系等の病巣部位別に特徴があり，小脳は新旧の順に小脳半球（新小脳），虫部（古小脳），片葉（原小脳）に分類（図3-12）される．水澤[30]は運動失調の症状を責任病巣別に解説しており，患者を評価して障害像と関連づけてリハビリテーション計画を立てるのに有効と思われるので以下に紹介する．

a）小脳半球の症候

1) 筋緊張低下（hypotonia）は他動運動に対する抵抗の度合いを示す被動性と，下げている四肢を揺するとブラブラと動く懸垂性でみる．
2) 測定異常（dysmetria）は四肢を目標の物体に正しく到達させようとして行き過ぎたり行き足りない現象をいい，指鼻試験（指先を大きく動かして鼻尖に的中させる），踵膝試験，踵脛試験（踵を脛上に直線的に動かす）で検査する．運動分解（decomposition：一連の運動が複数に分解される），

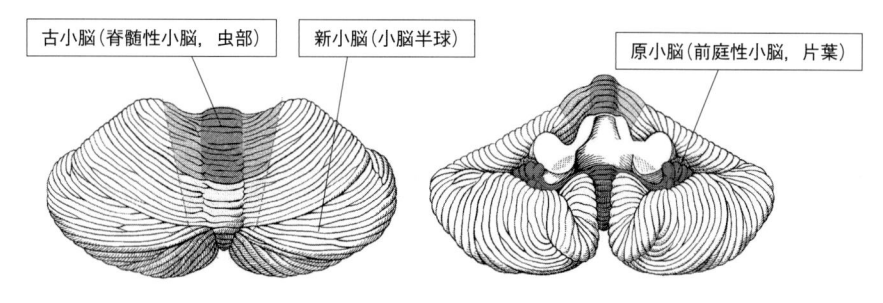

図 3-12 小脳

協調収縮異常（dyssynergia：複数の筋が共同的に機能する動作が障害される）などがみられる．測定異常による歩容は足の振り出しの距離と速度と強さを修正する不規則な運動が修飾する特徴的な歩容で，酩酊歩行とも呼ばれる．

3）反復拮抗運動不能（dysdiadochokinesis）は前腕回内外運動，タッピングなどの変換運動の障害をいう．

b）小脳虫部の症候

1）体幹動揺：直立位での体幹の動揺が特徴的で，いわゆる体幹失調と呼ばれる障害像の中心的位置を占める．歩行時は両下肢を左右に広げて小股に歩き，測定異常とは異なる歩容を呈する．

2）運動失調性発語：一語ずつ断綴性（scanning）に区切るが不明瞭（slutter）で，声の大きさと抑揚が不規則で，小声と大声が爆発的に変化する．なお半球性の発語障害は発語速度が遅いという．

c）片葉障害

片葉障害では前庭系の平衡障害と眼球運動障害が出るという．

d）脊髄性運動失調

1）Romberg 徴候：深部覚の伝導路である脊髄後索の障害なので，普段は視覚で動作を修正できるが，閉眼したり暗闇では直立位を保つことができない．したがって夜間の移動路には照明が必要である．

2）測定異常：閉眼すると指鼻試験，踵膝試験ができない．

e）前庭失調

内耳，前庭神経核の障害である．

1）めまい（vertigo）：体位，頭位を変換すると回転性のめまいを生じる．

2) 偏倚歩行・足踏みで障害側に偏倚・回旋していく現象をいう．
3) 眼振：自発性の水平性の眼振である．

C 医学的リハビリテーションからの介入

　評価法については心身機能評価から活動の概念を独立させた固有の評価法が必要であり，その評価法を第2章に紹介した．障害程度を縦軸に，症状を横軸にとって障害像を把握して訓練内容を決定すべきだが，そのような体系的訓練の方法論は確立していない．状況はそうだが，奈良・内山が編集する姿勢調節障害の理学療法[31]はこの障害に対する基礎的研究，病態と評価，疾患別訓練技法について展望的に詳しく解説している．

　現在行われている理学療法手技はPNF（proprioceptive neuromuscular facilitation technique），重錘負荷，弾性緊迫帯，装具・杖使用，Frenkel体操などである．

　PNFはKabat，Knott，Vossが開発した神経生理学的技法で，口頭指示と徒手接触で運動方向を誘導しながら，筋・腱・骨格系に伸張・圧縮・牽引を加えた後に，回旋と対角線上の最大抵抗運動を加えながら運動方向を誘導する方法で，反復，保持，固定，弛緩を交えて，これらの固有受容器を刺激し，中枢神経機構の改善を図ろうとする，床上の動的な運動も含む手技である．砂嚢などの重り，弾性緊迫帯も重量と運動抵抗が固有受容器にかかる刺激による効果を期待するものである．関節サーポーターもこの原理で効果を期待できる．

　Frenkel体操は1900年前後に開発された手技で，運動を視覚で補正しながら，①臥位で下肢を屈・伸，内・外転，回旋，挙上運動，②座位で下肢を屈伸，標的当て，起立着座運動，③立位で側方歩行と歩幅を規定して前方歩行，方向転換などを行うもので，現在でも脊髄性運動失調に対して実施されている．

　運動失調で杖を使用したり車椅子を押すのは危険性が高く，歩行器を用いる際には後輪をキャスターではなくブレーキつきの固定輪にする．作業療法は代償手段の提供が主体となっているようだが，安全な在宅生活を送るために家屋改造指導が必要である．患者友の会は情報交換が活動の主体になっているようである．

■引用・参考文献

30) 水澤英洋：運動失調の診かた．平山惠造監修：臨床神経学．第5版，南山堂，2006
31) 奈良勲，内山靖：姿勢調節障害の理学療法．医歯薬出版，2004

6 筋萎縮性側索硬化症（ALS）

A 疾病の定義と特徴

　筋萎縮性側索硬化症とは中枢神経系に属する上位運動ニューロンと末梢神経系の下位運動ニューロン（脊髄前角）が進行性に変性脱落する疾患である．運動ニューロンの疾患なので，感覚障害，膀胱直腸障害，褥瘡はなく，知的障害もない．また眼球運動障害もない．臨床所見としては上位運動ニューロン障害で深部反射亢進と病的反射出現，下位運動ニューロン障害で筋萎縮と筋力低下が生じる．疾患の病型は一側上肢で発症し全身に及ぶ古典型，嚥下障害・構音障害で始まる進行性球麻痺型，下位運動ニューロン障害で終始する脊髄性進行性筋萎縮症，上位運動ニューロン障害で終始する原発性側索硬化症などがある．発生率は人口10万対5人で，青年期以後多くは50歳代に発病し，発病2年半で歩行障害，3年半で呼吸障害が生じてくる．根治的治療法はまだ開発されていない．

B リハビリテーション

　リハビリテーションは表3-7に示すように障害の進行と二次障害の発生の予防と社会資源の活用支援が主体となる．筋力低下に対しては維持練習指導が行われるが，過負荷は逆に変性を増強させるので，練習は少量・頻回を原則にして筋疲労感，疼痛を目安に注意深く負荷量を管理する．関節可動域維持も筋

表3-7　筋萎縮性側索硬化症の理学療法と作業療法

筋力と可動域の維持
効率的ADL動作方法の指導
自助具の活用，姿勢矯正，転倒対策，装具・車椅子の使用
介護者支援（介護方法の指導，介護機器の導入，ナースコール，環境制御装置，介護者の生活支援）
呼吸訓練，胸郭可動域維持，排痰訓練，体位排痰，嚥下訓練
意思疎通（発声・構音訓練，文字盤，コミュニケーションエイドの導入，パソコン活用）

の緊張亢進による短縮を予測しながら，拘縮を愛護的に防止する．簡便な装具・自助具も活用して，可能な限り活動的な生活を維持してもらう．肺理学療法では早期から呼吸，胸郭可動域維持が重要で，これは発声機能維持にも繋がる．喀痰に対しても機器による吸引去痰だけでなく，体位変換と用手による排痰法を家族に具体的な手技を指導して，分泌物の貯留を減少させることが重要である．皮質延髄路の障害では咀嚼（そしゃく）・嚥下（えんげ）障害もおきる．まず姿勢の保持が重要であり，口唇，舌，軟口蓋，喉頭のどこに主因があるかを見極め，咀嚼と口腔内食塊の送り込みの障害では食材の工夫が必要だが，代償法による練習技法をことごとく試したい．経口摂食が不可能となり経管栄養が必要になったら，胃瘻によるべきだが，これは最後の手段にしたい．

ADLの障害には経過を観察して自助具，装具，車椅子，コミュニケーションエイド，環境制御装置，呼吸器・吸引器，その他の福祉機器と生命維持装置，家屋改造支援などの制度活用を指導する．必要が生じてからでは，導入手続き開始後から入手までに時間がかかって遅きに失することがあり，早すぎては患者にいたずらに不安を感じさせることになる．家族に対する介護法の指導は，機器の使用法も含めて絶対に欠かせない．患者の機能を維持するために，残る機能を最大限に発揮できる方法による介助法を指導するのが要である．

C インフォームドコンセント

疾病と障害の説明は重要な課題である．これが的確に実施できていれば，われわれは介入しやすいが，疎かにすれば障害の進行を予測した不用意な介入が患者を不安に陥れるばかりでなく，介入そのものが拒否されかねない．説明は段階を追って，当初は四肢機能から始めて，障害内容に応じて経過をよく観察しながら咀嚼・嚥下，意思疎通，呼吸へと段階的に説明を進めるのがよいであろう．在宅リハビリテーションを進めるには地域の社会資源，家族の支援力，医療機関の指導能力を確認して，相互のネットワークを確保し，支援することが重要だと北[32]は述べている．望月[33]は適切な時期に患者の意思を確認すべく，**表 3-8** に示す意思表明書を取り交わしていることを紹介している．

この疾患に罹患した人々の中で高名な物理学者ホーキング博士がいる．彼は日本にも講演に来て，邦訳書も多数出版されているので知る人も多く，その業績と人格の素晴らしさに多数の人が感銘を受けた．リハビリテーションの関係者は彼が使用するコミュニケーションエイドをはじめとする高度な機器にも強い関心をもったことだろう．すべての人が天才にはなり得ないが，すべての人にこのような充実した人生を送ってもらうことを願いたい．

表 3-8　意思表明書

　　私は，症状が悪化した場合や緊急の処置を必要とする場合などに，医師あるいはその他の医療スタッフに対して，私に対する治療について，私自身の意思を以下のように表明します．
　　医療関係者が私の意思を最大限に尊重することを希望します．
　　ただし，記載された内容は，いつでも，私の意思で変更できます．

栄養管理については，番号(　)が私の意思であると表明します．
1. 経口摂取：飲み込みが難しくなった場合には，柔らかく煮たものをミキサーなどにかけトロミをつけたりゼリー状にするなど工夫した流動食を口から食べる方法を選択します．経口摂取以外の人工的な方法は選択しません．
2. 経鼻胃管カテーテルによる経管栄養：口から食事ができなくなった場合には，鼻から管を胃まで挿入し栄養を取る経鼻胃管カテーテルによる経管栄養を選択します．
3. 胃瘻による経管栄養：口から食事ができなくなった場合には，内視鏡下で胃瘻造成術を施行して，胃瘻による経管栄養を選択します．
4. 中心静脈栄養による補液：口から食事ができなくなった場合には，中心静脈栄養により点滴で栄養を取る方法を選択します．

呼吸管理については，番号(　)が私の意思であると表明します．
1. 何もしない：呼吸が困難になっても，呼吸補助の人工的な方法をとることを望みません．呼吸苦を緩和する薬物療法も希望しません．
2. 呼吸補助の方法はとらないが，呼吸苦を緩和する薬物療法は希望する：呼吸が困難になっても，呼吸補助の人工的な方法をとることを望みません．呼吸苦を緩和する薬物療法は希望します．
3. 鼻マスクによる非侵襲的な呼吸補助(NIPPV・BIPAP)：呼吸が困難になった場合は，鼻マスクによる非侵襲的な呼吸補助を希望します．気管内挿管，気管切開，気管切開後に行う人工呼吸器は希望しません．
4. 気管内挿管：呼吸機能が急激に低下した場合には，口あるいは鼻から喉を通じて肺に管を入れて呼吸を助ける気管内挿管を希望します．それ以上の気管切開，気管切開後に行う人工呼吸器は希望しません．
5. 気管切開：呼吸機能が急激に低下した場合には，手術で喉に穴をあけて人工的にチューブを差し込み呼吸を助ける気管切開を希望します．それ以上の気管切開後に行う人工呼吸器は希望しません．
6. 人工呼吸器の装着：呼吸機能が低下した場合には，気管内挿管や気管切開後に人工的に呼吸補助を行う人工呼吸器の装着を希望します．

意思表明の年月日：　　　　年　　　　月　　　　日
患者氏名：
記入者氏名：　　　　　　　続柄：
確認者氏名：　　　　　　　続柄：

(患者手帳「サポート」宮城県神経難病医療協議会発行より)

■引用・参考文献

32) 北耕平, 今井尚志：筋萎縮性側索硬化症の在宅リハビリテーション．総合リハ 23：581-586, 1995
33) 望月廣：筋萎縮性側索硬化症．総合リハ 33：721-726, 2005

7 進行性筋ジストロフィー

A 筋ジストロフィーとは

　筋ジストロフィーは遺伝性のミオパチーと呼ばれる筋の変性によって筋線維が変性・萎縮して筋力が低下していく進行性の疾患である．遺伝子の解明が進んで詳細な分類も行われているが，治療法はまだ確立できずにおり，リハビリテーションも障害の進行予防に重点が置かれる．病型分類と障害像，合併症を里宇が作成した表から一部を簡略化して紹介する（表3-9）．最近は呼吸器，循環器の管理により平均余命はこれよりも延長している．

表3-9 主な筋ジストロフィー症の病型とその特徴

	Duchenne型	Becker型	肢体型	顔面肩甲上腕型	福山型	筋緊張性ジストロフィー
遺伝形式	XR（1/3は突然変異）	XR	AR	AD（孤発例あり）	AR	AD
発症	3〜5歳	5〜25歳	幼児〜成人	20〜30歳	新生児〜乳幼児	20〜50歳
性	男（まれに女）	男	男女	男女	男女	男女
進行性	速い 9〜11歳で歩行不能，18〜20歳で死亡	緩徐 35歳くらいで歩行不能	多様 発症後20年頃から重篤な機能障害	緩徐 高齢までADLの障害は少ない	比較的緩徐 女児は歩行例もあり	多様 多くは発症後15〜20年で歩行不能，寿命は短縮
拘縮・変形	ハムストリングス→大腿筋膜張筋→腓腹筋→足内反筋→頸部伸筋の順に短縮．上肢拘縮は，障害度Ⅴ以降．脊柱変形高頻度．	Duchenne型より軽度．傍脊柱筋の弱化のために歩行可能な時期においても側彎を起こすことあり．	腰椎前彎増強 アキレス腱短縮	翼状肩甲 腰椎前彎増強 アキレス腱短縮	肘屈曲拘縮 前腕回内拘縮 股・膝屈曲拘縮 足内反拘縮 顎関節拘縮	アキレス腱短縮
合併症	呼吸不全 心不全 脊柱変形 急性胃拡張 イレウス 肺梗塞	重篤な拡張型心筋症の合併も報告	呼吸不全	網膜血管病変 感音性難聴 心伝導障害 不整脈 呼吸不全	知能障害 痙攣 眼症状（近視，白内障，視神経低形成，網膜剥離など）	知能・情緒障害 白内障，網膜色素変性 脱毛 不整脈，心不全，呼吸不全 副腎・下垂体機能不全 インスリン分泌異常 γグロブリン低下

（里宇明元：筋ジストロフィー．米本恭三，岩谷力，石神重信，他編：リハビリテーションにおける評価 Ver. 2．p237．医歯薬出版，2000 より）

表 3-10　上肢と下肢の機能障害分類

1. 500g以上の重量を利き手にもって前方へ直上挙上する.	stage I	階段昇降可能 　a. 手の介助なし 　b. 手の膝おさえ	歩行可能
2. 500g以上の重量を利き手にもって前方90°まで挙上.	stage II	階段昇降可能 　a. 片手手すり 　b. 片手手すり, ひざ手 　c. 両手手すり	歩行可能
3. 重量なしで利き手を前方へ直上挙上.			
4. 重量なしで利き手を前方90°まで挙上する.	stage III	椅子から起立可能	歩行可能
5. 重量なしで利き手を肘関節90°以上屈曲する.	stage IV	歩行可能 　a. 独歩で5m以上 　b. 1人では歩けないが, ものにつかまれば歩ける(5m以上) 　①歩行器, ②手すり, ③手引き	歩行可能
6. 机上で肘伸展による手の水平前方への移動.			
7. 机上で体幹の反動を利用し, 肘伸展による手の水平前方への移動.			
8. 机上で体幹の反動を利用し, 肘伸展を行った後, 手の運動で水平前方への移動.	stage V	四つ這い	歩行不可能
	stage VI	ずり這い	歩行不可能
	stage VII	座位保持可能	歩行不可能
9. 机上で手の運動のみで水平前方への移動.	stage VIII	座位保持不可能	歩行不可能

(松家豊：デュシャンヌ型筋ジストロフィー. 陣内一保, 安藤德彦, 伊藤利之編：こどものリハビリテーション医学. pp208-209, 医学書院, 1999 より改変)

　以下は最も代表的でリハビリテーションの立場からも重要なデュシャンヌ型筋ジストロフィーについて説明する．この疾患は筋細胞膜の構造支持に不可欠なジストロフィンの生成欠如によって，骨格筋，心筋の変成・萎縮が進行する遺伝性の疾患である．診断は家族歴，臨床経過，筋力低下の分布（拘縮の形），筋電図（筋原性所見），血清CPK値，病理所見を確認し，遺伝子型で確定診断を下す．心身機能の障害程度はわが国では，**表 3-10** に示す松家の分類がよく知られている．上肢の挙上可否，下肢の歩行可否が分かれるstage5がADL上でも要点になる．

B　機能維持

　筋力と関節可動域の訓練は下肢では股・膝関節の屈曲拘縮，足関節の背屈制限が歩行障害の主因となり，体幹では脊柱が側方に彎曲する側彎変形が座位保持と呼吸機能の低下を招きやすいので，この予防を優先する．股関節の屈曲拘縮は大腿筋膜張筋の短縮が主因なので，腹臥位で膝を直角にして股関節の伸展角度を計測し，訓練も同じ方法でストレッチを図る．膝の屈曲拘縮は膝屈筋の短縮によるので，膝関節伸展位で下肢を挙上する．足関節の背屈制限による尖足拘縮は股関節膝関節伸展位で測定するが，このストレッチは起立が可能なうちは立位で体重を負荷して行う．体力と筋力維持に適度の運動が必要だが，過負荷は筋の変性を助長しやすい．自覚的疲労感を正確に把握する必要がある．歩行が不可能になると他のすべての活動性に影響を及ぼすので，下肢の可動域

維持と代償手段として下肢装具を活用して，歩行練習を毎日継続する．下肢装具は当初は短下肢装具，筋力がさらに低下した場合には長下肢装具を使用する．短下肢装具が可能な期間は，外観を配慮してできるだけ目立たないプラスチック装具を処方したい．呼吸筋にも病変は及ぶので，胸郭の可動域維持と呼吸・排痰練習指導を早期から行い，家族に方法を具体的に指導する．呼吸機能が低下してくると，喀痰を咳嗽で吐き出すことができないので，咀嗟の場合の排痰方法を家族に指導する必要がある．頻回なら吸引器の入手と使用法の指導も考慮する必要があろう．

これらの練習を毎日継続するには家族による実施が欠かせない．練習を短時間でも毎日実施するように母親だけでなく父親にも協力を要請する．この疾患が遺伝性疾患であることから，多くの母親は家族に対して大きな心理的なストレスを抱えている．稀ではあるが，離婚という悲劇が発生してしまうことさえある．家族環境を良好な関係に保つよう，温かく支援することもリハビリテーションチームの大事な役割である．可動域維持，呼吸・排痰，夜間の体位変換，移乗介助は特に家族の技術習得が重要である．これらは家族全員の協力がないと母親の負担が過重になる．治療者からも家族全員に説明して協力を要請し，家族間の協力体制を確保したい．呼吸不全は初期症状を見過ごしやすく，倦怠感，食欲不振，朝の目覚め，冷汗，排便障害，頻脈などの全身症状に注意すべきこと，咳嗽困難，左心不全に注意すべきだと花山[35]は述べている．

学童期の障害児の学校生活への支援は特に重要である．体育などスピードと耐久力を要する授業では可能な種目だけ，補助具を使ってでも部分的に参加できるとよいのだが，現実には見学になってしまうことが多い．遠足への参加も単独では難しい．学習用具を背負って通学路の坂道・階段・遠距離を登校することも問題になる．階段の昇降が不自由になると図工室，音楽室などの教室の配置が障害になる．便所も場所が遠く，洋式便器がないと早い時期に使用できなくなる．保健室の早い時期からの活用を指導するとよい結果を得られることもある．教科書の出し入れ，筆記具の長時間使用も問題になる．医療者が予想する以上の早い時期に，家族の送り迎えや授業中の付添を要請する学校もある．まして，車椅子が必要なステージになれば，子どもたちは軽い荷物の運搬も不可能になり，学校側も対処すべき知識と技術が不足しているので，受け入れに不安をもつのは当然である．医療チームは情報伝達を親任せにせず，障害が予想される早い時期に学校との情報交換に参加して，個々の問題について具体的な解決方法を連携して模索する必要がある．

障害児はいじめに遭遇する機会も多い．また，この時期の子どもたちの心理的葛藤はわれわれの想像を上回っていることが多い．医療機関にも教育機関にも臨床心理士は不足しており，的確な心理的支援体制を組めない状況だが，精

神的負担を乗り越えられる支援もまた重要である．疾患が進行性であって介助量が次第に増加することに加えて，疾患の原因にかかわる母親の負担は精神的にも非常に大きい．社会資源を最大限に活用できるような包括的支援に加えて，精神的支援も欠かせない．

　普通学校の生活には限界がある現実を配慮して，養護学校に転校するとよい結果が得られることもある．もちろん，歩行が不可能になっても環境を整備して受け入れてくれる普通校もあり，同級生が助け合う体制を整えて，子ども同士の助け合いが相互によい結果を生んでいる学校もある．移動能力だけを目安にせず，学校生活の状況を総合的に把握して結論を出すべきであろう．

　日本筋ジストロフィー協会は全国各地に支部をもっており，その多くは情報交換，検診事業，家族支援などに目覚ましい活動を行っている．

■引用・参考文献

35) 花山耕三：筋ジストロフィーのリハビリテーションの流れ．MB Med Reha 51：9-14, 2005

8 脊髄損傷

A 脊髄損傷の受傷機転と発生機序

　脊髄は脳と同様に脊椎が形成する脊柱管の中に存在して強固に保護され，脊髄膜内の脊髄液に浮遊して外力の衝撃から守られている（図3-13）．これを破壊する強い外力が加わるとき，脊髄に損傷が起きる．脊髄損傷は20歳前後の青年層と40～70歳の高齢者層に多く発生することがわが国の特徴だが，青年層の受傷原因はオートバイなどの交通事故，海水浴飛び込み・ラグビーなどのスポーツが多く，多くは完全麻痺だが，高齢者では交通事故，転落・転倒が多数を占め，その多くは頸髄損傷で不全麻痺だと新宮[36]（図3-14）が報告している．高齢者に多発する原因は，わが国に頸椎症性脊髄症，後縦靱帯石灰化症などによる脊柱管狭窄症が多く，この疾患をもつ高齢者が転落・転倒などの比較的軽微な外力で脊髄が損傷されることに関係していると推測される．

　脊髄損傷は脊髄が脊椎とともに断裂する場合もあるが，受傷による脊髄の生化学的・病理学的自壊作用の影響が特に高齢者の不全損傷では大きい．損傷はまず脊髄の血行障害を招き，生化学的変化が発生する．生化学的変化はカルシウムイオン依存性のグルタミン結合性神経細胞の壊死がカスケイドに先行して細胞外にアミノ酸を増量させ，グルタミン酸塩感受性の毒性反応を生じて神経細胞を破壊する．カルシウムイオンと関連する神経細胞毒性はさらにフリーラジカル（O_2^-やOH^-）と酸化窒素の増加，プロテアーゼとエンドヌクレアー

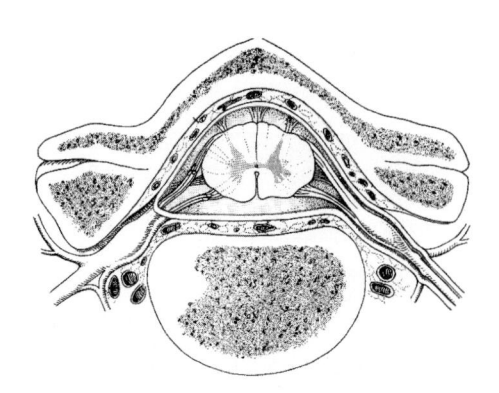

図 3-13　脊柱管内での脊髄の位置（Rauber-Kopsch による）

（Kahle VW, Leonhardt H, Platzer W（越智淳三訳）：解剖学アトラス．p420，文光堂，1990 より）

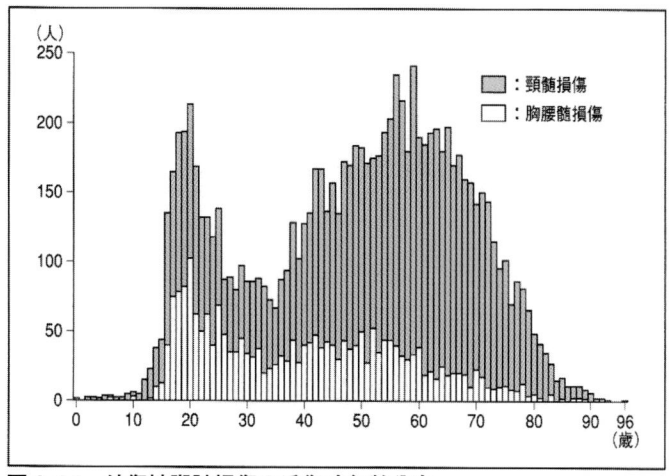

図 3-14 外傷性脊髄損傷の受傷時年齢分布
(新宮彦助：日本における脊髄損傷疫学調査；第 3 報. 日本パラプレジア医学会誌 8：28-29, 1995 より)

ゼの活性化，ミトコンドリアの損傷を招き，最終的には神経細胞の自壊的なアポトーシス（細胞死）を誘発する．これらの生化学的変化，それに引き続く組織・細胞学的な変化にかかわる最近の研究成果は Hausmann[37] が詳細に展望している．脊髄損傷の生化学的変化をフリーラジカルスカベンジャーなどの薬剤によって，受傷直後に阻止できれば有効な治療法となるはずだが，現在は受傷直後数時間以内のプレドニン大量投与以外に有効性が証明されたものはない．外科的治療も脊柱の不安定性を修復して早期に起床訓練を開始して離床できる以上の意義は認められない．

B 診断・評価

高齢者の頸髄損傷では不全麻痺になる可能性が高く，したがって完全麻痺と不全麻痺の別を早期に診断することが重要である．麻痺が回復する可能性を判断するには，麻痺域の境界部ではなく脊髄節最尾側の仙髄節高位で確認するのが確実な診断法である．肛門括約筋の収縮有無を肛門に指を差し入れて反射が誘発できれば不全麻痺と確定できる．足指屈筋の随意性と感覚の有無はこれに次ぎ，球海綿体反射の存在も不全麻痺の可能性を示唆する．受傷 3 日以内で仙髄節の運動機能が残存すれば 90％，感覚残存例の 50％ は歩行が可能になると報告[38]されている．しかし個々の患者について歩行能力を獲得する可能性を判断するには，受傷後 3 か月ないし 10 か月の訓練経過を確認するべきである．大橋[39]は平均年齢 39.4（14〜64）歳，男 42 名，女 2 名の頸髄不全損傷例を検討して，受傷 3 か月以内に平行棒内歩行が可能になる群は受傷 5 か月以内に手放し歩行を達成でき，受傷 3〜8 か月で平行棒内歩行が可能になる群は受

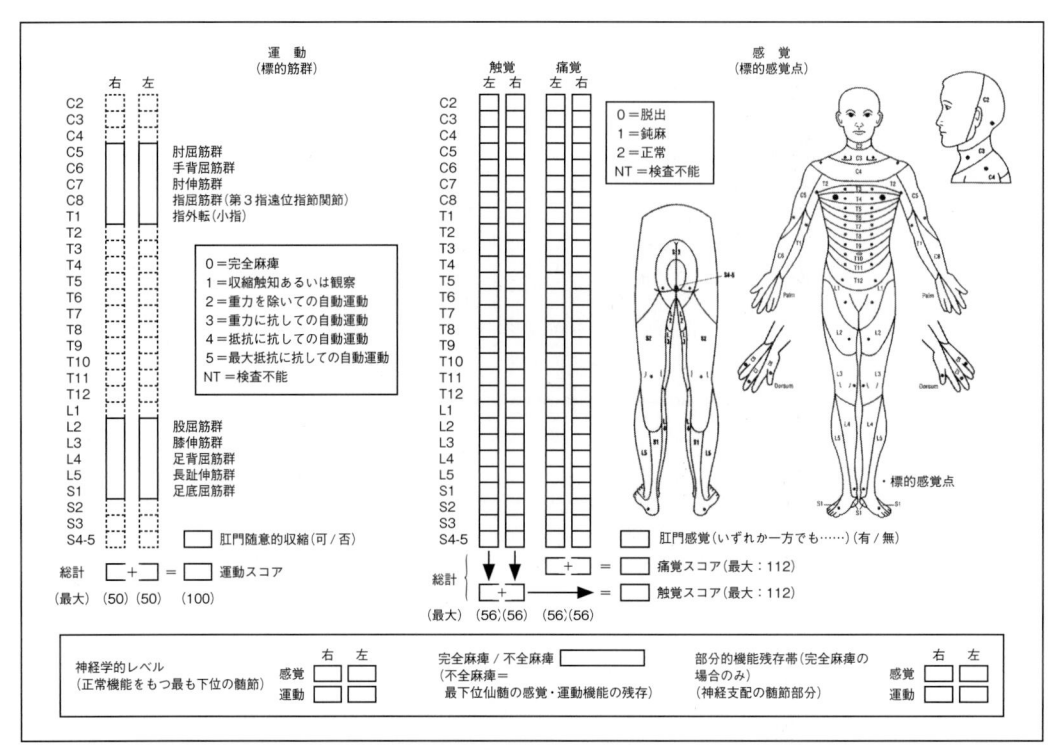

図3-15 脊髄損傷の神経学的および機能的国際評価法
〔(石田暉訳) 米本恭三監修:最新リハビリテーション医学. 第2版, p238, 医歯薬出版, 2005より〕

傷5～10か月で杖歩行が可能となり,車椅子自立群は1～1.5年で移乗が自立した群であり,この時期を過ぎても寝返り,起き上がりができない患者は車椅子への移乗も介助が必要な状態で終わっていると報告している.

脊髄損傷の障害を統一した方法で表示する試みがAmerican Spinal Cord Injury Association (ASIA) によって実施され,国際的にも International Standards for Neurological and Functional Classification of Spinal Cord Injury (ISCSCI) として採択されている.日本ではASIAの略称で呼称されることが多いこの分類法を表示(図3-15)する.この分類では四肢麻痺(tetraplegia),対麻痺(paraplegia)などの用語とともに,麻痺高位は正常に残存する最高位の脊髄髄節(徒手筋力検査で3以上)で表現すべきこと,完全麻痺はS4-5の感覚と運動機能が喪失した状態をいい,運動機能は肛門括約筋の収縮有無で確認すべきことなどを規定している.運動麻痺の高位は各髄節ごとに代表となる1筋を指定し,徒手筋力検査の6段階数値を書き込み,感覚は痛覚と触覚を脱出,鈍麻,正常をそれぞれ0, 1, 2と記述して,左右の合計点を出して運動,感覚スコアを示す方式である.横隔膜,胸郭の肋間筋,腹筋,背筋は呼吸機能と体幹の支持性を左右するので,麻痺高位判定上の記述はないが,筋力評価を欠かせない.また頸髄損傷で移動動作の正否を握るのは三角筋,大胸筋胸肋部,

表3-11 レベルごとの各動作の可能性

レベル	電動車椅子	車椅子駆動	寝返り	起き上がり	トランスファー ベッド	トイレ	自動車	側方	床車椅子	車椅子積み込み
C4	B	E	E	E	E	E	E	E	E	E
C5A	A	C	E	E	E	E	E	E	E	E
C5B	A	B	C	D	E	E	E	E	E	E
C6A		A	C	C	C	E	E	E	E	E
C6B1		A	A	A	B	C	C	D	E	D
C6B2		A	A	A	A	B	B	C	E	C
C6B3		A	A	A	A	B	B	C	D	B
C7A		A	A	A	A	A	A	B	C	B
C7B		A	A	A	A	A	A	B	C	B
C8A		A	A	A	A	A	A	B	C	B
C8B		A	A	A	A	A	A	B	B	A

E：(0％) まず不可能であろう，D：(〜20％) かなり困難，C：(〜60％) 可能性あり，トライすべき，B：(〜90％) 可能性が高い，A：(90％〜) ほぼ間違いなく可能
(水上昌文：頸髄損傷四肢麻痺における機能レベルと移動・移乗能力との関係．PTジャーナル 25：359-364，1995より)

前鋸筋であり，上腕三頭筋も重要である．感覚の髄節は中指をC7とし，母指と示指と前腕橈側がC6，上腕橈側C5，薬指と小指C8，前腕尺側T1，上腕腋窩がT2であり，乳頭T4，胸骨剣状突起部（鳩尾の上）T6，季肋部（肋骨最下端）T8，臍部T10である．また鼠径部がL1，大腿上半部L2，膝部L3，下腿内側L4，下腿外側と第1-3足指がL5，小指と下腿背面がS1，大腿背面がS2，肛門周辺がS3-5と記憶すると覚えやすい．

　完全損傷の場合には損傷された脊髄節高位の診断が機能的目標設定に重要である．水上[40]は頸髄損傷についてZancolliの分類を用いて機能的予後を詳細に検討して報告（表3-11）している．それによると第5頸髄節残存例では卓上動作と車椅子の平坦床面走行が自立し，第6頸髄節残存例では大部分で起き上がり，車椅子移乗動作が可能になると述べている．また第7頸髄節では移乗動作が向上し，第8頸髄節では手指の機能が向上し，第2腰髄節では松葉杖・長下肢装具歩行が可能，第3腰髄節では松葉杖・短下肢装具歩行が可能になる．目標達成には年齢，性別と何よりも関節拘縮などの二次的合併症有無の影響が大きく，早期からのリハビリテーション開始が重要な要因を占める．

C 急性期リハビリテーション治療

　頸髄損傷では肋間筋，腹筋の運動麻痺により呼吸障害が必発する．副交感神経の優位が原因で気道内の分泌が亢進するが，喀痰の喀出が不可能なために気管支炎，無気肺が起きて呼吸不全をさらに悪化させ，呼吸不全は脊髄虚血を増

悪させる．受傷直後の呼吸機能と血圧低下を監視することが重要である．直後の脊椎骨折の固定性を確保すべき時期には，仰臥位のままでも胸郭叩打と振動法を併用し，咳嗽を介助して喀出をはかる．胸郭の可動域を維持するための胸郭可動域維持訓練，呼吸誘導法，残存呼吸筋強化訓練などを行う．これらの訓練は喀痰吸引や抗菌薬投与よりも遙かに効果が高い．

脊髄損傷は運動麻痺，感覚麻痺に加えて自律神経麻痺が発生するので，皮膚の血管運動障害のために，特に受傷直後の脊髄ショック期には褥瘡が極めて発生しやすい．臥床期では仙骨，腓骨，踵骨，大腿骨大転子，離床後は坐骨，尾骨その他の骨突出部が好発部位である．多くのベッド用品とマットが製作販売されており有効ではあるが，臥床期は看護師による定期的体位変換と皮膚の清潔確保，離床後は定期的除圧と注意深い観察による自己管理に勝るものはなく，褥瘡好発部位の圧迫回避を確認することが重要である．

関節拘縮は，残存機能を最大限に発揮する必要がある脊髄損傷では，ADL自立度に与える影響が大きい．胸郭の可動域も呼吸機能に与える影響が大きく，可動域維持が必要である．下肢の伸展挙上角度は130°以上確保されていないと座位保持を困難にさせる．手を床について腰を持ち上げるプッシュアップ動作で床上を移動する脊髄損傷では，肩甲帯の可動域制限と肘の伸展制限は決定的な影響を与える．可動域維持に際して重要なことは，受傷後早期に粗暴な伸張訓練を行うと関節周辺の軟部組織を損傷して異所性骨化の誘因となることである．この時期の運動は愛護的に行う注意が必要である．異所性骨化は関節周辺の軟部組織にカルシウムが沈着しておきるもので，発現当初は疼痛，腫脹，発赤，局所発熱で初期症状を把握し，血清アルカリフォスファターゼの上昇で診断される．ひとたび発生が始まると決定的な治療法はなく，愛護的な可動域維持訓練を継続して不良肢位拘縮を予防する．

排尿障害は脊髄性の麻痺によって尿閉と失禁が起きる障害なので神経因性膀胱と呼ぶ．膀胱にカテーテルを留置して放置し，適切な治療を行わなければ，感染性膀胱炎，尿管逆流現象（膀胱尿が腎に向けて尿管を逆流する現象），それによる感染性の腎盂腎炎，腎不全に陥って死に至る．受傷直後からの無菌的操作による間欠導尿を続けて，排尿訓練を行い，自動的あるいは自律的膀胱が確立することを待つことが望ましい．無菌的間欠導尿は他科の医師も積極的に協力しないと，少数の泌尿器科医だけに依存するのでは，継続できない．患者には排尿訓練を指導するが，適切な時期に間欠自己導尿法を実施する．残尿量が50 mlになるまでは，自身でカテーテルを膀胱に間欠的に挿入して導尿する間欠自己導尿法を続ける．排尿障害の状態を客観的に把握する方法は尿流動態検査である．

D 完全麻痺に対する基本動作訓練

　受傷直後の呼吸機能，関節可動域の維持訓練は理学療法士と作業療法士の重要な役割である．褥瘡予防も看護師と積極的に連携する必要がある．骨折部位に対する整形外科的治療法によって，起床開始時期は異なるが，許される可能な限り早期からのADL自立と離床に努める．すべての動作が残存機能を最大限に活用して行われるので，残存機能の強化が重要である．

　寝返りは両側上肢を強く左右に振って，その慣性を利用して行う．起き上がり動作には複数の方法があるが，いずれも上肢の，特に肩甲帯の機能が重要な比重を占める．起き上がり動作が不可能ではそれ以外のすべても不可能に終わるので，そのいくつかを図3-16に示す．移動は腰を床から挙上して行うプッシュアップ動作によって行う．その基本形を損傷高位別に図3-17に示す．頸髄損傷では指先を後方に向けた手掌をわずかに後方について，踵を床の前方に押しつけるようにして，踵を中心に体幹を前傾しつつ上前方に回転させる方法で，また胸腰髄損傷では肩を中心に体幹を後上方に大きく引きながら回転させて腰を挙上する．この動作は器械体操の鞍馬・吊り輪の後方回転と同じ要領で，かなり難しいのだが，この回転運動がないと腰は高く上がらない．ベッドと車椅子，車椅子と便器，自動車への移乗動作もこの応用動作になる．上半身と下半身の更衣動作，収尿器の着脱と処理は座位が安定しないと不可能であり，座

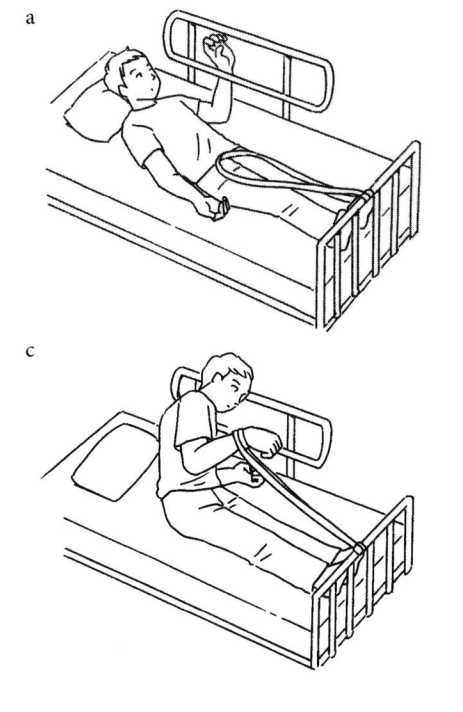

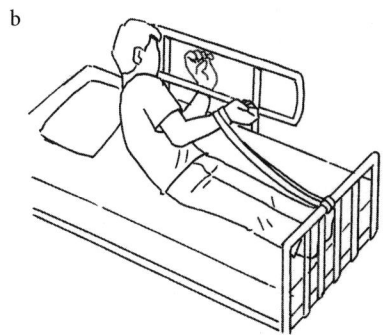

図3-16A　手すり，紐を使う起き上がり動作

a. ベッドの足元にじょうぶな帯ひもをループにして縛りつけておく．左手首を柵にひっかけて身体を引き起こし，
b. 右前腕をひもにひっかけてさらに身体を引き起こす．
c. 右上肢でひもを強く引いて身体を起こし，その瞬間を利用して左肘を体幹近くに引き付けて，片肘をつく．

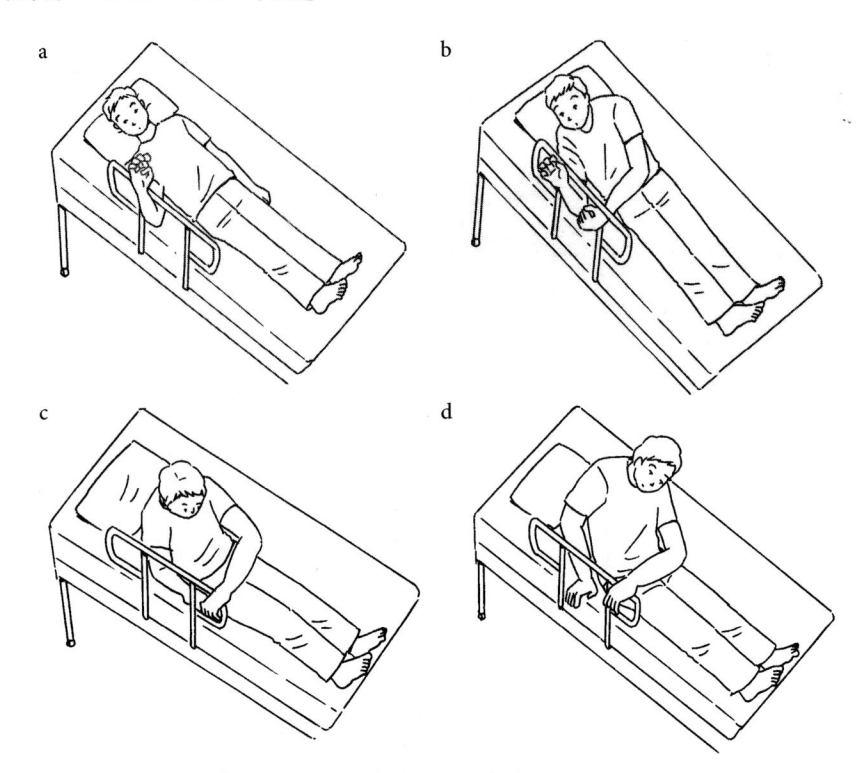

図 3-16B　ベッド柵につかまって起き上がる方法
a. 右前腕を柵にひっかける．
b. 左上肢を大きく振って身体を回転し，手首をベッド柵にひっかける．
c. 左手で柵を引いて身体を引き起こしつつ，右肘を床について体重を乗せる．
d. 柵にひっかけた左上肢を勢いをつけて，強く屈曲して体幹を引き起こし，その瞬間を利用して右肘を伸展して，手掌を床につく．

位保持練習が重要である．卓上の諸動作は練習開始当初は上肢装具と自助具を利用して行い，最終的には適切な自助具だけで行えるまで練習する．

不全麻痺に対しては麻痺高位と練習成果を評価しつつ目標を常に設定し直しながら練習を進行させる．筋力増強と並行して基本動作，身の回り動作を練習する．目標設定は大橋の報告[39]をすでに紹介した．

米国で頸椎・頸髄損傷に対する急性期治療のガイドラインが作成され，日本語訳[41]も出版されているが，残念なことに泌尿器・生殖器，呼吸・循環器管理を含め医学的リハビリテーションにかかわる技術的検討は全く行われていない．整形外科医，脳神経外科医，泌尿器科医，リハビリテーション科医が参加している日本脊髄障害医学会が中心となって，理学療法士，作業療法士，ソーシャルワーカーも参加して独自のガイドラインを作成する必要があると思われる．

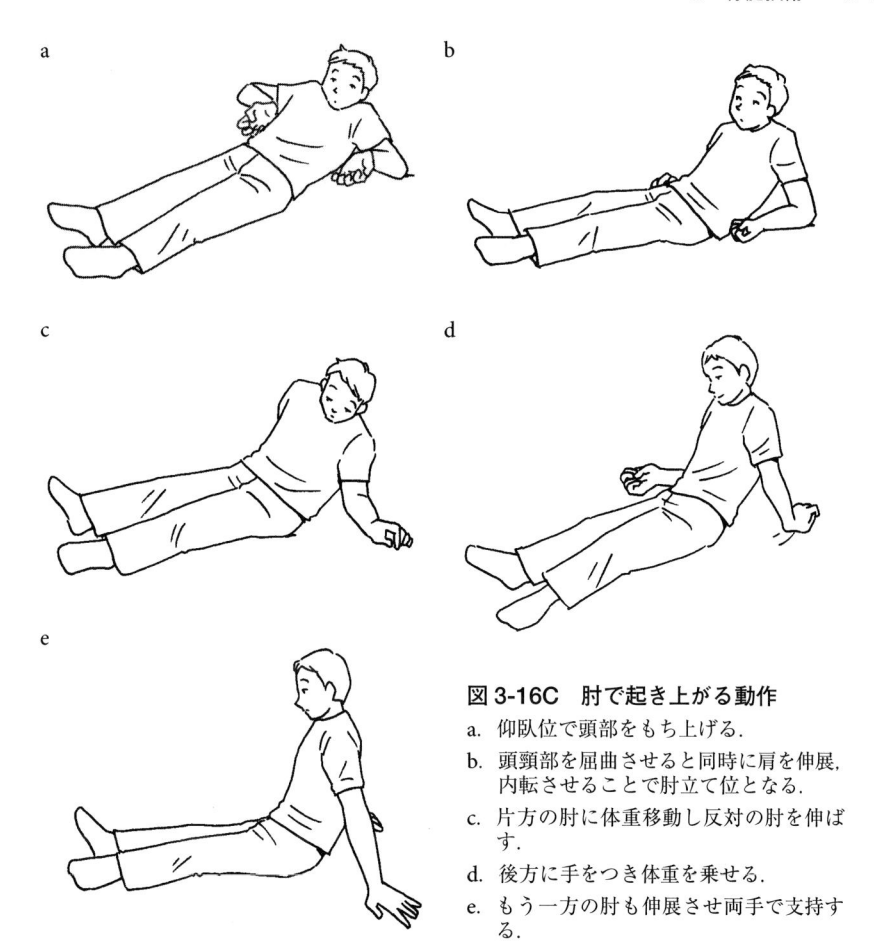

図 3-16C　肘で起き上がる動作
a. 仰臥位で頭部をもち上げる．
b. 頭頸部を屈曲させると同時に肩を伸展，内転させることで肘立て位となる．
c. 片方の肘に体重移動し反対の肘を伸ばす．
d. 後方に手をつき体重を乗せる．
e. もう一方の肘も伸展させ両手で支持する．

E その他

　脊髄損傷の就学・就労は困難だが，車椅子を利用できる環境を整備しさえすれば卓上作業は健常者と全く同様の能力を発揮できる．頸髄損傷四肢麻痺では練習に長期間を要し，通常の医療機関の短い入院期間では ADL の自立も不可能である．地域の障害者支援施設（旧更生施設）と連携して練習を継続し，就労技術の再修得が必要な場合には職業能力開発校などの社会資源活用を粘り強く支援し，また復職・復学にあたっては職場・学校に対する情報提供を行って本人を支援したい．

　全国規模の組織として全国脊髄損傷者連合会，全国頸髄損傷者連絡会が各地に支部を作って脊髄損傷の人々の情報交換，交流，相互支援，レクリエーション，スポーツ活動を目的に力強く活動しており，今後の発展が期待される．

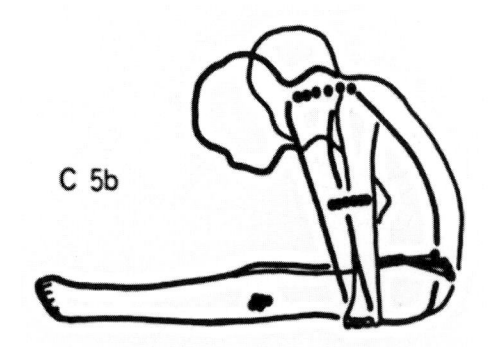

第5頸髄節残存例では床から腰を高く上げることはできないが，肘関節を伸展位で，指先を後方に向けて，やや後方の床についた手掌を中心に体幹を前方に強く押し出すようにして体幹を傾けると，身体はわずかだが前方に移動する．この動作を繰り返して，平らで，摩擦抵抗が少なく，荷重による床面の凹みが小さなベッドなら，その上で前方に移動することが可能である．

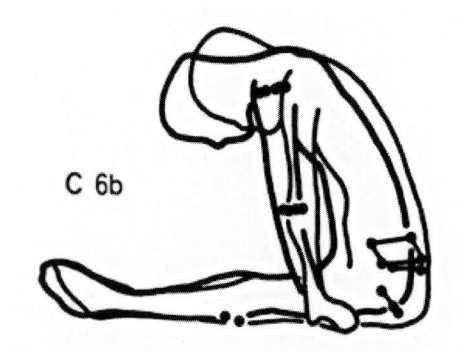

第6頸髄節残存例では，C5bと同様に肘関節を伸展位で，指先を後方に向けて，やや後方の床についた手掌を中心に体幹を前上方に強く押し出すようにして体幹を傾ける．このとき同時に三角筋・大胸筋・前鋸筋を総動員して肩関節を強く屈曲させると，肩関節を中心に体幹を後上方に回転させる力が働き，腰を床面から挙上できる．この際に体幹を前方に強く押し出せば，腰は前方に移動する．この運動で車椅子とベッドの高低差をなくし，密着できるようにすれば，移乗動作も可能である．

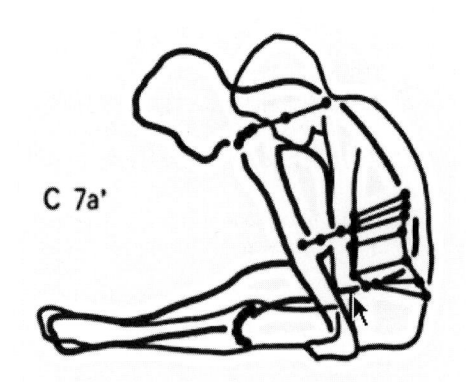

第7頸髄節残存例では三角筋，大胸筋，前鋸筋の筋力はC6bよりも強いので，C6bと同じ運動で腰の挙上はさらに容易であり，また広背筋を肩甲帯の引き下げに利用できるので，腰をさらに高く上げることもできる．上腕三頭筋が有効なら，肘関節を屈曲位で腰上げ動作が可能であり，車椅子からの移乗動作は十分に実用性を増す．

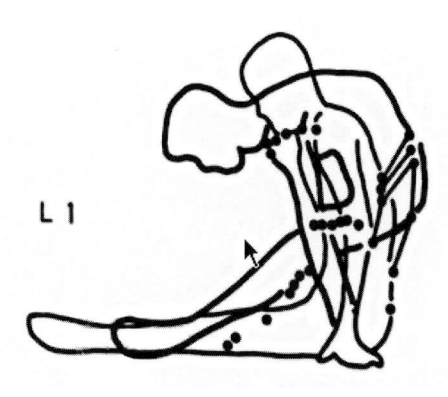

第1腰髄節残存例では上肢だけでなく，体幹筋，腰方形筋もほぼ正常なので，肩関節を中心に体幹を後上方に大きく回転挙上することができる．ただ，腰上げ動作の体幹の運動は垂直方向だけの挙上ではなく，後ろ上方への回転運動であるから，この技術と筋力を習得するまでにはかなりの練習を要する．股関節の屈曲可動域が十分なら，床に置いた車椅子に床面から移乗する動作も可能になる．

図3-17 腰上げ（push up）動作の軌跡

■引用・参考文献

36) 新宮彦助：日本における脊髄損傷疫学調査；第3報．日本パラプレジア医学会誌 8：28-29，1995
37) Hausmann ON：Post-traumatic inflammation following spinal cord injury. Spinal Cord 41：369-378，2003
38) Maynard FM, Reynolds GG, Fountain S：Neurological prognosis after traumatic quadriplegia. J Neurosurg 50：611-616，1979
39) 大橋義一，安藤徳彦，平井三知夫：外傷性頸髄不全損傷患者の移動能力のゴー

ル設定に関する検討．総合リハ 10：605-611，1982
40）水上昌文：頸髄損傷四肢麻痺における機能レベルと移動・移乗能力との関係．PTジャーナル 25：359-364，1995
41）アメリカ脳神経外科学会・アメリカ脳神経外科コングレス編（今栄信司監訳）：頸椎・頸髄損傷に対する急性期治療のガイドライン．メジカルビュー社，2004

9 関節リウマチ

A 疾患の本態と薬物治療

　関節リウマチは自己免疫性疾患といわれるが，その本態はまだ不明である．関節包の内層で滑液を分泌する滑膜が炎症性に増殖して炎症性サイトカインなどが破骨細胞を活性化し，骨・軟骨・関節を破壊していく疾患である．疾患それ自体を根源的に治癒させる治療法はまだなく，炎症を沈静化させるさまざまな治療薬が使用されている．これまでは非ステロイド性消炎鎮痛剤（NSAIDs）を第一選択薬として，副腎皮質ステロイドを頂点とする段階的治療法が採用されてきた．最近は免疫抑制剤のメトトレキサート（MTX）などの多種類の疾患修飾性抗リウマチ薬（DMARDs）が開発されたこともあって，これを主体とする治療法が採用され始めた．さらに最近では炎症性サイトカイン産生を抑制する生物学的製剤，免疫細胞を標的とする免疫抑制剤が使用され始めており，優れた効果を発揮している．しかしこれらもリウマチの原因を根治させる薬剤ではない．表3-12に関節リウマチの診断基準を示す．表3-13はX線写真像

表3-12　関節リウマチの診断基準

項目	定義
1. 朝のこわばり	朝のこわばりは少なくとも1時間以上持続すること．
2. 3関節領域以上の関節炎	少なくとも3つの関節領域で，軟部組織の腫脹または関節液の貯留を医師が確認すること（関節領域とは左右のPIP関節，MCP関節，手関節，肘関節，膝関節，足関節，MTP関節の全部で14か所である）．
3. 手の関節炎	手関節，MCP関節またはPIP関節の少なくとも1か所の関節領域に腫脹があること．
4. 対称性の関節炎	対称性に関節炎が同時に認められること（PIP，MCP，MTP関節領域では完全に左右対称でなくともよい）．
5. リウマトイド結節	骨が突出した部分または関節周囲の伸側にみられる皮下結節を医師が確認すること．
6. 血清リウマトイド因子	いずれの方法でもよいが，正常対照群が5%以下の陽性率を示す方法で異常値を示すこと．
7. X線像の変化	手関節または指のX線前後像で関節リウマチに典型的な変化を示すこと．すなわち，関節もしくはその周囲にエロジオンまたは限局性の骨萎縮が認められること（変形性関節症様の変化のみでは不十分）．

※少なくとも4項目をみたす症例をRAとする．なお項目1〜4までは少なくとも6週間持続していること．

表3-13 X線像のLarsen分類

grade 0	正常．変形はあっても関節炎とは関係ないもの．
grade I	軽度の異常．関節周囲の軟部腫脹，関節周囲のosteoporosis，軽度の関節裂隙狭小化のうち1つ以上が存在する．
grade II	初期変化．びらんと関節裂隙狭小化．びらんは非荷重関節では必須．
grade III	中等度の破壊．びらんと関節裂隙狭小化．びらんは荷重関節でも必須．
grade IV	高度の破壊．びらんと関節裂隙狭小化．荷重関節では骨変形．
grade V	ムチランス変形．関節端が原型をとどめないもの．

によるLarsen分類，表3-14は従来から使用されているSteinbrockerの分類である．また表3-15はアメリカリウマチ協会が提示した機能分類である．

B リウマチのリハビリテーション

以下に急性期を中心にリハビリテーションの実際を述べるが，改めてMelvin[42]の教科書はリハビリテーションに関してはなお高い価値を失ってい

表3-14 Steinbrockerのstage分類

stage I 初期	stage III 高度進行期
*1. X線像に骨破壊像はない.	*1. 骨粗鬆症に加え, X線像で軟骨および骨の破壊がある.
2. X線像の所見として骨粗鬆症はあってもよい.	*2. 亜脱臼, 尺側偏位, あるいは過伸展のような関節変形がある. 線維性または骨性強直を伴わない.
stage II 中期	3. 強度の筋萎縮がある.
*1. X線像で軽度の軟骨下骨の破壊を伴う, あるいは伴わない骨粗鬆症がある. 軽度の軟骨破壊はあってもよい.	4. 結節および腱鞘炎のような関節外軟部組織の病変はあってもよい.
2. 関節運動は制限されていてもよいが, 関節変化はない.	stage IV 末期
3. 関節周囲の筋萎縮がある.	*1. 線維性あるいは骨性強直がある.
4. 結節および腱鞘炎のような関節外軟部組織の病変はあってもよい.	2. それ以外はstage IIIの基準を満たす.

＊印のついている基準項目は, 特にその病期, あるいは進行度に患者を分類するために必ずなければならない項目である.
(Steinbrocker, et al：Therapeutic criteria in rheumatoid arthritis. JAMA 140：659-662, 1949 より)

表3-15 関節リウマチの機能分類のための改訂基準

class I	日常生活動作を完全にこなせる（日常の自分の身の回りの世話, 職場での機能性, 趣味, スポーツなどの活動性）.
class II	日常の身の回りの世話および職場での機能性は果たせるが, 趣味・スポーツなどの活動性は限定されている.
class III	日常の自分の身の回りの世話はできるが, 職場での機能性および趣味・スポーツなどの活動性は制限される.
class IV	日常の自分の世話, 職場での機能性, 趣味・スポーツなどの活動性が限定される.

※「日常の自分の身の回りの世話」は衣類の着脱, 食事, 入浴, 身づくろい, 用便などの動作を含む.「趣味・スポーツなどの活動性」はレクリエーションおよび/またはレジャーに関する活動,「職場での機能性」は職場, 学校, 家事に関する活動が患者の希望通り, ならびに年齢・性別に相応していることを意味する.
(アメリカ・リウマチ協会, 1991)

ないことに気づかされる.

a) 炎症期の消炎・鎮痛治療

　　リウマチの急性期では消炎・鎮痛が重要であり, 安静臥床, 良肢位保持, 関節固定目的の装具装着, 物理療法が有効な手段である.

　有効な安静保持は臥床だが, 大多数の患者は疼痛を和らげるために側臥位で四肢を屈曲して関節包の緊張を下げて関節内圧を低くしている. これには疼痛逃避反射も屈筋の有痛性スパスムも関与している. 放置すれば四肢の屈曲拘縮を招くので, 姿勢指導を欠かせない. 起居移動動作がしやすく, 関節の負荷を低くするためにベッド, 椅子, 洋式便器主体の生活を可能なら選びたい. ベッドの素材は軟らかすぎず硬すぎず, 羽毛布団などの軟らかく軽い素材を選ぶことが離被架(りひか)の使用を勧めるよりも実際的である. 枕はできるだけ低いものを頸

まで入れて頸椎の屈曲を避け，肩・肘・股関節には柔らかく低い枕を当てて，膝下には高い枕を入れない指導も必要である．この間に屈曲拘縮を予防する方法として腹ばい姿勢を5～10分間，1日2回はとるように指導する．

装具を安静固定による疼痛軽減，筋の有痛性スパスムの予防，良肢位保持目的に手指・手関節，足関節に熱可塑性樹脂を用いて製作する．これは作業療法士が製作できるが，最近では市販の装具も購入できる．物理療法は急性期には消炎効果を最優先して寒冷治療を選択し，急性期を過ぎてからは温熱治療に切り替える．

b）炎症期の関節可動域・筋力維持

関節内炎症の強い時期は関節内圧も高く，関節可動域維持練習は疼痛を増強させる．しかし良肢位・良姿勢でも長期間継続すれば関節の変形拘縮が必ず生じる．この予防を目的として最小限の可動域と筋力の維持が必要である．しかし粗暴な可動域訓練は疼痛だけでなく，炎症を増悪させ，関節組織を破壊させる．急性期には無理に全可動域を維持しようとはせず，日常生活活動に必要な可動域の維持程度にとどめる．訓練は疼痛，こわばり，疲労が少ない時間を選んで行う．寒冷または温熱手段を用いて痛みを和らげてから，重点的に訓練を行うべき部位と方向を選択して，自動運動と愛護的な他動運動で行い，訓練後のクールダウンを欠かさない．関節の屈曲拘縮は屈筋の有痛性スパスムを伴っていることが多い．これを軽減するにはホットパックのような温熱が適しているが，それだけでなく拮抗筋の筋力強化がスパスムを抑制して不良肢位拘縮を防ぐのに有効である．

安静臥床は関節拘縮だけでなく，体力低下，呼吸循環器障害，骨萎縮，筋萎縮，体温調節障害を招く．これらを予防する目的の全身運動は骨関節に衝撃の少ない運動を選ぶ．平地歩行，トレッドミル，水泳，オール漕ぎなどを推奨できる．訓練負荷量は心拍数で最大値の60～90％を，あらかじめトレッドミルで測定しておく．心拍数は45歳で105～130（120），55歳で100～120（110），65歳で95～115（100）が一応の目安にできる．自覚症状を目安にする場合にはちょっと強い程度（BORG指数で3～5）から開始して漸増するのがよいとされている．

c）生活指導と関節保護指導

生活指導の最大の目的は障害の進行を予防しつつ，活動的生活を維持することにあり，具体的方法を急性期から開始する．できる限り仕事（職業・家事）やレクリエーションを続ける工夫が必要である．それには以下の指導を欠かせない．

1) **作業中の正しい姿勢**：椅子とテーブルを高く，座を硬めに，背もたれと肘受けを適切にして，背をまっすぐ，腰支えをつけ，立ち上がり動作も楽な高さと形の椅子を選ぶ．

2) **作業量を少なくする**：作業自体を簡単にして，無駄な動作を省き，動線を短くし，短時間で作業を切り上げ，長引く作業は分割するか人と分担するなどを指導する．

3) **道具を活用する**：可能ならミキサー・食器洗い器・全自動洗濯機・電子レンジなどの用具を活用する．まだ高価だが，最近は自動掃除機も開発されている．鍋類は取っ手の大きな両手鍋が，指先と片手への負担が少ない．ほかに軽い道具，台車，作業面の高さ，瓶や箱を開ける自助具，使いやすい食器・整容道具，衣類の工夫などの対応が考えられる．

4) **作業環境を整える**：作業台(テーブル)の高さを調節し，椅子を活用し，手すりをつけ，負担の少ない道具を選択し，道具を身近に置く．家屋は外出できる身体機能を維持するためには，洋式環境を選ぶほうがよい．布団をベッドと椅子に変更し，便所は腰掛け便器で必要ならば洗浄器をつけ，風呂場は手すりをつける，浴槽を半埋め込みにして椅子を置き，ドアは軽く，可能な場所はカーテンに変更し，すべての蛇口，取手，ノブは長柄のレバー式にする．スイッチの類もタッチセンサーにしたい．

5) **作業計画を立てる**：身体への負担を軽減し時間を短縮するためには効率的な作業方法をあらかじめ計画することが有効である．人参・ごぼうなどの硬い食材は，熱を通してから切れば関節への負担は軽減する．

6) **作業と休息のバランス**：リウマチでは健常者に比較して筋力は30〜50%，最大酸素摂取量は30%前後低下しており，疲労しやすいことに注意が必要である．原因は運動不足による筋骨格系と呼吸循環器系の耐久力低下，睡眠不足，薬剤の作用，リウマチ性筋病変，精神的抑うつ気分などである．

病院では設備と時間が限定されるが，台所・トイレ・風呂場周りの構造・器具・道具などの生活環境，エスカレーターや階段の昇降，売店での買い物とその運搬方法，屋外の移動方法などを確認して家庭生活の自立可能性を確立したい．障害が重度で介助が必要な場合には家族への介助方法の指導も欠かせない．これを口頭指示するだけでは安全性も実効性も確立できない．PT，OT室で家族に　練習を見てもらい，介助方法も手を取って具体的に実習・指導する必要がある．

関節リウマチは介護保険法の特定疾患に含まれたので，多くの社会資源（ホームヘルパー・訪問看護師などの人的資源，入浴・給食サービス，機能訓練会，

ショートステイなどの制度の利用，日常生活用具の給付）を活用できることを指導する．地域福祉制度の資金援助を活用して家屋改造も実現したい．

C その他の事項

　日本リウマチ学会はリウマチ治療のガイドラインを刊行し，リハビリテーションについても EBM の立場から文献を検索しているが，Category B（有効性の強さが中等度）の文献が数編のみ抽出されたにすぎない．この結果を受けて，水落[43]は 2000 年以後の文献を独自に検索したが，その結果でも行動学習理論に基づく疼痛管理技術の患者教育，行動療法的関節保護プログラム指導，炭酸泉浴，高負荷運動療法，足底板が Category B の根拠がある治療と判定できたにすぎなかったことを報告し，大規模で公正な研究組織，介入内容の標準化，ベースラインの統一，適切なエンドポイントを設定してリハビリテーションの有効性を証明すべきだと述べている．

　日本リウマチ友の会は正しい知識を広め，対策の確立と推進を図り，福祉の向上を目指して，各地に支部をもって活発な運動を粘り強く展開し，指導書「流れ」を発行して病苦と情報不足で悩む多くの人々を支援している．

■引用・参考文献

42）Melvin JL（木村信子監訳）：リウマチ性疾患；小児と成人のためのリハビリテーション．第 3 版，協同医書出版社，1993
43）水落和也：関節リウマチ治療のエビデンス．MB Med Reha 71：1-8，2006

10 切断

A 切断原因

　欧米特に北欧では切断原因の80～90％が動脈硬化症や糖尿病が原因で四肢の血管の血流が途絶する末梢循環障害であり，切断患者の絶対数もわが国の10倍前後を占めて人口10万対年間20前後の発生数があり，高齢者医療と医学的リハビリテーションに占める比重が非常に大きいことが知られている．ただ最近では糖尿病で23％，その他で40％の切断が減少したことも報告[44]されており，生活指導，原疾患に対する治療法の進歩，血管外科の進歩に負うところが大きいことをうかがわせる．一方，わが国の切断原因は1980年頃を境に外傷から末梢循環障害に移行して半数以上を占めるようになったが，2000年以後は80％を占めると澤村[45]は述べている．労働環境の改善に伴う労災事故の減少だけでなく，高齢者の増加と生活習慣が欧米化したことが原因かもしれない．今後さらに欧米並みに絶対数も増加するか経過を注視する必要がある．

　切断技術と義足の部品は長足の進歩を遂げ，施設から報告される義肢装着成功率は良好な成績を上げている．しかし，切断患者に高齢者が多い事情を反映して，切断患者全体に対する義肢装着率は低い状態で推移しており，オランダ北部3州全体の義足装着率は48％であったとRommers[46]は報告している．高齢切断者の問題点を列挙すると，①併存する合併症に対する切断術前後の全身的管理，②目標の設定に関係する複数の要因，③目標に合致する義肢の処方決定，④義肢装着訓練の進行遅延，⑤訓練上の慎重なリスク管理が必要，などがある．

　高齢切断者の生命的予後は長くないことが指摘されているが，それを理由に目標を低く設定する過ちは絶対に犯したくない．適切な切断部位の選択，的確な早期目標設定，効率的な装着訓練を進行させる必要がある．

B 切断術

　切断部位を決定する方法として血管撮影，サーモグラフィー，超音波などが

あるが，血管撮影だけに頼ると不必要に中枢側で切断することになりかねず，それは歩行の可能性を大きく引き下げ，生命的予後にも悪く影響する．皮膚温とその外観，壊死組織の範囲と状態，全身合併症，臥床期間なども加味して総合的に判断し，最終的には手術台上でみる組織の血行状態も重要な判断基準になる．可能な限り多くの関節を残し，切断端を長く残して長い梃子を活用できるようにすることが義足を操作する能力を向上させ，それが歩行能力を高くすることに繋がる．例外部位は血行が不良な下腿末梢側 1/3，内反・尖足拘縮が起きて前足部に潰瘍ができ歩行が不可能になりやすい足部ショパール・リスフラン関節である．また，長断端を求めて皮膚移植を行うことは，移植皮膚が生着するまでに長期間を要し，生着した皮膚も脆弱で荷重に耐えないなどの理由から避けるべき処置である．

切断手技は血行が良好な皮膚・皮下組織を温存する皮切が選択される．下腿では後方の皮膚と筋肉を長く残して前方に翻転する方法，大腿では矢状面で縦切する皮切が採られることも多い．筋断端は切断後の機能を保つために対立筋同士を深層，浅層別に相互に縫合する筋形成術が採用される．神経は切断端神経腫が瘢痕組織内で形成しないように中枢端を求めて切断する．

術後は，早期に離床して起立歩行の可能性を高めるために切断術直後義肢装着法が過去には行われたが，現在は通常の弾性包帯による soft dressing 法かギプスを巻く rigid dressing 法が行われる．どの方法を採るにしても，非常に起きやすい断端の屈曲拘縮を予防することと，早期に離床訓練を開始することが重要である．

C 義肢とその部品

義足部品のモジュラー化，プラスチック・軽合金・チタンの使用，継ぎ手の制御システムの開発などで義足の製作技術と製品の信頼性は長足の進歩を遂げた．上肢切断では全面接触型ソケットに肩甲帯の運動で手先具を操作する能動義手を装着することが多い．残存筋の筋電位を制御信号に活用して手指を屈伸する電動義手の技術的進歩が著しく，電動車椅子のように判定と装着訓練の体制を確立して公費給付対象を拡大することが強く期待される．

股関節離断に対しては腸骨稜で懸垂し，坐骨で加重する全面接触式ソケットを使用し，股継ぎ手を想定股関節部の前下方 45°線上に設置するするカナダ式股義足が使用され始めてすでに久しい．骨盤の骨肉腫では片側骨盤切断術が行われるが，腹部切断端全体で体重を支え，股義足同様の位置に股継ぎ手を設置するようソケットを修正した義足が使用され，実用歩行を獲得できる．

大腿切断には坐骨支持式四辺形ソケットが長期間使用されてきたが，ポリエ

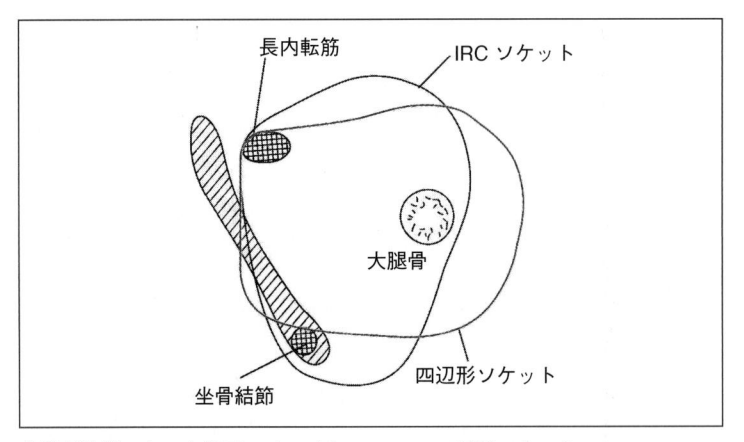

坐骨収納型ソケット（IRC ソケット）
・坐骨と坐骨枝をソケット内に収納してしまう．
・ソケット前後径が長い．

四辺形ソケット
・坐骨をソケット後縁に乗せてスカルパ三角を押す．
・ソケット前後径が狭い．

（東江由起夫，他：坐骨収納型ソケットの適合評価．日本義肢装具学会誌 9：222-227，1993）

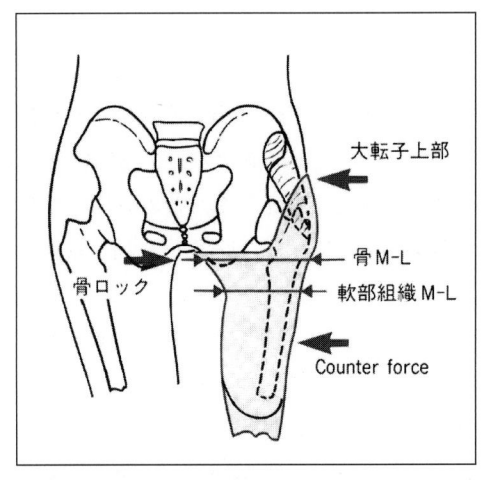

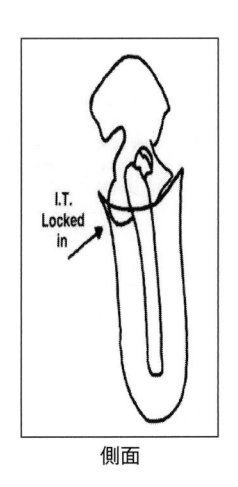

坐骨収納型ソケット（IRC ソケット）
坐骨をソケット内に収納する．ソケット左右径が狭い．大転子上部，大腿骨外側面，坐骨内側面で3点固定．股関節を内転位に保持する．股関節の内転・外転筋機能が重要．
（東江由起夫：坐骨収納型ソケットの適合とアライメントの設定方法．鶴見隆正，畠中泰司編：義肢装具（理学療法MOOK7）．pp91-98，三輪書店，2000 より）

図 3-18　ソケットの種類

　チレンなどの軟性の内筒と硬質の熱硬化性樹脂のフレームで構成する ISNY（Icelandic Swedish NewYork），SFS（Scandinavian Flexible Socket）が登場し，さらに現在では坐骨収納型ソケット（IRC soket：Ischial Ramal Containment Socket）が多く処方され始めた．坐骨収納型ソケット（図 3-18）は前後径を大きくして坐骨をソケット内に収納し，内外径を小さくして大転子を包み込んで大腿骨をソケット外壁に密着させ，収納した坐骨側面との3点固定を得て側

方向への支持性を格段に向上させたものである．

膝継ぎ手は単軸膝継ぎ手が今でも処方されるが，金属材料と加工技術の進歩により多軸膝継ぎ手が多用されるようになった．加えて，流体力学理論を活用して空圧シリンダーで遊脚相を，油圧シリンダーで立脚相を制御する義足が普及しており，流体の流速をICチップとモーターで制御する複数の義足が開発されている．これに合わせて足継ぎ手も踵接地時のエネルギーを蓄積して，蹴り出し時にそれを放出するエネルギー蓄積式足部も多数が普及している．

下腿切断にはPTB（Patellar Tendon Bearing），PTS（Prothese Tibiale a Emoitage Supracodylien），KBM（Kondylen Bettung Munster）などのソケットが断端の長さに合わせて使い分けられて現在も多く使用されているが，最近はTSB（Total Surface Bearing）吸着ソケットがこれに加わった．このソケットの内筒はICEROSはじめ多くの呼称があるが，共通して種々のピンロックシステムを接続してソケット自体に懸垂機能をもたせて断端の上下ピストン運動を解消しており，内筒にはシリコン素材のライナーを使用している．シリコンは垂直方向の圧縮力だけでなく水平方向の剪断力も吸収するので，皮膚が脆弱な断端にも適応があり，骨突出部の多い下腿切断端に対する義足内筒として非常に優れており，特に末梢循環障害による切断にはその威力を発揮する．

ただし，どのように優れた義足部品を使用しても，立位と歩行時にかかる力の方向が適切になるように，前後・左右のアライメントを整えて義足の各部品相互の位置と角度を正しく組み立ないと，歩行は実現しない．また切断は関節の不良肢位拘縮が起きやすく，早期から関節可動域維持と筋力強化をすることが重要である．義足による歩行も十分な歩行練習をしなければ可能にはならない．このことは特に重要なので後に述べる．

D 義肢処方

義足の処方は個人の身体機能を全身について考慮する必要があり，加えて生活環境と使用目的を参考にして決める必要がある．その点を整理して表3-16にまとめた．表3-17はさらに移動能力と生活内容からソケットと膝継ぎ手，足部の処方案をまとめたものである．屋外周辺に移動能力が限定される人では多軸膝継ぎ手は立位の安定性を優先し，足部は軽量なSACHが選択される．歩行能力が高ければ制御しやすさが安全性よりも優先されるだろう．足部は吸収エネルギーが大きく柔らかい足部が高齢者には選択される．重労働者には立位が安定し，頑丈な部品が優先され，スポーツ用にはboucing機能（膝継ぎ手が軽度屈曲位でロックがかかる機構）ないしyielding機能（荷重状態の膝継ぎ手には屈曲に対して抵抗が働き立脚相を制御できる機構）をもつ膝継ぎ手

表3-16 義足処方上の考慮事項

身体機能	生活環境	使用目的
年齢	人的環境	屋内
切断原因	物的環境	セルフケア
四肢機能	屋内環境	家事
患側下肢	屋外環境	家業
健側下肢	家屋周辺	屋外
上肢機能	街路状況	家屋周辺
合併症	交通手段	買物・観劇
心肺機能		出勤
知的機能		職業
歩行意欲		スポーツ

表3-17 移動能力, 生活内容と義足処方例

処方の決定要因		処方の選択		
移動能力	生活内容	ソケット	膝継手	足部
室内生活	車椅子主体	差し込み	軽量固定膝	単軸, SACH
屋内生活	セルフケア	差し込み, 坐骨収納	軽量固定膝	単軸, SACH
	家事	差し込み, 坐骨収納	軽量固定膝	単軸, SACH
屋外周辺	セルフケア	坐骨収納	多軸立脚安定	SACH
	家事	坐骨収納	多軸立脚安定	SACH
社会参加	買物, 娯楽	坐骨収納	多軸遊脚制御	Flex, ESPF
	通勤, 座業	坐骨収納	多軸遊脚制御	Flex, ESPF
重労働	農作業	差し込み	固定	固定
	肉体労働	坐骨収納	多軸立脚安定	SACH
趣味	野外ゴルフ	坐骨収納	多軸 bouncing	ESPF
	球技	坐骨収納	単軸 yielding	ESPF
	トラック	坐骨収納	単軸 yielding	ESPF

も考慮される．立脚相に膝関節が軽度屈曲位で固定され，重心位置の上下動が少なく，また下り坂でも威力を発揮する bouncing 機構の膝継ぎ手義足の歩行特性を図3-19に示す．なお股義足には前足部を接地したままで膝を屈曲させる多軸膝継ぎ手が適しており，足部を床から浮かせないと膝継ぎ手を屈曲できない安全膝は歩容を非常に悪くさせる．

E 装着練習

多軸膝継ぎ手の歩行方法は単軸膝継ぎ手とはかなり異なる．振り出した義足の踵部が接地すると膝継ぎ手には力学的なロックがかかって膝折れは起きなくなる．振り出しは前足部を接地して加重したままの状態で体重を前方に水平移動すると膝継ぎ手の力学的ロックが外れて屈曲がおきる．歩行練習はこの特性

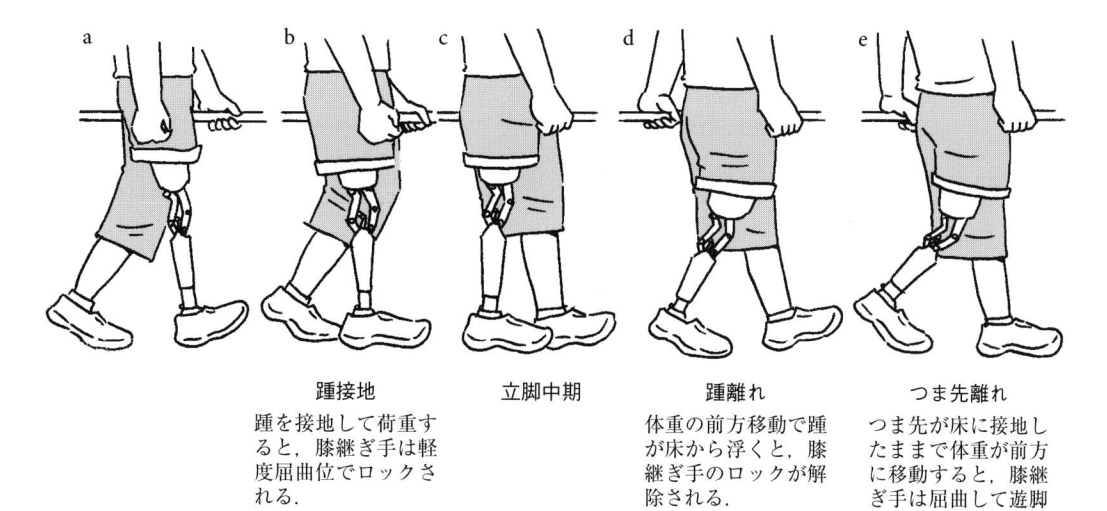

踵接地 立脚中期 踵離れ つま先離れ
踵を接地して荷重すると，膝継ぎ手は軽度屈曲位でロックされる．
体重の前方移動で踵が床から浮くと，膝継ぎ手のロックが解除される．
つま先が床に接地したまま体重が前方に移動すると，膝継ぎ手は屈曲して遊脚相に移行する．

図 3-19 膝折れ防止機構付き多軸膝継手使用時の歩行（3R60）

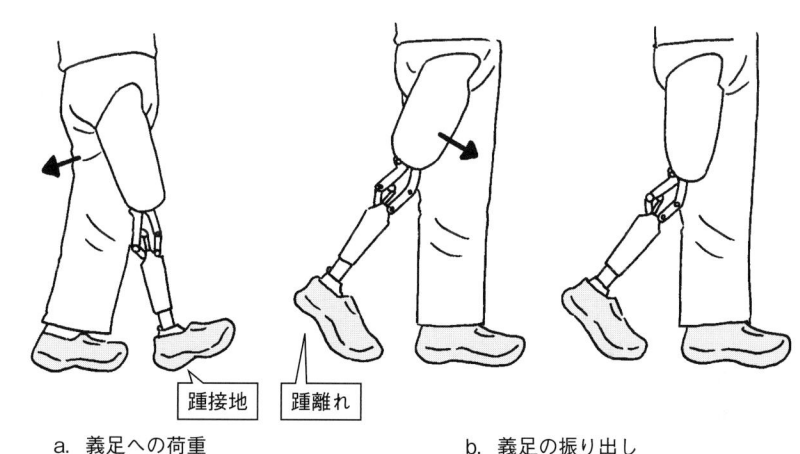

踵接地　踵離れ

a. 義足への荷重
義足を一歩前に出して，膝伸展位で荷重すれば，膝は軽度屈曲位でロックして膝折れが起きない．これをよく理解してもらい繰り返し練習する．

b. 義足の振り出し
荷重を前足部に移し，荷重したまま大腿部を前下方に押し出すように振り出す．

図 3-20 歩行前基礎練習

を習得して行う必要がある．図 3-20 に示すとおり，膝継ぎ手を一歩前に置き，義足の足部後方（踵）に加重する練習をまず行う．接地の瞬間には殿筋群を強く収縮させると，前後と左右方向のバランスを保つ練習になる．義足振り出しの習得は加重を前足部（爪先）に移して，前足部に加重したまま下腿部に対して，大腿部を前下方に滑り出させるように水平移動すれば，膝関節は屈曲するので，振り出し後の踵接地の位置が定まるまで練習を繰り返す．

上り坂では前足部に加重が増し膝折れ防止機構が効きにくくなり，逆に下り

坂では後足部に荷重が残り膝折れが起きにくく，これは多軸膝継ぎ手の欠点ともいえる．またピボットターンを前足部に加重して行うと膝が屈曲してしまう危険が大きいので，揺れる電車バスでは十分に注意する必要がある．椅子に腰掛けるときは前足部に加重すれば膝は屈曲する．

■引用・参考文献

44) Eskelinen E, Eskelinen A, Alback A：Major amputation incidence decreases both in non-diabetic and in diabetic patients in Helsinki. Scand J Surg 95：185-189, 2006
45) 沢村誠志：切断と義肢．医歯薬出版，2007
46) Rommers GM, Vos LD, Groothoff JW：Epidemiology of lower limb amputees in the north of the Nederlands；Aetiology, discharge destination and prosthetic use. Prosthet Orthot Int 21：92-99, 1997

11 虚血性心疾患

A 狭心症と心筋梗塞の病態と治療

　心臓に血液を供給する冠動脈（図3-21）は右冠動脈が房室結節と右心房と右心室に血流を送り，左冠動脈は左心室を支配する．したがって左冠動脈不全は生命的予後に直結しやすい．狭心症とは冠動脈の攣縮によって心筋が一過性の虚血状態に陥るもの，心筋梗塞とは冠動脈が閉塞を起こして心筋が壊死に陥るものである．冠動脈は比較的細いために，虚血性変化を起こしやすく，左冠動脈主幹の閉塞による左室壁の壊死は死を招きやすい．冠動脈に血流不全がある状態では，運動負荷は心筋に酸素供給不足を招き，狭心症を起こしやすい．心筋の酸素摂取量は最大血圧と心拍数の積で求められるので，通常の運動負荷量をモニターすることができる．虚血の原因は器質性狭窄，冠攣縮，血栓形成などである．虚血性心疾患の誘因として高脂血症，喫煙，肥満，糖尿病，高血圧がある．受動性喫煙が問題視される理由の1つに，喫煙者が吐く煙のニコチンが虚血性心疾患をもつ患者に及ぼす影響が非常に大きいことがあげられる．

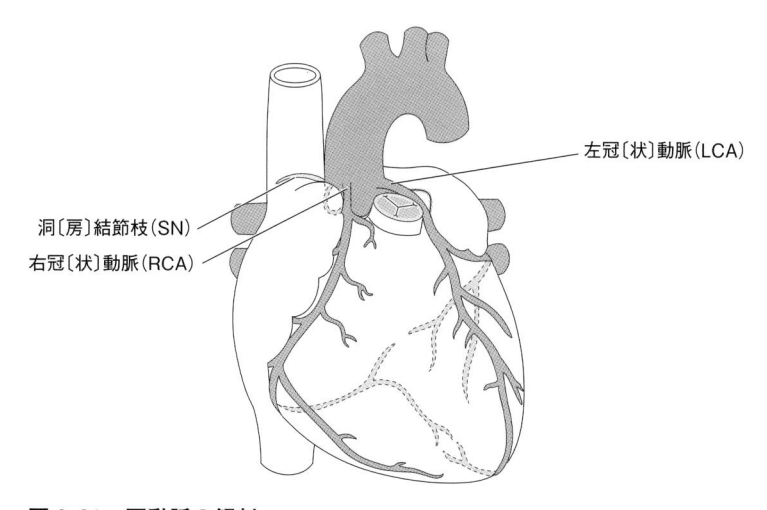

図3-21　冠動脈の解剖

（佐藤和義，松村讓児監修：虚血性心疾患総論．病気がみえる vol. 2；循環器疾患．p98，メディックメディア，2002より）

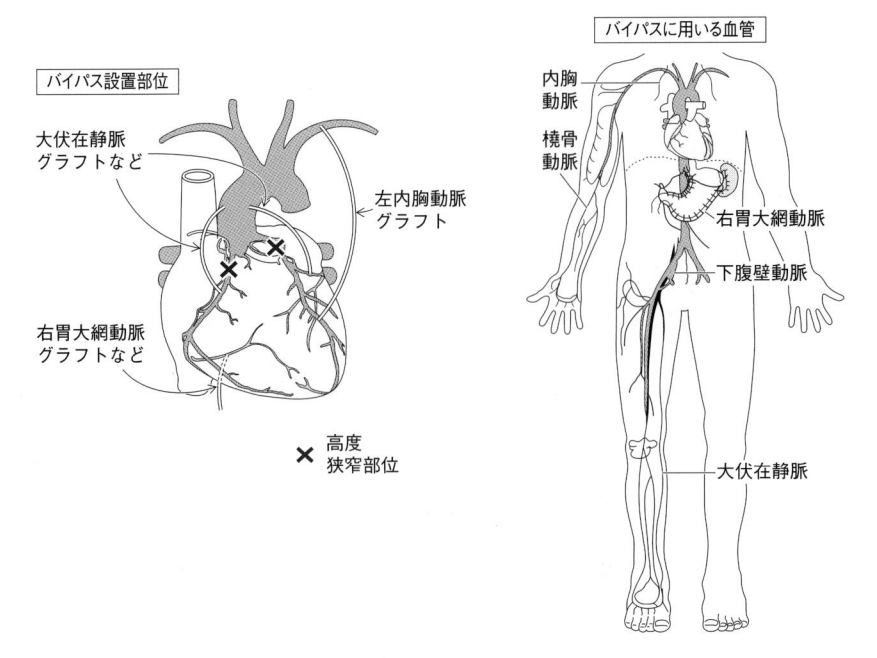

図 3-22 冠動脈バイパス術（CABG）
CABGとは，冠動脈の狭窄部よりも抹消と大動脈をバイパスでつなぎ，末梢血流を確保する術式である．
(佐藤和義，松村譲児監修：虚血性心疾患総論．病気がみえる vol. 2；循環器疾患．p98，メディックメディア，2002 より)

狭心症の治療は薬物治療ではニトログリセリンなどの硝酸薬，β遮断薬，アダラートなどの Ca 拮抗薬がある．閉塞した冠動脈にバイパスを設ける手術（CABG：Coronary Artery Bypass Grafting）（図 3-22）が 1960 年代に始まった．当初は術中に人工心肺を用いたが，現在は用いない方法（OPCAB：Off-Pump Coronary Artery Bypass）が開発されている．一方，狭窄部にバルーンを挿入して拡張させる経皮的バルーン冠動脈形成術（POBA：Plain Old Balloon Angiography）（図 3-23）が 1970 年代に始まった．またさらに，現在は拡張した部に新生内膜の増殖を抑制する薬剤を塗布した金属製コイル状のステント（DES：Drug Eluting Stent）を留置する方法が行われている．薬剤を用いず金属だけのステントを用いる方法を BMS（Bare Metal Stent）と呼ぶが，一時 DES の長期生命予後が BMS よりも不良だという指摘があって，DES の注意点を再確認する作業が現在は続けられているという．上に述べた CABG は主幹冠動脈の閉塞と狭窄に，ステントは遠位部の局所狭窄に多く実施される．

B リハビリテーション

リハビリテーションの効果は，①心筋虚血と運動耐用能を改善，②術後早期離床と二次的合併症の予防，③活動的生活の維持が期待される．①の効果と安

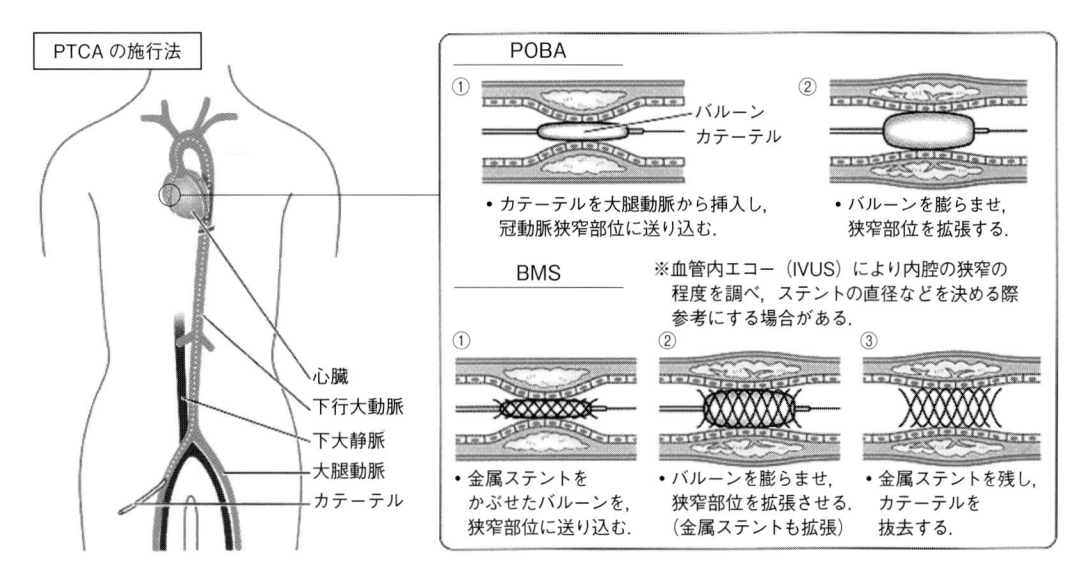

図 3-23　経皮的冠動脈形成術（POBA）
（佐藤和義，松村譲児監修：虚血性心疾患総論．病気がみえる vol 2；循環器疾患．p98，メディックメディア，2002 より）

全性について多数の報告はあるが，残念ながら実施される機会はまだ少なく，②，③についてようやく普及してきた段階である．牧田[47]が提示する急性期のクリニカルパスを表 3-18 に紹介する．表中の OT による ADL 指導は具体的記述が不足しているが，表の上段に記述された移動範囲とその手段，入浴などの負荷量と対比すれば，具体的内容を決めることができよう．早期に OT が病棟生活にも介入して ADL の早期自立を指導することが重要である．ただし，発病後 1 週間の，心筋の壊死組織の修復が開始する時期は過負荷には十分に気をつける必要がある．この際に術後のリスク管理が重要だが，竹村[48]は OPCAB 術後 1 日目の観察基準（表 3-19）をパス内に明示して対処法を共有していると述べている．異常 Q 波，ST 上昇，T 陰性化などの重大な心電図所見，CK，GOT，LDH，CRP，白血球，赤沈値の上昇などの血液生化学所見をわれわれも確認する必要がある．

　リハビリテーションは退院後の患者の生活指導にまで及ぶものでなければならない．日常の活動が必要とするエネルギー消費量に対応して，各患者の運動耐用能を測定することによって，日常活動の何をどの程度行うことができるかを患者に伝えられるはずである．表 3-20 は斉藤[49]が示す活動のエネルギー消費を METs（Metabolic Equivalents）で示したものである．METs とは安静座位時のエネルギー消費量を 1 としたときの諸動作の相対的エネルギー消費量を示すものである．斉藤は作業が 1 時間続くものは 1 段階，数時間続くものは 2 段階下げた生活を指導するのがよいと述べ，食事，性生活，運転，入浴，排便についても具体的に述べている．エルゴメーターで提示された許容エネル

表 3-18 急性心筋梗塞（急性期）のクリニカルパス

3週間	1〜	3〜	4〜	5〜	10〜	12〜	14〜	16〜	22〜
2週間	1〜	3〜	4〜	5〜	10〜	11〜	12〜	13〜	
1週間	1〜		2〜	3〜	4〜		5〜	7〜	
ステージ	0	1	2	3	4	5	6	7	
場所	ICU	一般病棟							
受け持ち医	□ICU治療 □合併症予防 □家族への説明	□心筋梗塞治療 □リハ依頼	□心筋梗塞治療	□心筋梗塞治療	□心筋梗塞治療	□心筋梗塞治療	□心筋梗塞治療	□心筋梗塞治療 □退院前検査 □各種証明書 □退院療養計画書 □紹介状 □家族への説明	
リハ医		□循環器病棟回診参加 □カンファレンス □リハプラン作成　PT指示			□循環器病棟回診参加 □カンファレンス		□シャワー心電図	□循環器病棟回診参加 □入浴心電図 □CPX （AT測定）	
看護師 （患者指導）	□入院時オリエンテーション □安静度の説明 □食事水分制限の説明	□パンフレット （心筋梗塞とは1）	□パンフレット （心筋梗塞とは2）	□パンフレット （危険因子1） □カンファレンス	□パンフレット （危険因子2）	□パンフレット （禁煙）	□パンフレット （日常生活）	□パンフレット （退院後の生活） □次回受診日 □カンファレンス	
看護師 （ADL訓練） 移動		□禁止		□病室内歩行1分	□病室内歩行2分		□病室内歩行2分	□病院内平地歩行自由	
排泄	□ベッド上		□車椅子にて排便のみ	□車椅子にて排便・排尿	□歩行にて排便・排尿				
整容	□全介助		□おしぼり	□髭そり				□洗面所可能	
清拭		□全介助		□部分介助	□自立（洗面所車椅子）	□シャワー		□入浴	
洗髪		□禁止		□部分介助	□自立（洗面所車椅子）	□自立		□自立	
着替		□全介助		□部分介助	□自立				
娯楽	□ラジオ	□テレビ		□新聞・雑誌		□下膳	□電話（歩行）	□売店（歩行）	
理学療法士 （PT）		□カンファレンス □問診 □評価表の作成 □端座位 □足関節底背屈 □ベッド上座位20分×3	□椅子座位 □椅子座位足踏み □立位保持 □椅子上座位20分×3	□病室内1分歩行 椅子上座位 A:20分×3 B:40分×3 C:50分×3	□カンファレンス □再評価 □廊下2分歩行	□廊下歩行2分×3	□廊下歩行6分	□カンファレンス □再評価 □トレッドミル歩行 □ストレッチング □筋力強化 □CPX依頼 □ATトレーニング □退院後の運動指導 （在宅運動療法） □外来時のCPX予約（外来心臓リハビリ）	□トレッドミル歩行 □ストレッチング □筋力強化
作業療法士 （OT）		□カンファレンス □トランスファー指導 □ADL指導	□トランスファー指導 □ADL指導	□トランスファー指導 □ADL指導	□カンファレンス □トランスファー指導 □ADL指導				
自己リハ （PT指導） （看護師監視）				□病室内歩行1分歩行 A:3回 B:4回 C:5回	□病室内自由2分歩行 A:2回 B:3回	□病院内自由 C:5回 D:7回	□病棟内自由6分歩行 A:2回 B:3回	□病室内平地歩行自由 □ストレッチング長距離歩行 A:600m×2回 B:800m×2回 C:1,000m×2回	
栄養士							□栄養指導		
薬剤師		□カンファレンス □内服薬指導			□カンファレンス			□カンファレンス □内服薬指導	

（牧田茂：心筋梗塞；急性期〜回復期．米本恭三，石神重信，石田暉編：リハビリテーションクリニカルパス実例集．pp158-161，医歯薬出版，2001 より）

表 3-19 OPCAB クリニカルパスの概要

	治療・処置	リハビリテーション	活動	食事	教育指導
入院日	オリエンテーション		院内自由	常食	手術説明
術前日					
手術日	呼吸器離脱		抜管後自動体交可		
術後1日目	ドレーン抜去	午前:自力座位10分 午後:起立(足踏み)5分	床上フリー 起立後ポータブルトイレ可能	全粥	
2日目		100 m 歩行	病室内自由		
3日目	点滴中止	300 m 歩行	病棟内自由		服薬指導
4日目		500 m 歩行	院内自由		病来説明(看護師)
5日目	冠動脈造影検査			常食	
6日目			シャワー		
7日目					栄養指導
8日目					退院指導(看護師)
9日目			入浴		
10日目	退院		退院		服薬指導

術後1日目のアウトカムと観察基準

アウトカム	観察基準
・ドレーンより大量出血がない	ドレーン出血:50 ml/時間以下 ヘマトクリット:28%以上
・時間尿量が確保されている	尿量:50 ml/h 以上
・循環動態が安定している	血圧:90〜130 mmHg 心拍数:60〜100 中心静脈圧:3〜15 mmH$_2$O 心係数:2.2〜3.5 L/min/m^2
・血液ガス・呼吸状態が安定	PaO$_2$:70 mmHg 以上 PCO$_2$:30〜45 mmHg pH:7.35〜7.45 BE:−2〜+2 SPO$_2$:90%以上 呼吸数:10〜30 回/分
・不整脈がない	モニター上 SR,血性 K:3.5〜5.3
・心臓リハビリテーションが異常なくできる	心電図上 ST 変化がない. 心拍数,脈拍の変動が 20%以内
・発熱がない	体温 38℃ 以下
・血糖コントロールが良好	食前血糖 120 mg/dl 以下
・食事開始後腹部症状(吐気,嘔吐)がない	
・創痛が自制内である	Scale 2 以下
・全身皮膚に異常がない	
・睡眠がとれる	
・精神状態が安定している	

(竹村隆広,松沢言栄:心大血管手術後;心疾患のリハビリテーション.総合リハ 35:37-42, 2007 より)

表 3-20 日常生活諸動作の運動強度

METs	リハビリ労作	運動負荷試験	日常労作および家事	職業労作など	レクリエーション
1～2	臥床安静 座位,立位 ゆっくりとした歩行（1～2 km/h）		食事,洗面 編み物,裁縫 自動車の運転 乗り物に座って乗る	事務仕事 手先の仕事	ラジオ,テレビ 読書 トランプ,囲碁,将棋
2～3	ややゆっくりした歩行（3 km/h） 自転車（8 km/h）	ステージ0 (2.2)	乗り物に立って乗る 調理,小物の洗濯 床拭き（モップで）	守衛,管理人 楽器の演奏	ボーリング 盆栽の手入れ
3～4	普通の歩行（4 km/h） 自転車（10 km/h）	マスターテスト1/2 25 W (3.6)	シャワー 荷物を背負って歩く（10 kg） 炊事一般,洗濯,アイロン ふとんを敷く 窓拭き,床拭き（膝をついて）	機械の組み立て 溶接作業 トラックの運転 タクシーの運転	ラジオ体操 バドミントン（非競技） 釣り ゴルフ（バッグを持たずに）
4～5	やや速めの歩行（5 km/h） 自転車（13 km/h） 柔軟体操	ステージ1 (4.3) 50 W (4.7)	荷物を抱えて歩く（10 kg） 軽い大工仕事,軽い草むしり 床拭き（立て膝） （夫婦生活）（入浴）	ペンキ工	園芸 卓球,テニス（ダブルス） バドミントン（シングルス） キャッチボール
5～6	速めの歩行（6 km/h） 自転車（16 km/h）	マスターテストS ステージ2 75 W (6.0)	荷物を片手にさげて歩く（10 kg） 階段昇降 庭掘り,シャベル使い（軽い土）	大工 農作業	アイススケート 渓流釣り
6～7	ゆっくりしたジョギング（4～5 km/h） 自転車（17.5 km/h）	マスターテストD ステージ3 (7.0) 100 W (7.3)	まき割り シャベルで掘る 雪かき,水汲み		テニス（シングルス）
7～8	ジョギング（8 km/h） 自転車（19 km/h）	ステージ4 (8.3) 125 W (8.7)			水泳 エアロビクスダンス 登山,スキー
8～	ジョギング（10 km/h） 自転車（22 km/h）	ステージ5 (10.2) 150 W (10.0)	階段を連続して昇る（10階）		なわとび 各種スポーツ競技

（斉藤宗靖：急性心筋梗塞症のリハビリテーション；急性期から回復期へ．木全心一，斉藤宗靖編：狭心症・心筋梗塞のリハビリテーション．改訂第3版，p156，南江堂，1999 より）

ギー消費量を，日常の活動量に換算して患者の活動と参加の内容を量的に具体的に提示して，可能な限り活動的な生活を過ごしてもらえるよう指導したい．

■引用・参考文献

47) 牧田茂：心筋梗塞；急性期～回復期．米本恭三，石神重信，石田暉編：リハビリテーションクリニカルパス実例集．pp158-161，医歯薬出版，2001
48) 竹村隆広，松沢言栄：心大血管手術後；心疾患のリハビリテーション．総合リハ 35：37-42，2007
49) 斉藤宗靖：急性心筋梗塞症のリハビリテーション；急性期から回復期へ．木全心一，斉藤宗靖編：狭心症・心筋梗塞のリハビリテーション．改訂第3版，p156，南江堂，1999

索引

欧文

Activities of Daily Living（ADL） 104
ADL の評価 104
ALS 157
American Spinal Cord Injury Association（ASIA） 166
Americans with Disabilities Act（ADA） 14
Attention Deficit Heperactivity Disorders（ADHD） 64

Barthel 評価法 105
BCODP 13
Bobath 法 126

Communication ADL Test（CADL） 99
Community Care Act 14
construct validity 82
content validity 82
convergent validity 82
criterion validity 82

Denver Scale 90
Disability Discrimination Act 14
discriminate validity 82

EBM 40, 83
―― の段階づけ 84
EuroQOL 25
Extended ADL（EADL） 105

Functional Independence Measure（FIM） 106
Glasgow Coma Scale（GCS） 103

HDS-R 94
Hoehn-Yahr 重症度分類 148

ICARS 89
ICD 16
Independent Living Movement（ILM） 10
Instrumental ADL（IADL） 105
International Classification of Functioning, Disability and Health（ICF） 13, **18**
International Classification of Impairments, Disabilities, and Handicaps（ICIDH） 12, 16
International Standards for Neurological and Functional Classification of Spinal Cord Injury（ISCSCI） 166
interrater reliability 82
interval scale 83
intrarater reliability 82

Japan Coma Scale（JCS） 103

Learning Disabilities（LD） 64

Medical Outcome Scale（MOS） 25
METs（Metabolic Equivalents） 189
Mini Mental State Test（MMS） 94

National Institute of Neurological Disorders and Stroke（NINDS） 131
nominal scale 82
Nottingham Health Profile（NHP） 24
NSAIDs 174

ordinal scale 82

P-mSHEL モデル 50

Quality of Life（QOL） 23

randomized controlled trial（RCT） 84
ratio scale 83

SF-36 25
SHEL モデル 50
Sickness Impact Profile（SIP） 24
SLTA 98
Steinbrocker の stage 分類 176

UPDRS **89**, 149

Vojta 法 126

WAB 失語症検査　98
WAIS 知能検査法　94

Zancolli の分類　167

あ

青い芝の会　10
安全管理　45
安全管理ガイドライン　51

い

インフォームドコンセント
　　　　　　31, **34**, 158
医学的リハビリテーション　11
医原性事故　47
医師の職業倫理指針　29
医の倫理マニュアル　28
医療保険　53
意思表明書　158
意識障害の評価　102

う

ウェルニッケ失語　98
ヴェクスラー検査法　94
運動失調　89, 154

え

英国障害者団体協議会　13
遠城寺式乳幼児発達検査票　90

お

起き上がり動作，パーキンソン
　　病の　150
応益負担　61

か

家庭環境　85

介護保険　54
介護保険制度利用の仕組み　56
拡大 ADL　105, **111**
学習障害　64
活動と参加　21
患者の自己決定権　35
患者の人権　33
間隔尺度　83
感染予防対策　47
関節可動域維持，パーキンソン
　　病の　150
関節可動域測定　86
関節リウマチ　174
環境因子　22
観念運動失行　101
観念失行　101

き

記憶　94
起居移動動作　109
起座動作　110
起立動作　110
　　——, パーキンソン病の　151
基準関連妥当性　82
虚血性心疾患　187
共同運動　88
狭心症　187
教育保障，障害児への　64
筋萎縮性側索硬化症　157
筋ジストロフィー　160
筋力測定　86

け

痙縮　88
頸椎症性脊髄症　164
研究倫理　27
健康関連 QOL　24
健忘失語　98
検者間信頼性　82
検者内信頼性　82
言語評価　97

こ

コミュニティケア法　14
こどもの権利条約　16
固縮　88
雇用保険　53
公衆衛生　54
公的扶助　52
公民権法　12
更衣動作　109
後期高齢者医療保険　54
後縦靱帯石灰化症　164
高機能自閉症　65
高次脳機能障害　143
構成概念妥当性　82
構成失行　101
告知　38
国際疾病分類　16
国際障害分類　12, **16**
国際生活機能分類　13, **18**

さ

し

ジュネーブ宣言　28
ジョンセンの四分割表　44
肢節運動失行　101
自己決定権，患者の　35
自己免疫性疾患　174
自殺　49
自立支援システム　62
自立生活運動，アメリカの　10
失行　101
失語症　97
失認　101
失名詞失語　98
実用コミュニケーション能力検
　　査　99
社会ダーウィン主義　6
社会的生活歴　86
社会福祉　52
社会保険　53

社会保障　52
尺度　82
手段的 ADL　105
収束的妥当性　82
就労実態，障害者の　68
順序尺度　82
小脳虫部の症候　155
小脳半球の症候　154
障害原因の究明　80
障害者インターナショナル　77
障害者運動，日本の　8
障害者運動，米英の　12
障害者権利宣言　15
障害者差別禁止法　14
障害者自立支援法　60
障害者の権利条約　16
障害程度の把握　80
障害歴　85
障害のあるアメリカ人法　14
障壁　11
職業訓練　67
職業指導　67
職業評価　67
職業保障，障害者への　65
職業リハビリテーション　66
職業倫理　27
職種間連携　116
心筋梗塞　187
心身機能　19
　── の評価　85
心理評価　90
身体機能の評価　86
身体構造　19
身体障害者福祉法　10
身体抑制　46
信頼性　82
進行性筋ジストロフィー　160
診断　79
人格検査　90
人権　33

す

頭蓋内出血　142

せ

生活習慣病　54
生活の質　23
生命的予後　38
成人脳性麻痺　128
脊髄小脳変性症　154
脊髄性運動失調　155
脊髄損傷　164
脊柱管狭窄症　164
整容動作　109
摂食動作　108
切断　180
接遇　33
全失語　97
前庭失調　155

そ

相貌失認　102

た

多変量解析　83
妥当性　82

ち

チームワーク　116
地域リハビリテーション　69
地誌的失認　102
知能検査　94
着衣失行　101
中枢神経系疾患の運動機能評価　89
注意　95
注意欠陥多動障害　65
超皮質性運動失語　98
超皮質性感覚失語　98

て

転倒　46
伝導失語　98

トイレ動作　109
糖尿病　180
動脈硬化症　180

な

ナラティヴ　43
内容的妥当性（論理的妥当性）　82

に

日常生活動作　104
入浴動作　109

ね

寝返り　109
寝返り動作，パーキンソン病の　150
年金保険　53

の

ノーマライゼーション　15, 70
脳外傷　142
脳血管障害分類　131
脳挫傷　142
脳振盪　142
脳性麻痺　123
脳卒中治療ガイドライン　138
脳卒中片麻痺　131
　── の QOL　139
　── の社会生活支援　140

は

バリア　11
バリント候候群　102
パーキンソン病　89, **147**
パートナーシップ　34
長谷川式簡易検査法　94
発達診断　90

ひ

ヒポクラテスの誓い　4
びまん性軸索損傷　142
比率尺度　83
非ステロイド性消炎鎮痛剤　174
左半側無視　102
評価　79
　──，心身機能の　85
　──の目的　80
標準失語症検査　98

ふ

ブローカ失語　98

へ

ヘルシンキ宣言　28
ベントン視覚記銘検査法　95
片麻痺運動機能評価法　88

片葉障害　155
弁別的妥当性　82

ほ

保護雇用　68
母子保護法　8

ま

麻痺性構音障害　100

み

三宅式記銘検査法　95

む

無作為化比較試験　84
無断離院　48

め

メタボリックシンドローム　54
名義尺度　82

も

目標　80

や

ゆ

優生保護法　8
優生思想　5

よ

四分割表，ジョンセンの　44

ら

り

リウマチ治療のガイドライン　179
リスク管理　45
リスボン宣言　28
リハビリテーション計画　32
リハビリテーション治療の目標設定　80
リハビリテーションの有効性　81
倫理　27
臨床倫理　27

ろ

労働者災害補償保険　53
論理的妥当性　82